OEUVRES

COMPLÈTES

DE CABANIS.

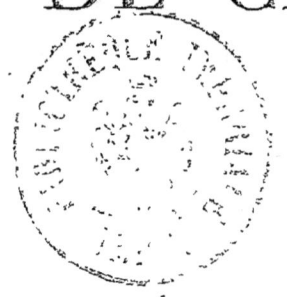

DE L'IMPRIMERIE DE FIRMIN DIDOT,
IMPRIMEUR DU ROI ET DE L'INSTITUT, RUE JACOB, N° 24.

OEUVRES

COMPLÈTES

DE CABANIS,

MEMBRE DU SÉNAT, DE L'INSTITUT, DE L'ÉCOLE ET
SOCIÉTÉ DE MÉDECINE DE PARIS, ETC.;

ACCOMPAGNÉES

D'UNE NOTICE SUR SA VIE ET SES OUVRAGES.

TOME SECOND.

PARIS,

BOSSANGE FRÈRES, RUE DE SEINE, N° 12;
FIRMIN DIDOT, PÈRE ET FILS, RUE JACOB, N° 24.

M DCCC XXIII.

JOURNAL

DE LA MALADIE ET DE LA MORT

DE MIRABEAU.

JOURNAL

DE LA MALADIE ET DE LA MORT

D'HONORÉ-GABRIEL-VICTOR

RIQUETTI MIRABEAU [1].

En prenant la plume pour décrire les derniers moments de l'homme extraordinaire que la France entière pleure avec moi, je n'ai pas besoin de solliciter l'indulgence publique pour le désordre d'un récit trop cruel à mon cœur. Dépositaire et gardien d'une vie si précieuse à la patrie; admirateur passionné de cette réunion si rare de talents divers; poursuivi par les souvenirs chéris, mais douloureux, de l'amitié la plus tendre et la plus noble; l'ame encore émue des scènes sublimes et touchantes qui ont accompagné cette grande catastrophe : exigerait-on de moi de les reproduire sans trouble, et avec cette méthode

---

[1] Ce Journal parut dans la première quinzaine du mois d'avril 1791, quelques jours après la mort de Mirabeau.

d'exposition qui ne peut être que l'ouvrage du calme et du recueillement ?

Ce n'est pas une relation que je suis en état de faire, ou des matériaux que je puis rassembler pour l'histoire : ce sont des tableaux dont je ne saurais soulager mon imagination qu'en me les retraçant encore ; ce sont des sentiments dont je suis oppressé, que j'ai besoin de répandre; c'est ma juste douleur dont je cherche à me nourrir. Lecteur, vous ne trouverez ici que l'exactitude des faits, et la vérité des impressions qui m'en restent pour toujours.

Pardonnez les détails médicaux où j'entrerai sur la maladie qui vient de ravir à l'humanité l'un de ses plus zélés bienfaiteurs. Quand il n'en résulterait aucune connaissance utile pour l'art de guérir, des souffrances si funestes seraient encore intéressantes à décrire : et l'on voudrait connaître les particularités du traitement par lequel on a tenté sans succès d'en prévenir la terminaison déplorable.

Je reviens sommairement sur l'origine de mes liaisons avec Mirabeau, et sur l'époque à laquelle il me confia le soin de veiller sur sa santé.

Ce fut le 15 juillet 1789, que je le vis pour la première fois. J'avais été témoin la veille, dans la journée, des grands mouvements qui agitaient alors la capitale. J'avais appris le soir la prise de la Bastille, et les circonstances sanglantes qui précédèrent ou qui suivirent cette expédition.

Les troupes, pour le renvoi desquelles venait de paraître cette adresse éloquente, digne d'être placée à côté des plus beaux morceaux de la littérature ancienne; les troupes environnaient encore Paris et Versailles. Tous les bons citoyens n'attendaient pas sans inquiétude le parti qu'allait prendre Louis XVI. Son caractère connu devait rassurer : mais les voiles sombres qui semblaient répandus sur l'empire, et les orages qui s'amoncelaient de toutes parts, remplissaient les ames d'une défiance involontaire. Dans les agitations que tant de grands événements m'avaient communiquées, je volai à Versailles pour m'informer par moi-même de la situation des affaires, et du sort de quelques amis qui ne pouvaient pas être les derniers en péril si l'Assemblée nationale s'y trouvait réellement. Le matin, Mirabeau avait parlé plusieurs fois, et toujours avec un grand effet. C'est ce jour-là même qu'il avait dit ces belles paroles : *Henri IV faisait entrer des vivres dans Paris assiégé et rebelle ; et des ministres pervers interceptent maintenant les convois destinés pour Paris affamé et soumis.* Au moment où j'arrivai, le roi venait, suivant son expression, *se réunir à son peuple,* et donner le signal de la paix à la France. Il fut reçu comme un père au milieu de sa famille qui croyait l'avoir perdu.

Quand il fut sorti, j'entrai dans l'enceinte des députés. La plupart d'entre eux ignoraient ou ne savaient qu'imparfaitement ce qui s'était passé la veille à Paris : j'avais plusieurs nouvelles importantes à leur apprendre. Mirabeau me suivait des yeux, tandis que je parlais à cinq ou six de ses collègues : il demanda mon nom à Garat le jeune et à Volney, tous deux mes amis intimes : et comme il avait vu ce nom au bas de quelques morceaux de littérature, échappés à ma première jeunesse, il m'aborda avec l'intérêt qu'il ne manquait jamais de témoigner à toutes les personnes auxquelles il supposait des talents, ou même seulement de l'instruction. Je date de ce moment ma connaissance avec lui : quoique j'aie depuis été fort long-temps sans presque le rencontrer, je ne l'ai jamais perdu de vue. Les avances amicales qu'il m'avait faites se sont retracées souvent à ma mémoire; et, de son côté, il m'a dit plusieurs fois lui-même que cette entrevue lui avait laissé des traces, et qu'il faisait remonter jusque-là l'époque de notre amitié.

A l'ouverture de l'assemblée il avait la jaunisse. Les travaux immenses qu'exigeait le début des affaires ne lui permettaient pas d'employer les remèdes convenables. Par une confiance aveugle dans la force de sa constitution herculéenne, ou par une sorte d'insouciance de lui-même et de la vie, il négligea cet état qui ne devait pas être négligé. Dans le courant de l'été de 1789, la nature tenta plusieurs efforts; la fièvre s'établit à différentes reprises : mais le malade ne fit rien, soit pour la modérer, soit pour en rendre la solution avantageuse. On se rappelle qu'il traita plusieurs questions importantes dans de véritables accès de fièvre : et les profondes combinaisons de son esprit ne s'en ressentaient pas plus que la vigueur de son éloquence. Le seul remède dont il fit usage était une abondante boisson de limonade, dans laquelle il ajoutait de petites quantités d'eau de la côte pour maintenir l'activité de son estomac.

L'été et l'automne se passèrent dans une situation physique qui n'était pas un état de maladie bien caractérisé, mais qui, cependant, était fort éloignée de l'état sain. L'Assemblée nationale vint à Paris. La salle de l'archevêché qu'elle occupa pendant quelque temps, était extrêmement incommode. Celle qu'elle occupe depuis l'est un peu moins : mais dans l'une et dans l'autre l'air a toujours été fort mauvais. La salle du manége a long-temps manqué de cheminées pour l'évacuation de l'air corrompu, et de tuyaux inférieurs pour son renouvellement. Les membres les plus robustes de l'assemblée se ressentaient du passage brusque d'un local vaste et bien aéré, dont la belle saison avait permis d'ailleurs de laisser toujours les ouvertures libres, à ces salles humides, étroites, où l'hiver forçait de tenir habituellement des grands poëles allumés, et de clore avec soin les portes et les fenêtres. Il est difficile de respirer un air plus insalubre. L'estomac et les yeux en étaient principalement affectés. Les ophtalmies et les larmoiements furent épidémiques, non-seulement parmi les députés, mais aussi parmi les spectateurs curieux qui suivaient leurs séances avec quelque assiduité.

Mirabeau fut attaqué d'une ophtalmie rebelle dont tous les secours de l'art mitigèrent à peine les accès, et dont ils ne purent prévenir les récidives. Il passa l'hiver dans les remèdes; et plusieurs fois, il fut obligé de porter un bandeau sur les yeux. Vers le printemps, après l'applicacation de plusieurs vésicatoires aux parties supérieures, il parut sous l'oreille droite une glande assez considérable qui s'étendait vers la face antérieure du cou.

Je ne fais pas l'histoire du traitement qui fut employé par un oculiste de réputation (1) et par des médecins habiles. Je n'y pris aucune part : je n'eus pas même occasion de le suivre et d'en observer les effets. Tout ce que je sais, c'est que la santé de Mirabeau parut alors se dégrader au point d'inquiéter ses amis. Volney m'en parla plusieurs fois avec un vif intérêt. Je lui communiquai les réflexions et les conjectures que ses récits me faisaient naître. Il en fit part au malade, qui désira de me voir, et qui me demanda sur-le-champ un rendez-vous.

---

(1) Cet oculiste était le citoyen Chamseru, devenu beaucoup plus célèbre depuis cette époque (an XI).

Le malade commença par me faire succinctement l'histoire physiologique de sa vie. Sa jeunesse avait été très-saine et très-vigoureuse. A l'exception du temps qu'il avait passé dans le donjon de Vincennes, pendant lequel son estomac s'était considérablement dérangé, la douleur, la maladie, les incommodités même, semblaient s'être imposé la loi de respecter des années et des travaux dont la patrie devait un jour recueillir tant de fruits précieux. Cependant, par la suite d'une vie agitée, et, puisqu'il faut en convenir, par l'effet de nombreuses et graves erreurs de régime, ses entrailles s'étaient affaiblies. Il y éprouvait souvent des douleurs sourdes. Ses jambes s'engorgeaient de temps en temps. Les bras et la poitrine étaient attaqués par intervalles d'un rhumatisme vague, qui n'occasionait pas des souffrances aiguës, mais qui ne se terminait aussi par aucune crise complète. Enfin l'œil gauche, depuis quelques années, offrait des indices légers et fugitifs de l'affection plus profonde dont il était menacé pour l'avenir. Ces divers accidents se succédaient sans période fixe, et se balançaient réciproquement. Il était aisé de sentir qu'ils étaient liés l'un à l'autre, et qu'ils tenaient à la même cause : mais jamais il ne s'en montrait plusieurs à la fois; un seul tenait lieu de tous : et les forces s'exerçaient pendant ce temps, avec leur énergie naturelle, dans tous les organes libres.

On voit clairement qu'il existait une humeur sans caractère bien déterminé, humeur que l'action de la vie tendait à chasser du corps, et qui cherchait à s'échapper par différents émonctoires.

Assez long-temps avant la convocation de l'Assemblée, Mirabeau avait eu une colique violente. Cette maladie fut jugée si éminemment inflammatoire, qu'on lui tira, dans l'espace de deux jours, plus de vingt poëlettes de sang. Ses forces extraordinaires avaient jusque-là conservé toute leur intégrité. Mais, dès lors, il y sentit un déchet considérable; et, comme il le disait lui-même, cette époque fut pour lui celle du passage de l'été à l'automne.

J'ai dit qu'un état semi-douloureux des entrailles, une affection rhumatique mal prononcée, une affection plus légère encore des yeux, et surtout de l'œil gauche, enfin le gonflement des jambes, paraissaient et disparaissaient chez lui alternativement, de manière qu'il n'était jamais sans l'une de ces incommodités. Aucune n'était grave : la dernière était la moins grave de toutes; aussi la regardait-on comme une crise : et ses amis, sans le concours d'aucun médecin, cherchèrent plus d'une fois à la produire par art.

Dans le temps que la convocation se préparait à Paris, et que l'opinion, comme un torrent irrésistible, entraînait le gouvernement dans la direction qu'elle venait de prendre elle-même, Mirabeau faisait en Provence la révolution. Ses écrits, ses discours, ses lettres, ses moindres billets, jetaient les germes féconds de l'esprit public. Toutes ses pensées, toutes ses démarches se dirigeaient vers un seul but : et ce but, digne de son ame, était une gloire immortelle fondée sur les services qu'il se jugeait capable de rendre à son pays. Au milieu des travaux assidus auxquels il se livra, des agitations où cette circonstance décisive le tint pendant quelques mois, des combats interminables qu'il eut à soutenir dans les assemblées de la noblesse, sa santé ne resta pas aussi ferme que sa tête et son courage.

Pour écrire ces protestations éloquentes, où la raison prend tout le caractère de la passion, mais où la véhémence n'est fondée que sur la justice et la vérité, Mirabeau fut obligé de passer plusieurs nuits sans sommeil : et des journées employées en discussions orageuses, en négociations, en mouvements de tout genre, étaient peu propres à calmer le désordre que l'état de son ame imprimait à ses humeurs. C'est alors que se déclara pour la première fois une véritable ophtalmie, dont il n'avait encore eu que les annonces; ophtalmie qui s'est renouvelée à différentes époques, et dont ni la cause, ni les effets n'ont jamais été complètement détruits.

Tel est en abrégé l'historique des phases par lesquelles avait passé cette santé, jadis si vigoureuse, lorsqu'il réclama mes conseils : voilà ce qu'il me dit lui-même, ou ce que je recueillis des personnes qui le voyaient le plus habituellement, entre autres de son valet de chambre, qui le servait avec zèle, et qui mettait trop d'intérêt à cet excellent maître, pour n'avoir pas fait sur son état beaucoup d'importantes observations. Quelques membres de l'Assemblée m'assuraient d'ailleurs que, depuis deux ou trois mois, Mirabeau ne jouissait pas sans effort de toute l'activité de sa tête, et que cet esprit si fertile dans les détails, si prompt à faire des combinaisons sans nombre, marchait souvent avec une lenteur pénible, ou même cherchait en vain quelquefois et ses idées, et ses expressions. Comme des travaux d'un genre différent ne me permettaient pas de suivre l'Assemblée, il fallut recueillir à cet égard les remarques d'autrui, me réservant le droit de juger par moi-même, quand j'aurais observé par moi-même.

Voici maintenant ce que j'aperçus, soit au premier coup-d'œil, et d'après les réponses qui furent faites à mes premières questions; soit à la suite de quelques essais de remèdes et de plusieurs examens réfléchis.

La glande, qui s'était gonflée au col, conservait un volume considérable. Quand elle paraissait diminuer, ou se ramollir, l'œil gauche devenait plus malade; quand l'œil se rapprochait de l'état sain, elle redevenait ou plus grosse, ou plus dure, et toujours un peu douloureuse. Je jugeai de là qu'il y avait un rapport intime entre ces deux centres d'irritation, entre ces deux rendez-vous des humeurs altérées. Je crus voir de plus, que le foyer de l'ophtalmie était dans la glande; et, quoique je n'eusse pas osé soutenir que ce foyer existait déja lors de la première attaque qui avait eu lieu en Provence, je ne doutais nullement que les attaques actuelles, ou plutôt que la perpétuation de la diathèse ophtalmique ne lui fût due entièrement.

Les sueurs abondantes auxquelles le malade était habitué, et que cette habitude lui avait rendues nécessaires, avaient diminué considérablement par le défaut d'exercice : elles s'étaient même presque entièrement supprimées, à la suite de bains chargés de sublimé corrosif, dont il avait fait usage. Toute l'habitude du corps était devenue languissante et lourde : les forces avaient décliné rapidement ; la couleur du visage était mauvaise; l'estomac ne digérait plus avec la même activité; l'ame commençait à se livrer à la mélancolie, et l'esprit au découragement. L'idée d'une mort prochaine, et les préparatifs de ce dernier passage, avaient remplacé les projets des plus grands travaux et les espérances d'une ambition qui sentait ses forces, et qui n'aspirait à se trouver sur un grand théâtre, que pour répandre d'incalculables bienfaits sur l'espèce humaine. Enfin les jouissances même de la gloire, dont cette imagination passionnée avait toujours fait son idole, ne s'offraient plus à elle avec les mêmes couleurs et le même charme.

On avait placé des vésicatoires sur différents points, dans le voisinage de la tête; et c'est après leur usage que la glande s'était développée. On avait ouvert un cautère du côté de l'œil malade : et sans qu'il en fût résulté d'amélioration sensible pour cet organe, les forces générales avaient souffert; la langueur du corps était augmentée. Ces moyens, dont je suis très-éloigné de vouloir censurer l'application, car peut-être les aurais-je tentés moi-même; ces moyens, dis-je, n'avaient point opéré le bien qu'on pouvait en attendre. Mais de plus, ils avaient causé des désordres qu'on n'avait pas dû redouter. Comme tous les évacuants dont l'action se dirige mal, au lieu de soulager la nature de son fardeau, au lieu d'enlever les obstacles qui rendaient ses tentatives infructueuses, ils la privaient d'une précieuse portion de la substance nourricière : ils déterminaient une chaîne de faux mouvements, dont la répétition ruinait la force vitale, et qui traînaient à leur suite un épuisement d'un genre particulier, dont tous les praticiens exercés ont vu plus d'un exemple.

Les vésicatoires avaient été déjà supprimés, non-seulement sans désavantage pour le malade, mais même avec un succès frappant. Un médecin de Provence en avait, avec raison peut-être, désapprouvé l'emploi, ainsi que celui du cautère : il paraissait approuver, au contraire, la suppression de ce dernier, que le malade désirait ardemment. J'y consentis sans répugnance : mais l'évacuation qui se faisait par cette voie avait besoin d'être remplacée. Il fallait lui faire perdre son caractère énervant et vicieux : je voulais la rendre utile; je voulais qu'elle fût dépurante et critique, sans affaiblir, sans porter aucun désordre dans les fonctions vivantes. Une seule issue ne suffisait pas pour cela : je sentis qu'il était nécessaire de ranimer à la fois toutes les sécrétions, de solliciter l'action de tous les couloirs, de veiller à l'intégrité d'énergie de tous les viscères principaux. En conséquence, j'employai, tour à tour, les bains tièdes, les sudorifiques doux, associés aux diurétiques, les fondants, les purgatifs par épicrase, les eaux minérales dépurantes et toniques. Au bout de peu de jours, le retour des forces, le perfectionnement des digestions, l'activité rajeunie, la couleur ranimée du visage, le sentiment d'une plus grande vie et beaucoup de bien-être, me firent voir que j'avais rencontré juste. Ce mieux si marqué dura pendant toute la fin de l'été et dans le commencement de l'automne : il ne fut troublé par nul accident, quoique le malade restât peu fidèle au régime dont nous étions convenus.

Vers les derniers jours d'octobre, ou vers les premiers de novembre, Mirabeau eut une colique très-douloureuse, causée par plusieurs verres d'eau à la glace. Cette colique le saisit entre minuit et une heure. Toute sa maison le crut empoisonné. Comme il fallait du temps pour venir me chercher à Auteuil, et que les douleurs ne laissaient pas de relâche, le malade fit appeler le médecin provençal indiqué ci-dessus. Ce médecin le mit d'abord dans le bain, et lui donna bientôt après un vomitif. Le vomissement entraîna beaucoup de bile, et avec elle la colique elle-même, du moins en très-grande partie. Le jour suivant le malade garda le lit. Le surlendemain il était sur pied, se souvenant à peine des souffrances qu'il avait éprouvées trente heures auparavant.

A mesure que la saison devenait plus froide, les sueurs, qui n'avaient été soutenues que par des moyens artificiels, diminuaient sensiblement : je sentis qu'il fallait y suppléer. J'employai pour cela, de temps en temps, les eaux salines purgatives; et dans les intervalles, je continuai l'emploi des fondants.

Au commencement d'octobre, j'avais fait faire des frictions mercurielles sur la glande. Leur effet avait été très-prompt : la glande s'était fondue aux trois quarts; et des purgatifs répétés et doux avaient successivement entraîné les produits de de cette fonte. Le malade continuait à se trouver beaucoup mieux : les forces étaient entières, les facultés intellectuelles plus actives et plus fermes que jamais.

L'entrée de l'hiver n'apporta presque aucun changement à sa situation. Il jouissait de toutes ses forces physiques et morales : mais malheureusement, il en jouissait trop pour un homme qui respirait si rarement le grand air, et dont l'exercice ne réparait plus les fautes diététiques. Il faut bien l'avouer, puisque rien n'est d'ailleurs si notoire, personne ne s'est joué de sa santé d'une manière plus imprudente.

Avant la convocation des états-généraux, Mirabeau menait la vie d'un homme de lettres fort assidu : mais il menait en même temps la vie la plus active. Il compensait par un exercice violent et continuel ses grands travaux de cabinet; et moyennant ce mélange, sa forte constitution ne s'était jamais ressentie d'aucun excès : il n'y en avait point, en quelque sorte, pour lui.

Du moment que l'Assemblée eut ouvert ses séances, il n'en fut plus de même. A dater de cette époque, le seul exercice de Mirabeau consistait dans le trajet de sa demeure à la salle; et même depuis la translation de l'Assemblée à Paris, il ne faisait guère ce court chemin qu'en voiture. Or, voilà la seule chose qu'il eût changée dans son genre de vie. Il n'avait pas voulu sentir que dès lors il n'était plus le même homme, et qu'il ne lui était plus permis de hasarder ce dont il n'avait plus le moyen de réparer les inconvénients, ou de prévenir les suites fâcheuses. Mon amitié l'a toujours trouvé docile et fidèle sur tous les points, excepté sur celui-là. L'attachement des personnes auxquelles il avait donné son cœur, ses espérances et ses projets de travail, la noble ambition dont il était animé, l'amour de la gloire, l'image même du bien qu'il pouvait faire à ses semblables ; rien n'arrêtait dans ses désirs cet homme impétueux, qui se sentait immortel par trop de points pour se croire sujet aux lois communes des infirmités et de la mort. Pourquoi faut-il donc que de si rares talents, cette hauteur d'ame, cette énergie et cette sensibilité, tiennent au même principe qui produit les grandes erreurs ? Pourquoi des hommes, divins à tant de titres, ne le sont-ils point encore par la sagesse qui les conserverait à l'humanité ? Mais gardez-vous, lecteur, de croire aux calomnies répandues contre Mirabeau : aucune de ces habitudes dont on est obligé de se déguiser la honte à soi-même n'était faite pour lui. Il avait tous les goûts passionnés ; il n'en avait aucun qui fût avilissant : il ruinait ses forces ; il ne dégradait jamais son cœur.

Les travaux de sa présidence s'étaient joints à toutes les autres causes de destruction qui le menaçaient. La manière supérieure et neuve dont il remplit cette place importante, exigeant de lui des efforts extraordinaires, entraîna des fatigues qu'il n'était plus capable de supporter. Son ophtalmie reparut avec une nouvelle violence. Je fus obligé d'employer des moyens très-actifs et trèsprompts, pour le mettre en état de terminer sa quinzaine. A peu près dans le même temps, des oppressions, des crispations diaphragmatiques, des malaises douloureux de l'orifice supérieur de l'estomac, se firent sentir à plusieurs reprises : mais ils ne furent jamais de longue durée; ils se terminèrent toujours par des déjections bilieuses ou spontanées, ou provoquées au moyen des eaux de Sedlitz.

Le malade me disait que, dans sa famille, on était sujet à ces incommodités; que plusieurs de ses parents avaient eu des difficultés de respirer, approchantes de l'asthme; que son père, pendant les rente dernières années de sa vie, avait beaucoup souffert d'étouffements convulsifs, et de ce qu'il appelait *une barre*, à la région du diaphragme. D'autre part, l'excès de travail et de contention d'esprit, les inquiétudes, les traverses, les anxiétés, en un mot, cet état continuel d'émotion profonde où le tenaient les affaires publiques, avait tendu toutes les fibres sensibles de son être. L'homme le plus robuste était devenu susceptible d'être remué par les plus faibles impressions. Ses muscles restaient toujours ceux d'un Hercule : ses nerfs étaient presque ceux d'une femme délicate et vaporeuse. Voilà pourquoi je ne donnai pas une attention très-suivie à ces resserrements pénibles du diaphragme, dont il se plaignit à moi, dans trois ou quatre circonstances différentes. Je les considérai comme de simples accidents nerveux, qui n'avaient d'autre cause que l'excessive irritation du système, et que des bains et des calmants devaient dissiper. En effet, le bain les diminuait toujours : et, comme je viens de le dire, une diarrhée naturelle ou de légers purgatifs les emportaient entièrement.

Volney vient de me dire que Mirabeau, peu de temps après sa présidence, avait éprouvé devant lui, pour s'être penché précipitamment, de vives angoisses précordiales, au point de tomber presque en faiblesse. Mais cet accident se dissipa comme l'éclair, et n'eut aucune suite. J'insiste là-dessus, pour montrer que l'épanchement formé dans le péricarde, et la coagulation lymphatique qui recouvrait extérieurement la plus grande partie du cœur, quoiqu'ils datent vraisemblablement de cette époque, n'avaient donné aucun signe notable de leur formation, et que les phénomènes qu'on pourrait en regarder comme des indices, se rapportant plus naturellement à des causes spasmodiques ou au désordre de l'estomac, il eût sans doute été déraisonnable et téméraire de les attribuer à leur véritable cause. Les médecins éclairés savent combien les maladies du cœur sont obscures, et combien, lors même qu'elles s'annoncent par des signes constants, palpables, univoques, leur existence est encore problématique, et leur traitement hasardeux. J'aurais eu grand tort (rien n'est plus sûr) de supposer le cœur organiquement affecté, d'après les symptômes que je rapporte, et plus grand tort d'employer les remèdes auxquels cette supposition devait me conduire.

Le caractère de l'ophtalmie qui força Mirabeau de quitter le fauteuil pendant deux jours se trouva marqué d'une manière plus distincte. Les accès précédents m'avaient laissé des doutes sur la nature du mal : celui-ci les dissipa complètement ; il me fit connaître sa cause elle-même : il confirma du moins des soupçons que je n'avais encore pu vérifier avec une certitude suffisante : et malgré quelques complications qui demandaient des égards ; malgré l'excès et le désordre de la sensibilité ; malgré la vie orageuse à laquelle le malade était condamné, pour un temps indéfini, mon parti fut pris dès lors de commencer un traitement décisif et radical.

Tandis que je faisais toutes les combinaisons, et que je préparais tous les moyens, l'habitude des imprudences prenait tous les jours de nouvelles forces. La constitution dépérissait ; l'estomac devenait plus inactif et plus débile ; le pressentiment vague d'une destruction prochaine revenait par intervalles. Mais ce pressentiment n'était pas plus efficace pour faire adopter un bon système de vie, que les représentations de la médecine et les tendres sollicitations de l'amitié, plus dignes sans doute de produire cet heureux effet.

J'ai oublié de dire que l'état physiologique de Mirabeau présentait un phénomène remarquable.

Ses cheveux, naturellement bouclés, se prêtaient à merveille à la frisure, lorsqu'il était bien portant : dans l'état de maladie, et même dans des incommodités légères, leurs ondulations s'effaçaient en quelque sorte; et de leur racine à leur pointe, ils devenaient d'une mollesse sensible à la main. Aussi, quand je m'informais de sa santé, mes premières questions à son valet de chambre roulaient sur ce phénomène; et ce n'étaient pas celles auxquelles j'attachais le moins d'importance. Depuis plusieurs mois, le valet de chambre était souvent mécontent : je l'étais plus souvent encore. Les imprudences se renouvelaient, et se rapprochaient de plus en plus.

Il y eut une première colique que des bains calmèrent, et qui se termina d'elle-même par des évacuations bilieuses. Il y en eut une seconde qui, dès le début, prit un caractère spasmodique très-marqué, présenta les mêmes phénomènes pendant plusieurs heures, et finit pourtant par exiger un vomitif, dont je complétai l'action en provoquant les intestins avec des eaux salines. A la suite de cette colique, le malade, mal remis de la secousse qu'il avait essuyée, fit un excès de table. En santé, le dîner était son seul repas : faible et languissant, il osa y joindre un repas de nuit. Il soupa, et ne s'en tint point à cette faute, déjà si grave par elle-même dans son état. Le lendemain je le trouvai très-changé : mais il éluda mes questions. Il riait de mes craintes : il réservait

mes avis pour le temps où la nature se refuserait
à tout ; et son aveugle confiance dans le sentiment
de ses forces, qui survivait encore à leur chute,
hâtait le coup fatal qui devait nous l'enlever.

Il avait nouvellement acquis une jolie maison
de campagne, appelée le *Marais*, et située à la
porte d'Argenteuil. Il s'y rendait les samedis,
tantôt pour y passer le dimanche tout entier,
tantôt pour respirer seulement pendant quelques
heures, jouir de l'aspect d'un beau ciel, et surveiller des travaux qui faisaient son amusement. Occuper un grand nombre d'ouvriers lui paraissait
un véritable bienfait public : mais en même temps,
sa charité compatissante pourvoyait au sort du
pauvre incapable de travail. En faisant annoncer
qu'on trouverait toujours dans sa maison de l'ouvrage et de bons salaires, il avait autorisé le curé
d'Argenteuil à tirer sur lui des lettres-de-change
en pain, viande, gros linge, etc., pour les malades ou pour les nécessiteux invalides.

C'est dans cette campagne, où il était avec
quelques amis, et où mes affaires m'avaient empêché de le suivre, comme il le désirait, que,
dans la nuit du samedi au dimanche 27 mars, il
fut attaqué d'une nouvelle colique, moins douloureuse peut-être que les précédentes, mais com-
pliquée d'angoisses inexprimables, dont l'éloignement de tout secours aggravait encore les
sinistres impressions. Le lendemain, l'affaire des
mines se discutait à l'Assemblée. Il avait parlé sur

ce sujet une première fois; et l'on avait ordonné la publication de son discours. Cependant il s'en fallait beaucoup que son opinion fût encore généralement adoptée. Une bonne administration des mines intéresse essentiellement la fortune publique. Rien de plus important que de bien marquer la limite qui sépare les droits des propriétaires de ceux de la société; de respecter les uns en veillant à la conservation des autres; et d'empêcher que la loi ne devienne complice d'odieuses vexations, ou ne laisse nonchalamment enfouie une grande source de travail et de richesses. Il sentait fortement tout cela. Il n'écouta donc ni les observations des personnes qu'il avait auprès de lui, ni le sentiment profond et pénible dont toute son existence était accablée. Il vint à l'Assemblée nationale : et pour la dernière fois, il y parla à cinq reprises, et toujours avec la même éloquence. C'était le chant du cygne. Il eut la satisfaction de faire triompher une cause, à laquelle il tenait particulièrement par l'examen le plus scrupuleux et la conviction la plus entière (1). Mais dès lors il se sentit frappé décidément à mort.

Lachèze, mon confrère et mon ami particulier, le rencontra sur la terrasse des Feuillants, où Mirabeau l'avait fait prier de passer au sortir de la séance. Mirabeau lui peignit sa situation physique,

―――――

(1) J'avoue ingénument que je ne partageais pas cette entière conviction.

et l'effet accablant des derniers efforts qu'il venait de faire. Sa physionomie en disait bien davantage. Vous vous tuez, lui dit Lachèze. Peut-on faire moins, répondit-il, pour la justice, pour une si grande cause et pour l'amitié?... Une foule tumultueuse les entourait. Vingt personnes voulaient parler d'affaires à Mirabeau. Les unes lui présentaient des mémoires ; les autres lui demandaient quelques minutes d'attention. Arrachez-moi d'ici, dit-il à Lachèze : j'ai besoin de repos ; et si vous n'avez pas d'engagement pour la journée, faites-moi le plaisir de me suivre à la campagne.

Je n'étais point à Paris ce jour-là. On lui avait proposé plusieurs fois de m'envoyer chercher. Il avait toujours répondu : Le dimanche est le seul jour où Cabanis puisse donner plusieurs heures de suite à ses amis d'Auteuil : cet arrangement lui est cher ; je ne veux pas absolument qu'on le trouble.

Il prit Lachèze avec lui dans sa voiture, et repartit pour le Marais où il était attendu. Quand on se mit à table, il était près de six heures du soir. Hors un bouillon qu'on lui avait donné le matin à son départ, il n'avait rien pris de la journée. Il mangea peu : mais il mangea. La soirée et la nuit furent plutôt inquiètes et pénibles que douloureuses.

Le lundi matin, en arrivant à Paris, j'allai chez lui, où il m'avait donné rendez-vous. Je ne savais encore rien de ce qui s'était passé depuis le samedi.

Le samedi matin, je lui avais présenté deux artistes célèbres, MM. Molinos et Legrand, auxquels il avait proposé dans une longue conversation des idées et des plans qui mériteront d'être recueillis et publiés un jour. Je l'avais laissé, non pas bien portant, mais calme : et jamais il n'avait eu plus de présence d'esprit, plus de fertilité de conceptions, plus d'énergie et de richesse de langage.

En arrivant chez lui le lundi, je ne fus pas très-étonné d'apprendre qu'il avait été malade; je savais les erreurs de régime qu'il avait commises dans les derniers jours de la semaine précédente : mais je le fus quand son portier me dit, et quand son secrétaire me confirma, qu'il resterait à dîner au Marais, et ne reviendrait à Paris que le soir. L'importance des affaires pour lesquelles il m'avait donné rendez-vous, me fit juger qu'il n'y manquait pas sans de graves motifs. Je conçus des inquiétudes, et je pris sur-le-champ une voiture pour aller le joindre.

Le cocher qui me conduisait voulut passer par Courbevoye et Colombe. Au-dessous de Colombe, le chemin de charroi est absolument impraticable. Ma voiture s'embourba de telle manière qu'il lui fut également impossible d'avancer et de reculer. Je pris le parti de faire à pied le reste de la route. Je rapporte cette particularité, parce qu'elle m'empêcha de revenir à Paris, aussitôt que je l'aurais voulu, et d'y voir Mirabeau le soir, avant de regagner Auteuil. En arrivant au Marais, on me dit qu'il n'y était plus. Inquiet sur son état, et craignant que, dans peu d'heures peut-être, il ne lui devînt impossible de soutenir la voiture, il était reparti avec M. Frochot, son ami très-intime, et bien digne de l'être (1), avec M. de Chamfort et Lachèze. Malgré la juste confiance qu'il avait dans les lumières de ce dernier, il désirait ardemment de m'avoir auprès de lui; et son amitié, trop réservée et trop timide, se refusait à l'idée de me déplacer pour plus d'un jour.

Les personnes qui étaient restées au Marais me firent le tableau de ce qu'il avait souffert : elles me rendirent compte, tant bien que mal, des remèdes, ou plutôt des palliatifs qu'on avait employés, de l'accablement où l'avait mis la séance de la veille, enfin des vagues alarmes que leur donnaient tant de rechutes, compliquées avec tout ce qui pouvait rendre celle-ci plus grave, et avec ces altérations profondes qui présagent toujours un danger réel. Leur récit redoubla mes inquiétudes : mais je me fis un devoir d'en cacher une partie, parce que je savais combien mon opinion pouvait augmenter l'effroi; et celui qu'on me témoignait n'étant fondé que sur de simples vraisemblances, toujours très-équi-

---

(1) C'est le même que le département de la Seine se félicite aujourd'hui d'avoir pour préfet, et dont la modestie ne peut empêcher qu'on remarque que Mirabeau savait choisir ses amis. (an XI).

voques, je le voyais près de se calmer avec tout aussi peu de fondement.

On me dit que Mirabeau souffrant, et l'imagination noircie, avait pourtant toujours montré la sérénité la plus douce, quelquefois même la gaieté la plus naïve, à plusieurs hôtes venus de Paris pour le voir plus à l'aise dans sa retraite. On me parla des changements qu'il faisait faire, non dans la maison, dont il avait trouvé tous les appartements réparés et meublés à neuf, mais dans les deux pavillons qui décorent l'entrée, et dans le jardin, où la distribution du sol offre plusieurs emplacements pour des fabriques pittoresques. Il destinait l'un de ces pavillons à une petite famille que d'anciennes liaisons lui rendaient chère : il destinait l'autre aux rêveries du philosophe ou du littérateur; et son amitié se flattait avec raison d'y posséder successivement plusieurs hommes d'un mérite rare, qui le recherchaient avec empressement, et qui s'étonnaient chaque jour davantage de le trouver si propre à parler la langue de toutes les sciences, de tous les arts, de tous les travaux. Au bout du jardin, ou plutôt au bout du parc, il élevait un temple à la Liberté. La statue de cette première divinité de son cœur devait s'appuyer d'une main sur une colonne, où l'on aurait lu ces mots, *égalité des hommes*. De l'autre, elle devait tenir un glaive enveloppé dans le volume de la loi. Sa physionomie aurait été sévère, mais calme. Ce n'était pas la liberté soulevant les peuples contre leurs oppresseurs, qu'il voulait peindre; cet emblême est celui de son enfance : il voulait donner une idée de sa maturité; il voulait faire sentir qu'elle n'existe que par les lois; que leur exécution despotique ne lui est pas moins essentielle que leur formation populaire; et que son régime, comme il le dit lui-même dans un de ses discours encore manuscrits, est peut-être plus austère que les caprices des tyrans.

En retournant à Paris, il rappelait les dangers auxquels il avait échappé depuis quelques temps : et, pour éloigner toute crainte, son aimable délicatesse les envisageait comme entièrement dissipés. Je ne sais pas trop, disait-il à M. de Chamfort, si je dois m'en réjouir. N'est-il pas vrai que vous auriez fait sur moi un bon article de biographie, vous, Garat et Cabanis? Là-dessus, il passa rapidement en revue les différentes époques de sa vie. Il se jugea sans prévention; mais il se jugea sans modestie ridicule et fausse. Il insista principalement sur cette jeunesse orageuse dont on a tant exagéré les erreurs : et du récit le plus simple et le plus fidèle, il résultait que si Mirabeau n'avait pas eu toutes les inclinations vertueuses et droites; si même il n'avait pas été doué de cette bonté de cœur qui peut seule tempérer les effets d'une haute énergie, les circonstances où l'avaient placé les caprices des hommes et le hasard des évènements en auraient dû faire un être d'autant plus hors de la nature, et même hors de la morale, qu'il était plus susceptible de sentir profondément l'injustice, et de se révolter contre la tyrannie.

Ceux qui l'ont vu de près savent s'il ressemblait aux peintures que la malveillance et l'envie faisaient de son caractère, et que la crédulité recevait sans discussion de ces bouches cruelles qui, pendant plus de quinze ans, le noircirent de fiel avec la plus opiniâtre persévérance. Ils savent s'il fut jamais un homme plus sensible à l'amitié, plus tendre envers ses amis, plus facile dans son intérieur, plus aimable dans le commerce de la vie, plus obligeant, plus incapable de soutenir sans émotion l'aspect du malheur, plus véritablement enclin à la bienfaisance. Ils savent si le goût de la raison, l'attrait de la vertu, le sentiment de la justice et de la rectitude, n'étaient pas chez lui des penchants plus habituels peut-être que ses passions elles-mêmes. Mais ce n'est point ici le lieu de le peindre et de l'apprécier. Un jour viendra où plaçant dans le même tableau, sous les yeux du public, les immortels ouvrages dont sa plume a doté les lettres, la philosophie ou la morale; les inappréciables services qu'il a rendus à la patrie ; enfin l'histoire naïve de son cœur, de ses pensées, de ses habitudes intimes, de ses rapports particuliers avec les hommes, nous laisserons sans crainte au public le soin de juger si la place qu'il mérite comme bon, n'équivaut pas à celle qu'il obtient comme grand. Aujourd'hui, je me borne à tracer l'esquisse de ses dernières journées ; et je ne dois point me permettre de sortir des faits qu'elles présentent.

Ce ne fut pas sans souffrir beaucoup en route que Mirabeau revint à Paris. A son arrivée, on lui dit que j'étais allé au Marais. Ce contre-temps l'affligea sensiblement. Il balança s'il ne repartirait point de suite pour venir me reprendre. Il était hors d'état de le faire; et quand il l'aurait voulu, Lachèze ne l'eût jamais souffert. Au milieu de ses douleurs, l'idée de la fatigue que je pouvais essuyer, des perplexités où je devais être, de la peine qu'il me causait, l'occupait avec force, et quelquefois presque uniquement. « Ce pauvre Cabanis, disait-il, quelle journée cruelle je lui fais passer! » Il y revenait sans cesse. « Combien il doit être en peine! que d'inquiétude je lui donne! » Il voulut entrer dans mon appartement pour m'attendre : il eut toutes les peines du monde à monter l'escalier. En repartant, il prit un volume de Racine dans sa poche pour charmer ses douleurs par la lecture des plus belles scènes d'*Esther* et d'*Athalie*.

J'attendis long-temps une voiture pour repartir du Marais : il était huit heures et demie quand j'arrivai à Paris. Dans la maison de Mirabeau, où je courus en grande hâte, l'on me dit qu'il était allé aux Bains-Chinois, accompagné de Lachèze, qui ne l'avait pas quitté un seul instant. On ajouta que les douleurs ayant été calmées par le bain, il avait un peu mangé, et qu'ils étaient allés ensemble à la Comédie-Italienne, dans l'espérance que la musique et le spectacle pourraient le distraire.

Madame Helvétius, auprès de qui je passe ma vie à Auteuil, ne savait rien de l'état de Mirabeau, ni de ce qui était arrivé dans la journée. Je rentre ordinairement de bonne heure ; ou quand je reste plus tard à Paris, ce n'est jamais sans qu'elle en soit prévenue d'avance. Je craignais de la laisser dans une grande inquiétude. Elle était incommodée elle-même, et par conséquent plus susceptible des affections inquiètes et tristes. D'autre part, je jugeai que Lachèze n'aurait pas permis au malade d'aller dans une salle tumultueuse et pleine de monde, si le mieux n'eût été très-sensible. D'après ces réflexions, je pris le parti de regagner Auteuil ; et je recommandai que, s'il survenait quelque chose de nouveau, l'on m'envoyât chercher sur-le-champ.

Vers les onze heures, Lachèze me dépêcha un postillon pour me rendre compte de ce que j'ignorais. A la suite du bain, le mieux avait été réel : mais dans la détermination d'aller à la comédie, il y avait eu beaucoup de ce courage et de cette volonté forte qui caractérisaient Mirabeau, et par lesquels il secouait la douleur physique, comme les peines morales. Le spectacle ne l'avait point distrait. Cependant, toujours maître de diriger son esprit à son gré, sa conversation roula sur les objets qu'il avait sous les yeux, sur les théâtres en général, sur la musique, sur le jeu des acteurs; et chaque article lui fournit des vues étendues touchant l'art en général, ou des remarques pleines de finesse sur la musique et sur le chant. Il était toujours lui-même.

Le bruit et les lumières commençaient à le fatiguer. La douleur s'était réveillée, sans pourtant être devenue insupportable. Elle paraissait même vouloir se dissiper; quand tout à coup, abandonnant la grande courbure de l'intestin colon qu'elle avait constamment occupée dans tous les accès et durant toutes leurs phases, elle se porte avec violence sur l'os sternum qui recouvre la partie antérieure de la poitrine. Mais, loin d'y rester fixe, elle parcourt en un instant presque tous les points de cette cavité, presque toutes ses dépendances internes et externes : le diaphragme, la région précordiale, le médiastin, les mamelles, les clavicules. Partout elle cause l'impression d'une griffe de fer qui serrerait des parties sensibles avec force.

Les anxiétés étaient très-grandes : le malade eut beaucoup de peine à descendre de sa loge. Sa voiture ne se trouva pas au rendez-vous qu'il avait marqué. Il se traîna jusque chez lui, non sans d'horribles souffrances, appuyé sur le bras de Lachèze. Il éprouvait de violents frissons.

Sa respiration était si gênée, qu'il semblait près d'étouffer. Rien n'affaiblissait son courage, rien ne diminuait sa patience. Il s'occupait encore de ses amis, malgré ses tourments; il craignait de les incommoder. Il voulait éviter de faire une scène : et c'est pour cela qu'il refusa constamment d'entrer dans un café pendant qu'on aurait fait chercher sa voiture. Les suffrages et l'affection du public lui étaient infiniment précieux : mais, quoi qu'on ait pu penser et dire, jamais homme ne rechercha moins les regards dans les lieux fréquentés, et n'éprouva plus d'embarras de se trouver en spectacle.

Après des efforts incroyables, il arriva enfin chez lui, dans un état affreux. Son portier et son secrétaire lui apprirent que j'étais de retour du Marais, et que j'attendais de ses nouvelles à Auteuil. Il avait prononcé plusieurs fois mon nom; il me désirait beaucoup; mais il ne voulait pas absolument qu'on me fît relever : au milieu d'angoisses mortelles, il s'occupait de la fatigue passagère d'un ami.

Lachèze me mandait dans son billet, que les douleurs venaient de s'apaiser un peu. Il m'indiquait ce qu'il se proposait de faire, me demandait mon avis, et m'assurait que si le danger venait à augmenter, il m'enverrait chercher sans attendre le consentement du malade.

Je lui répondis ce que la circonstance me suggéra, et je me recouchai plein de la plus cruelle agitation. A minuit, j'entendis arriver la voiture : je me levai précipitamment et je partis.

Il n'était pas tout-à-fait une heure quand j'arrivai chez Mirabeau. Je le trouvai prêt à suffoquer, respirant avec la plus grande peine, le visage gonflé par l'arrêt du sang dans le poumon, le pouls intermittent et convulsif, les extrémités froides, et faisant de vains efforts pour retenir les plaintes que lui arrachait la douleur. Sa physionomie portait déjà l'empreinte des maladies funestes. Jamais, au premier aspect, aucun malade ne m'a paru si décidément frappé à mort. Mon émotion, qui fut extrême, et qu'il me fut impossible de déguiser, lui fit trop sentir, ainsi qu'aux personnes qui l'entouraient, ce que je pensais de son état. Il me dit : Mon ami, je sens très-distinctement qu'il m'est impossible de vivre plusieurs heures dans des anxiétés si douloureuses : hâtez-vous; cela ne peut pas durer. Il avait raison. Mon parti fut pris sur-le-champ : j'ordonnai une saignée du pied, et l'application de larges vésicatoires au gras des jambes, et de sinapismes très-aiguisés sur tout le bas de l'extrémité inférieure. Des hommes qui se mêlent de juger au hasard, sans la moindre connaissance des faits sur lesquels ils prononcent, et, qui plus est, des médecins qu'un peu de respect pour eux-mêmes, si ce n'est l'esprit de justice, devrait rendre plus réservés dans leurs jugements, ont désapprouvé cette première saignée, ainsi que celle dont l'accès du

3.

surlendemain me parut offrir la pressante indication : l'ouverture du cadavre a fait voir si j'avais eu tort.

Pendant qu'on faisait lever M. Delarue, chirurgien, et que l'apothicaire préparait les vésicatoires et les sinapismes cantharidés, le malade était toujours plus inquiet. Calmez-vous, lui dis-je, vous allez être soulagé dans peu. Je serais tranquille, me répondit-il, si l'on m'avait laissé remplir un important devoir. Frochot vous dira ce que c'est. M. Frochot me dit qu'il avait demandé son notaire, et qu'il voulait faire son testament. Je revins auprès de son lit, et je lui dis que nous avions d'abord des remèdes à mettre en usage; qu'il s'agissait de le faire vivre, au lieu de le disposer à mourir. Songez, me répondit-il, mon cher Cabanis, que le sort d'un grand nombre de personnes en dépend. Prenez-y bien garde : je vous dis que demain vous vous en repentirez. Comment pouvez-vous insister, lui répliquai-je? vous êtes dans un état que l'art peut soulager : serait-il possible qu'un médecin, je ne dis pas un ami, choisît ce moment pour vous abandonner aux gens d'affaires? Il ne revint plus sur ce sujet.

Les douleurs augmentaient au lieu de diminuer. Il s'écriait à chaque instant que M. Delarue n'arrivait pas. Son impatience était bien excusable. Mais M. Delarue, dès ce moment même, et pendant tout le cours de la maladie, lui a rendu les soins les plus assidus et les plus zélés; et le malade les a reconnus par des marques continuelles de confiance et d'amitié.

La saignée rendit à l'instant le pouls plus régulier, en rendant la respiration plus libre : et sitôt que la moutarde et les cantharides commencèrent à mordre, les douleurs s'apaisèrent progressivement; le pouls revint par degrés à son état naturel ; il s'établit, de la tête aux pieds, une sueur halitueuse du meilleur caractère. Enfin, la plus cruelle et la plus dangereuse situation fit place au bien-être le plus complet, à l'ensemble le plus concordant de mouvements critiques. Dans tout le courant de la journée, nous eûmes soin de soutenir la sueur avec des boissons chaudes, simplement délayantes : mais le soir, les cantharides ayant légèrement affecté la vessie, nous prescrivîmes, dans une double vue, une émulsion camphrée. Le camphre, donné de cette manière, est très-désagréable à prendre : mais ses effets sont plus uniformes et plus sûrs. Il produisit ceux que nous en attendions : les ardeurs de vessie se calmèrent ; et la sueur augmenta considérablement encore.

Mirabeau, la tête pleine des plus grands projets; doué d'une activité dont il avait enfin trouvé le théâtre; jouissant de la vie autant et plus qu'aucun autre mortel; placé dans des circonstances qui lui promettaient une immense carrière d'ambition et de gloire; chéri de quelques amis dignes de faire son bonheur, et le cœur plein lui-même de ces profondes affections, sans lesquelles on ignore les vrais biens accordés à la condition humaine : Mirabeau devait aimer à vivre ; en mourant il perdait plus qu'une vie.

Le soir du mardi, ce mieux, ou plutôt ce calme plein se soutenant toujours, il se crut absolument hors de danger. Il témoignait doucement le plaisir qu'il éprouvait à revenir des portes du tombeau. Mais ce qui lui rendait sa résurrection plus chère, en quelque sorte, c'était de penser qu'il m'en était redevable. Ce sentiment entrait pour plus qu'on ne saurait croire dans la satisfaction touchante qu'il nous exprimait. Ah ! oui, disait-il, il est bien doux de devoir la vie à son ami ! Je me livrais moi-même à ces idées fantastiques : j'écartais les impressions que j'avais reçues le matin, impressions qui, chez tout autre malade, m'auraient permis bien peu d'espérance. J'en croyais plutôt mon cœur et mes vœux que ma raison ; et je faisais taire cet instinct médical, dont les jugements me décident toujours malgré moi.

Un homme qui s'occupait tant des autres dans ses douleurs, ne les oublia pas quand elles furent assoupies. Jugeant que madame Helvétius devait être inquiète de moi, il voulut absolument que j'allasse la voir dans l'après-dînée. Je lui dis que je reviendrais passer la nuit auprès de lui. Ami, me dit-il en me serrant la main, je n'ai pas le courage de vous refuser.

En rentrant, je ne le trouvai pas tout-à-fait

aussi bien. Mais c'était le moment où la révolution diurne accélère le pouls, même dans l'état sain, et se fait sentir plus fortement encore aux malades, dont elle aggrave presque toujours les accidents. Je n'en fus pas très-inquiet. J'ordonnai quelques remèdes palliatifs de peu d'importance; et je le laissai plus tranquille vers minuit, en allant prendre un peu de repos dont j'avais grand besoin.

Livré à des réflexions qui n'étaient pas exemptes de graves inquiétudes, ce fut en vain que j'attendis le sommeil. Je ne pus fermer l'œil de toute la nuit. Son image, tel qu'il s'était présenté à moi la veille, dans le temps du péril, revenait sans cesse à ma mémoire. Il m'était impossible de me faire à l'idée de sa mort : mais j'avais besoin de me livrer à des illusions, pour croire qu'il pouvait guérir. Je m'y livrais avec cet aveugle sentiment qui nous cache ce que nous craignons de voir, mais qui le cache mal, et nous laisse entre les deux affections de la crainte qui se combat, et de l'espérance qui n'ose s'apprécier.

Le jour commençait à poindre, lorsque je descendis dans la chambre du malade. Nous étions au mercredi. La nuit n'avait pas été sans malaise : cependant il y avait eu quelques heures d'un sommeil tranquille. Je trouvai le pouls plus vite et plus élevé : la bouche était pâteuse, et même un peu amère, la tête lourde et douloureuse, la chaleur de la peau au-dessus du degré naturel. Cet état avait été précédé d'un sentiment très-fugitif de froid aux extrémités, surtout aux extrémités supérieures. En un mot, tout attestait l'existence actuelle d'un appareil fébrile. Dans ce moment, le spasme artériel qui en résulte toujours avait fait reparaître, mais avec moins d'intensité, le spasme précordial et diaphragmatique. En conséquence, je me déterminai à reprendre l'usage des purs délayants, sur lesquels, à l'exclusion de tout autre remède, j'insistai pendant plusieurs heures. Le dégoût du malade me força de passer successivement à différentes boissons, mais dont l'effet était absolument le même ou très-analogue. Le mal de tête se dissipa; la peau redevint plus fraîche; la bouche cessa d'être amère; le pouls reprit un caractère plus calme et plus régulier.

Tout à coup les spasmes se réveillent à la poitrine : ils se jettent tour à tour sur l'omoplate droite, sur la clavicule et sur la région du diaphragme. Les premières altérations du pouls reparaissent, c'est-à-dire qu'il redevient intermittent et convulsif : mais je ne vois plus de trace de fièvre, ni d'aucun mouvement qui pût lui ressembler. Je crus devoir faire ranimer les épispastiques révulsifs. On fit un nouveau *magma* de moutarde et de poudre de cantharides, et l'on en recouvrit les pieds sous mes yeux. Cette nouvelle application produisit, au bout de trois quarts d'heure ou d'une heure, des douleurs si vives, que je fus obligé d'enlever le tout, renonçant pour le moment à compléter l'effet que j'en avais attendu. Cet effet était déja pourtant à peu près ce qu'il pouvait être. Les spasmes étaient déplacés ou considérablement affaiblis : la sueur recommençait à couler ; et le pouls revenait à peu près à son état naturel.

Alors il se développe un état bilieux très-caractérisé : le teint jaunit, la langue se charge ; et des rapports de bile ne laissent pas de doute sur la présence d'une certaine quantité de cette humeur dans l'estomac. Au bout de quelques heures, les douleurs centrales se réveillèrent encore : et cette fois, elles subsistèrent conjointement avec celles que les épispastiques causaient aux extrémités. Ma première idée fut de regarder cette présence d'une certaine quantité de bile âcre dans l'estomac et dans le duodénum, comme la cause excitante de ces nouvelles douleurs. Un examen plus réfléchi confirma cette opinion : et nous donnâmes de petites doses de sel de Sedlitz, dissous dans du petit-lait, afin de provoquer quelques selles. Cet objet direct fut bien rempli par ce doux évacuant. Notre but ultérieur ne le fut pas moins bien ; car les douleurs se dissipèrent presque entièrement : chaque évacuation semblait en emporter une partie.

Ce fut encore ici pour moi, je l'avoue, un sujet d'erreur. Je crus avoir enfin découvert le véritable foyer du mal : et, perdant encore de vue mon premier pronostic, je me regardai comme maître de la maladie. La soirée fut bonne. Après l'effet du purgatif, les sueurs se ranimèrent d'elles-mêmes ; ce que je trouvais du plus heureux augure.

Nous profitâmes de ce moment pour nourrir le malade, qui n'avait pris que des boissons légères depuis plus de deux fois vingt-quatre heures. Nous lui donnâmes du bouillon, et, autant que je puis m'en souvenir, un petit verre de vin de Bordeaux par-dessus. J'y fus déterminé par la chute des forces, laquelle était alors presque le seul phénomène douteux et suspect. Il fut convenu qu'on réitérerait les bouillons de quatre heures en quatre heures, pendant la nuit, en y joignant chaque fois une faible dose du même vin, pour aiguillonner l'estomac et hâter les digestions de ce léger aliment.

Avant que je me retirasse dans ma chambre, il y avait eu différents accès faibles et de courte durée, pendant lesquels la difficulté de respirer, l'intermittence et le caractère convulsif du pouls, les douleurs plus ou moins fortes, et les anxiétés précordiales, avaient augmenté et diminué tour à tour, mais sans ordre fixe. La respiration, depuis le commencement de la maladie, n'avait jamais été complètement libre : les autres accidents, au contraire, avaient tout-à-fait disparu par intervalles.

Il y avait près de quarante-huit heures que le malade était dans son lit, sans pouvoir presque remuer, et sans avoir changé de linge et de camisole. Ce soir, il voulut se lever ; et, dans le temps qu'on renouvelait son lit, il se fit placer sur une chaise longue. Ce fut dans ce changement de situation que la perte des forces se manifesta de la manière la plus sensible.

Dès le premier jour, la maladie de Mirabeau était devenue un véritable intérêt public. Le mardi soir, on accourait déja de tous côtés, pour savoir de ses nouvelles. L'idée qu'il avait couru le plus grand péril commençait à faire sentir combien cette tête était précieuse. Où trouver en effet un autre homme qui pût rapprocher un jour les différents partis, dans l'intérêt de la chose publique, ou les contenir tous par l'ascendant de son influence autant que par celui de ses talents?

Le mercredi, plusieurs journaux parlaient de la perte dont on avait été menacé, comme d'une calamité générale, et du prompt rétablissement, sur lequel on aimait à compter pour le malade, comme de l'objet de tous les vœux. Les estimables auteurs de la Chronique, qui, dans aucun temps, n'avaient cessé de rendre justice à Mirabeau, disaient que son médecin, s'il avait le bonheur de le conserver, mériterait des remercîments au nom de la patrie. On lui rapporta ce mot: il y fut très-sensible. Il le répéta plusieurs fois, en témoignant combien il trouvait doux de voir associer son ami aux sentiments qu'il inspirait.

Sa porte ne cessa tout le jour d'être assiégée

par une suite nombreuse d'hommes de tout état, de tout parti, de toute opinion. La rue se remplissait déjà de peuple : et, dans tous les lieux publics, les groupes ne s'entretenaient que de cette maladie, qu'on regardait avec raison comme un très-grand évènement. Les bulletins se renouvelaient plusieurs fois dans la journée : mais ils ne suffisaient pas à l'inquiétude universelle. Dans l'intervalle de l'un à l'autre, il fallait encore donner des nouvelles verbales : et sitôt qu'ils paraissaient chez le portier, ils étaient enlevés avec une incroyable promptitude, et en si grand nombre, qu'on prit enfin le parti de les faire imprimer.

Les parents, les amis, les connaissances plus particulières de Mirabeau, remplissaient sa maison, sa cour, son jardin, où leur foule se renouvelait d'heure en heure. Le soir, la Société des amis de la Constitution envoya une députation, à la tête de laquelle était M. Barnave. Le malade fut très-touché de cette marque d'intérêt de la part d'une société dont il connaissait et appréciait les importants services, et qu'il regardait comme aussi propre, soit par elle-même, soit par ses nombreuses affiliations, à seconder le rétablissement de l'ordre et l'exécution des lois, qu'elle l'avait été dans les premiers temps à soutenir le zèle et les efforts du patriotisme. Il entendit avec plaisir une phrase obligeante de M. Barnave, qui lui fut rapportée avec exactitude. Mais lorsqu'on l'assura quelques heures après, qu'un membre de la même société, représentant comme lui de la nation, connu pour un des plus ardents patriotes, avait refusé d'être de cette députation, son étonnement fut presque aussi grand que celui des personnes qui l'environnaient : et je ne puis nier qu'il n'ait dit ce mot, dont trop de papiers publics ont fait mention, que je ne répéterai point, et sur lequel même je voudrais, par respect pour un nom que l'amour de la liberté paraît consacrer encore, pouvoir jeter le voile de l'oubli. Il ajouta : Jugez combien une pareille conduite est inconcevable : dans le temps *de la fameuse égratignure que vous savez*, je n'ai pas laissé passer un seul jour, sans envoyer chez lui demander de ses nouvelles, ou sans y aller moi-même.

Dans le public, on croyait Mirabeau très-colère et très-vindicatif. L'impétuosité de ses goûts et le caractère très-prononcé de ses opinions l'exposaient, il faut en convenir, à des violences de premier mouvement. Cependant cet homme, si facilement irrité par les provocations ou par les obstacles, était celui qui savait le mieux maîtriser son ame : cet homme qui, sans doute, était susceptible de profonds ressentiments, puisqu'il avait beaucoup d'énergie et de dignité dans le caractère, sacrifia toujours ses passions personnelles au succès des affaires publiques. Dans les orages de l'Assemblée, jamais on ne l'a vu s'emporter de manière à perdre la liberté de son jugement et l'à-propos de ses ressources. Dans les occasions où l'on cherchait à le rapprocher des personnages qu'il aimait le moins, et où cela pouvait avoir en effet quelque objet d'utilité générale, il n'a jamais opposé une résistance durable. Je l'ai vu, plus d'une fois, faire dans ce genre des sacrifices dont, en les approuvant beaucoup, j'avoue que j'aurais difficilement été capable. Souvent, d'ailleurs, il décriait les opinions, il attaquait les démarches, il censurait les vues, sans que les personnes y fussent pour rien : et pour peu qu'on sût intéresser sa générosité, il n'était pas d'injure qu'on ne pût l'engager à mettre en oubli. Je l'ai vu de très-près; je l'ai vu assez long-temps; je l'ai vu dans toutes les situations : et j'atteste que jamais il ne fut d'être moins haineux, moins capable d'une vengeance méditée et suivie, moins capable de faire sentir à ses ennemis l'ascendant de sa situation ou même celui de son talent.

Le mercredi soir, vers les onze heures, il était passablement bien. Les épispastiques avaient produit beaucoup d'effet : les sueurs baissaient, mais sans aggravation très-sensible d'aucun symptôme. Tous les couloirs étaient libres; et le pouls n'était pas mauvais. Cependant, comme je l'ai dit plus haut, la gêne de la respiration ne cessait jamais entièrement, même dans le temps le plus calme; et depuis quelques heures, elle paraissait avoir augmenté.

A minuit, je crus m'apercevoir en le quittant, qu'il se préparait un orage. Il y avait de la concentration dans le pouls, et les inspirations étaient plus pénibles et plus serrées. Je recommandai qu'à la moindre augmentation des accidents, on vînt m'avertir sur l'heure.

Le jour venait de poindre quand je descendis dans sa chambre. On me dit qu'il avait souffert considérablement depuis trois heures ; mais qu'il n'avait jamais voulu consentir à me laisser éveiller. Le pouls reprenait par degrés le même caractère que dans l'accès du lundi au mardi; les douleurs commençaient à déployer la même férocité; enfin, les étouffements, les spasmes et tout l'appareil effrayant qui les avait accompagnés d'abord, revenaient à grand pas, et présageaient une cruelle journée. Je fis appeler M. Delarue, et ensuite l'apothicaire, qui était plus voisin, pour placer des sangsues à la poitrine. L'un et l'autre dormaient encore : mais le dernier m'envoya des sangsues. Je les plaçai moi-même. Elles mordirent mal. En attendant, les spasmes et les douleurs faisaient de rapides progrès : ils étaient si forts quand M. Delarue arriva, que nous prîmes le parti de répéter la saignée du pied et l'application des sinapismes cantharidés, de ranimer les vésicatoires qui étaient placés aux jambes, et d'en placer de très-larges aux cuisses. Immédiatement après, nous fîmes donner de demi-heure en demi-heure une pilule de six grains de musc, jusqu'à ce que le malade en eût pris de trente à quarante grains.

Ce remède, je veux dire le musc, est certainement d'une grande efficacité; mais il n'agit qu'à haute dose. Dans cette circonstance, il parut seconder puissamment l'effet de la saignée et des sinapismes; et la sueur qui s'établit pendant son action fut plus abondante, et présenta des apparences encore plus critiques que celle du mardi.

Ce nouvel accès dura long-temps : il fut très-grave. La physionomie y prit un aspect qu'elle ne perdit plus. C'était celui de la mort, mais d'une mort pleine de vie, si l'on peut se servir de cette expression. Malgré l'amélioration progressive du pouls; malgré la diminution des étouffements; des douleurs et des spasmes; malgré la souplesse de la peau et l'apparence si favorable de la sueur, il me fut impossible de voir désormais Mirabeau vivant. Il sentit lui-même qu'il n'était déja plus : et les assistants ont remarqué que lui et moi, nous parlâmes toujours dès lors de sa vie au passé, et de lui comme d'un homme qui avait été, mais qui avait cessé d'être.

Jusque-là, son courage était resté dans les bornes de la fermeté, de la résignation, de la patience. A ce moment, il prit un caractère plus imposant et plus élevé. L'aspect de sa fin, qu'il voyait approcher, donnait à ses pensées quelque chose de plus grave, de plus profond, de plus vaste; à ses sentiments, quelque chose de plus affectueux, de plus abandonné, de plus sublime. Tant qu'il avait espéré guérir, il avait éloigné même ses amis, pour laisser agir les remèdes en paix, et ne troubler leur action par aucune émotion vive. Quand il vit, ou plutôt quand il sentit qu'il n'y avait plus d'espoir, il voulut les voir tous sans cesse auprès de lui, sans cesse converser avec eux, sans cesse tenir sa main dans les leurs, et saisir ces derniers instants, pour rapprocher dans un court espace toutes les jouissances, peut-être, qu'une longue vie peut faire trouver dans l'amitié.

Depuis plusieurs années, M. de La Marck admirait ses talents, et avait beaucoup d'attrait pour sa personne. Depuis l'ouverture des états-généraux, des rapports philosophiques d'opinions, une tendance commune vers l'affranchissement et le bonheur de l'espèce humaine, les avaient unis plus étroitement. Malgré la trempe différente de leur esprit et de leur caractère, ils étaient faits l'un pour l'autre : ou plutôt M. de La Marck, convaincu de l'extrême utilité dont Mirabeau pouvait être à la chose publique, s'était fait une sorte de devoir de devenir son surveillant invisible, d'épier soigneusement pour lui tout ce que de grandes occupations laissent nécessairement ignorer, de veiller même quelquefois à ses intérêts comme à sa gloire.

Dans les premiers jours de sa maladie, Mirabeau n'avait presque pas vu M. de La Marck. Celui-ci, sachant d'ailleurs que le malade avait besoin de repos, et que plusieurs personnes assiégeaient sa porte, pour la franchir malgré les ordres précis donnés par lui-même, venait chercher des nouvelles plusieurs fois par jour ; mais il se tenait à l'écart, avec une réserve qui prouvait mieux son amitié qu'un empressement plus impétueux. A dater du jeudi matin, Mirabeau le demandait à chaque instant : et sa vue lui semblait nécessaire, pour s'acquitter avec cet ami noble et généreux, par l'expression mille fois répétée des sentiments qu'il avait pour lui.

Sa famille n'était pas exceptée des ordres qu'il avait donnés à sa porte. On sait qu'il avait peu de relations avec le plus grand nombre des individus qui la composent. Leur opinion relativement aux affaires publiques, et leur conduite particulière relativement à lui, le mettaient en droit d'écarter des caresses feintes. Mais il avait toujours aimé tendrement madame du Saillant sa sœur, femme respectable, si digne de son affection par la noblesse de son caractère, et par cette bonté touchante, qui la rend vénérable et chère à tout ce qui l'approche. Il la fit prier de venir chez lui avec madame d'Arragon sa fille, et avec ses autres enfants, qu'il regardait comme les siens propres : et, dans un moment de calme, il voulut la voir, pour la rassurer et lui donner les dernières marques de ses sentiments plus que fraternels.

Cependant le danger étant très-pressant, et ma responsabilité trop pénible pour mon cœur, j'aurais désiré d'invoquer d'autres lumières et d'ap-

peler de nouveaux secours. Mais le malade avait
montré d'une manière si décisive sa répugnance
pour tout autre médecin que Lachèze et moi, il
était même entré dans un accès de colère si violent
quand on lui en avait parlé, que je me résolus
avec courage à prendre tout sur moi. Je
suis convaincu que le public est hors d'état d'apprécier
le traitement du plus simple rhume. Une
triste expérience m'a fait voir que, parmi mes
confrères dont je pourrais rechercher l'opinion, le
plus grand nombre ne prononce pas toujours, à
beaucoup près, avec cette justice et cette bonne
foi qui peuvent seules donner du prix à un jugement.
En conséquence, je n'attache, je l'avoue,
aucune importance à la rumeur publique. L'approbation
de quelques hommes de l'art éclairés
et droits me suffit : et, s'il faut dire jusqu'au bout
ce que je sens avec la conviction de ma raison
et le témoignage de ma conscience, je me passerais
facilement de toute approbation étrangère
(1). J'avais donc pris mon parti sur tous les
discours auxquels je devais être en butte ; mais
je ne pouvais le prendre sur le sort du malade.
Madame du Saillant et M. de La Marck m'ayant

---

(1) Je respecte beaucoup l'opinion publique, parce qu'elle
est toujours juste à la longue : mais ce vain bruit que les
charlatans nous donnent si souvent, et que les imbéciles
prennent trop de fois pour elle, je déclare que je le méprise
profondément.

invité plusieurs fois à demander un conseil, je leur proposai d'envoyer chercher M. Antoine Petit. On fit partir sur-le-champ une voiture pour Fontenai-aux-Roses. M. Delarue proposa M. Jeanroi. On envoya chercher M. Jeanroi presque au même instant.

M. Petit, que je connaissais peu, est un des médecins de l'Europe dont j'estime le plus le tact, et dont j'honore le plus le caractère. Je me flattais, en rappelant plusieurs traits de sa vie et plusieurs mots qui lui sont échappés, de le faire recevoir par le malade. M. Jeanroi m'était moins connu : mais il passe pour un praticien éclairé ; et je savais que c'est un fort honnête homme.

M. Jeanroi arrive. Je lui fais l'histoire de la maladie et du traitement. Mais il demande avec raison à reconnaître les objets par lui-même. Je ne peindrai pas l'emportement de Mirabeau, quand je lui proposai de voir d'autres médecins : cet emportement fut extrême. Il refusa formellement ma demande ; et il me dit : Je ne vous empêche point de dire ou de faire hors de ma chambre tout ce qu'il vous plaira : mais qu'ils n'entrent point ici, si vous ne voulez pas que je vous cause le dernier chagrin. M. Jeanroi me donna quelques avis avec beaucoup d'intérêt : on va voir dans l'instant qu'il me fut impossible de les suivre.

Je redescends dans la chambre du malade. Non, me dit-il d'une voix forte, je ne verrai personne. Vous en avez eu tous les inconvénients : si je reviens à la vie, vous en aurez tout le mérite; je veux que vous en ayez toute la gloire. Mirabeau, lui répondis-je, voilà des mots qui me font plus de mal que votre colère; voilà des considérations dont je ne puis pas n'être point affligé mortellement. Il fut inflexible : il le fut encore lorsque M. Petit arriva, c'est-à-dire, deux heures après.

M. Petit, malade lui-même, était accouru avec un zèle que je n'oublierai de ma vie. Monsieur, je craignais bien, lui dis-je, que vous ne pussiez pas venir nous aider de vos lumières, dans cette déplorable circonstance. Mon cher confrère, me répondit-il, je serais venu en morceaux. Je lui fis part des dispositions du malade. Il n'en fut affligé que par la difficulté de me conseiller utilement sans le voir. Je m'efforçai d'y suppléer par un tableau fidèle des accidents et du traitement que j'avais mis en usage. On a prétendu qu'il avait désapprouvé la saignée : il est constant qu'il ne désapprouva rien, absolument rien.

En réfléchissant sur la maladie, je trouvais qu'il y avait eu un grand accès dans la nuit du samedi au dimanche, un second dans celle du lundi au mardi, un troisième dans celle du mercredi au jeudi. Cette périodicité si marquée, jointe à la marche anomale des symptômes et à leur caractère pernicieux, me fit soupçonner une fièvre intermittente maligne, cachée sous des apparences humorales et spasmodiques. Je communiquai ma conjecture à M. Petit : il la trouva fondée ; et nous convînmes d'essayer le quinquina, d'abord à faible dose, et associé à de doux laxatifs, ensuite à dose très-haute, si ces premiers essais faisaient expliquer plus clairement la nature, et si leurs résultats nous confirmaient dans ce plan de traitement.

Je rendis compte au malade du point de vue nouveau que son état nous présentait : il en fut frappé comme d'un motif d'espoir ; et il s'en réjouit comme d'un trait distingué de médecine qu'il supposait devoir me faire beaucoup d'honneur. M. Petit repartit sans l'avoir vu : mais il m'assura que nous pouvions toujours disposer de lui ; et il fut convenu entre nous que nous l'enverrions chercher le lendemain matin, nous flattant que je parviendrais peut-être à fléchir enfin le malade.

Quand on sut dans Paris que nous devions donner le quinquina, de toutes parts les personnes qui croyaient en avoir de très-bon, s'empressèrent de nous en envoyer. L'excellent M. Pilos, l'une des plus fameuses victimes de l'inquisition, sous le nom d'*Ollavidez*, vint lui-même nous apporter quelques onces de celui qu'il reçoit directement de sa patrie, laquelle est aussi celle de cette précieuse écorce. Il nous pressait de le donner en grande quantité et sans mélange. Mais,

comme je n'étais pas sans beaucoup de doutes
sur la justesse des motifs qui nous avaient fourni
cette indication, je m'en tins au plan arrêté avec
M. Petit. La première dose ne produisit aucun
effet sensible; la seconde n'agit pas davantage;
le malade revomit la troisième : et je m'aperçus
le vendredi matin que le pouls, loin de prendre
plus de développement et de régularité (comme
il fait toujours quand le quinquina détermine
des changements utiles), se concentrait, redevenait convulsif et intermittent; et même que le
système artériel, commençant à perdre de sa
force, cessait d'être en harmonie avec les systèmes nerveux et musculaires. D'ailleurs, la peau
se desséchait, les urines coulaient plus difficilement, et la gêne de la respiration s'aggravait
d'une manière très-menaçante. Je suspendis le
quinquina : je fis ranimer les sinapismes et les
vésicatoires des cuisses et des jambes; et je me
bornai d'ailleurs à des boissons calmantes en attendant M. Petit.

Quand le malade vit le peu de succès du quinquina : Tu es un grand médecin, me dit-il; mais
il est un plus grand médecin que toi, l'auteur du
vent qui renverse tout, de l'eau qui pénètre et
féconde tout, du feu qui vivifie ou décompose
tout.

Je lui avais dit la veille que son sort serait décidé le samedi matin. Il m'appelle, et me serrant
la main avec tendresse : — Vous avez raison, mon

ami, mon sort sera décidé demain dans la matinée, je le sens. Il prononça ces mots avec une sérénité touchante, et avec un accent qui retentit encore dans mon cœur.

M. Petit devait arriver à huit heures. Je voulais absolument qu'il vît le malade. J'étais trop ému pour être bien sûr de mon propre jugement; et je ne voulais pas me laisser d'éternels remords. Je revins, avec Mirabeau, sur le compte de M. Petit. Je lui citai les traits et les mots que je m'étais rappelés pour cela. Il les trouva d'un genre très-élevé. Je lui parlai de sa vie privée et publique, de son dévouement à ses amis, de sa probité sans tache. Il m'écoutait avec plaisir. — Il faut absolument que vous le voyiez. Mon ami, me dit-il, pourquoi me tourmenter inutilement? vous savez bien que je n'ai de confiance qu'en vous. Mais, lui répondis-je, vous savez aussi toute celle que j'ai dans M. Petit. Vous ne pouvez pas douter que ce ne soit un homme rare pour le talent : pourquoi me priver d'un secours dont je crois avoir besoin? ce n'est pas pour vous que je vous le demande; c'est pour moi. Il paraissait ébranlé. C'est en effet un homme, me dit-il. Écoutez, Cabanis, j'y consens. Mais je vous avertis de vous défier de vous-même. Votre tendre affection pour moi vous fait faire une chose à laquelle je ne devrais pas consentir. Mon ami, vous avez plus de génie et d'ame que de caractère. Qu'on me pardonne de citer ici ces exagérations de l'amitié : elles me sont chères ; et ce ne sont pas de misérables jouissances d'amour-propre que je trouve à me les rappeler.

Mirabeau avait vu l'émotion profonde de M. de La Marck : il l'avait vu, pour la première fois, verser des larmes. C'est un spectacle bien touchant, nous dit-il, que celui d'un homme calme et froid, ne pouvant cacher qu'à demi une douleur contre laquelle il s'arme vainement.

Il recevait les soins les plus assidus et les plus affectueux de son ami M. Frochot. Personne, disait-il, ne me remue avec autant d'adresse que lui. Si j'en revenais, je ferais un bon mémoire sur l'art de garde-malade. C'est lui qui m'en a fourni les idées principales ; il m'a aussi suggéré celle de quelques procédés mécaniques qui me paraissent devoir être avantageux.

Il demandait à l'un de nous de lui soulever la tête : Je voudrais, ajouta-t-il, pouvoir te la laisser en héritage.

Il s'informait toujours de ce qui se passait à l'Assemblée nationale : il parlait des affaires de l'extérieur ; il s'occupait principalement des vues cachées de l'Angleterre. Ce Pitt, me disait-il, est le ministre des préparatifs. Il gouverne avec ce dont il menace, plutôt qu'avec ce qu'il fait. *Si j'eusse vécu*, je crois que je lui aurais donné du chagrin.

Je lui parlais de l'intérêt extraordinaire qu'on prenait à sa maladie ; de l'empressement avec lequel le peuple demandait partout de ses nouvelles, et venait en savoir à sa porte; de l'attention qu'on avait eue de barricader la rue au-dessous et au-dessus de sa maison, afin que le bruit des voitures ne l'incommodât point pendant la nuit. Ah! oui, sans doute, s'écria-t-il à ce récit, un peuple si sensible et si bon est bien digne qu'on se dévoue à son service, qu'on fasse tout pour établir et consolider sa liberté! Il m'était glorieux de lui consacrer ma vie tout entière : je sens qu'il m'est doux de mourir au milieu de lui.

Il y avait déja long-temps que le pouls n'existait plus, quand M. Petit arriva : déja même les bras et les mains étaient glacés. Cependant leur mouvement n'était point affaibli; et la force musculaire se soutenait d'une manière étonnante. Du reste, la respiration devenait plus mauvaise de moment en moment, les spasmes et les douleurs plus insupportables par intervalles, la physionomie plus effrayante.

Le malade reçut M. Petit avec sa grace ordinaire. Je vais, dit-il, parler avec franchise à l'homme qui passe pour aimer le mieux ce ton. J'ai toujours cru qu'on ne devait avoir pour médecin que son ami. Voilà mon ami et mon médecin : il a ma confiance entière et exclusive. Mais il est plein d'estime pour vos lumières, et de respect pour votre caractère moral. Il m'a cité de vous des mots qui contiennent, en quelque sorte, toute la révolution (1), et des traits qui prouvent qu'au milieu des institutions sociales, et malgré la culture peu commune que vous avez donnée à votre esprit, vous êtes encore resté l'homme de la nature. J'ai donc pensé qu'un pareil homme, si j'avais eu le bonheur de le rencontrer, serait devenu mon ami. Voilà, monsieur, ce qui m'a déterminé à vous voir. M. Petit lui répondit que l'ami, dans toute la rigueur du mot, était encore plus celui qui aimait, que celui qui était aimé; et qu'à ce titre, il méritait d'être regardé comme l'ami de M. de Mirabeau; que depuis long-temps il le suivait des yeux dans son immortelle carrière, et qu'il chérissait en lui la patrie, la liberté, la constitution.

Il examina très-attentivement le malade. Celui-ci voulut savoir quel était son pronostic. Il lui

---

(1) Je lui avais, entre autres, rapporté l'anecdote suivante. Petit soignait le dauphin, celui qui mourut peu de temps avant la révolution. Une voiture de la reine allait prendre Petit deux fois par semaine, à Fontenai-aux-Roses, pour le mener à Versailles. Un jour la voiture revient vide; le médecin avait refusé de venir. A la visite suivante, la reine se plaignit à lui, de ce qu'elle appelait une négligence inouïe. Il lui répondit qu'il avait été retenu par une paysanne en couches, qui était dans le plus pressant danger. La reine reprit d'un ton piqué: Et c'est pour cela que vous avez abandonné mon fils? Madame, je ne l'ai point abandonné, répliqua Petit: quand il serait le fils d'un de vos palefreniers, je ne l'aurais pas soigné avec plus d'attention.

demanda la vérité franche, l'assurant qu'il était fait pour l'entendre. *J'estime,* lui répondit M. Petit, *que nous vous sauverons ; mais je n'en répondrais pas.*

Nous nous retirâmes dans une pièce voisine. Le malade est perdu sans ressource, me dit-il. Faisons cependant ce que la circonstance indique. Mon avis est d'appliquer un vésicatoire à chaque bras, et d'employer le camphre à la dose d'un demi-grain, de demi-heure en demi-heure. Tant qu'un homme respire encore, il ne faut ni l'abandonner, ni même désespérer entièrement. J'adoptai sans réclamation l'avis de M. Petit ; et nous l'exécutâmes sans délai.

Quand nous repassâmes dans la chambre du malade : M. Petit, voyez, dit-il, toutes les personnes qui m'entourent : elles me soignent comme des serviteurs ; et ce sont mes amis. Il est permis d'aimer et de regretter la vie, quand on laisse après soi de pareilles richesses.

Six heures après l'application des vésicatoires, comme ils ne produisaient point encore de douleur, nous les relevâmes pour examiner la partie : à peine était-elle un peu rouge. Je la fis ventouser et laver avec de l'alcali volatil ; et l'on replaça de nouveaux vésicatoires très-forts. La douleur et la chaleur s'établirent en peu d'heures : les spasmes et les anxiétés diaphragmatiques diminuèrent encore une fois ; la sueur reparut ; et comme tous ces effets ne se soutenaient point, je réitérai les lotions d'alcali volatil, qui complétèrent le dernier effort de la nature, et nous donnèrent la dernière et bien faible lueur d'espérance. Le malade fut bien toute la soirée, jusqu'à onze heures, et même, je crois, un peu plus avant dans la nuit.

Après le départ de M. Petit, qui promit de revenir le lendemain, je m'assis auprès du lit du malade, commandant autant qu'il m'était possible à mon émotion. Son mot est sévère, me dit-il : je l'entends. Vous êtes moins décidé. Je suis porté à juger comme lui ; mais je me plais à croire comme vous : ma confiance, mon amitié et les projets auxquels elle m'attache, s'en accommodent mieux. M. Petit, lui répondis-je, est un vieux praticien. Quand on a vu beaucoup de malades, on est moins présomptueux. Je suis encore dans l'âge de la présomption ; et peut-être n'en suis-je point exempt aujourd'hui.

Il me comprenait très-bien, et assurément il n'espérait plus : mais il avait toujours l'air d'espérer, pour ménager la tendresse de ses amis. L'après-dînée il voulut faire son testament. Il fit demander M. Mautort, son notaire : et en attendant, il s'entretenait avec M. Frochot des devoirs qu'il avait à remplir. J'ai des dettes, lui disait-il, et je n'en connais pas la quotité précise : je ne connais pas mieux la situation de ma fortune ; cependant j'ai plusieurs obligations impérieuses pour ma conscience, et chères à mon cœur.

M. Frochot rapporta ces paroles à M. de La Marck, qui répondit : Allez lui dire que si sa succession ne suffit point aux legs qu'il fera, j'adopte ceux que son amitié voudra bien me recommander. Il faut qu'il ait encore un bon moment.

Mirabeau, digne de ce dévouement généreux, en sentit tout le prix; mais il n'en fut point étonné. Il accepta comme un homme qui en aurait fait autant; et il en usa avec modération, mais sans réserve minutieuse.

Depuis deux jours je recevais de toutes parts des avis et des indications de remèdes infaillibles. J'étais excédé de lettres à écrire, de billets à répondre, d'explications à donner. La grandeur de l'intérêt excusait tout. Mais je ne pouvais suffire à des fatigues étrangères qui venaient se joindre aux fatigues nécessitées, et aux continuelles angoisses de ma situation.

Dans cette après-dînée, je fus harcelé d'une cruelle manière. Quelques personnes s'étaient mis dans la tête que les poudres de James pouvaient rendre la vie à Mirabeau. En conséquence elles étaient venues me proposer ce moyen. L'idée en avait été répandue dans le peuple qui assiégeait la porte, et dans les groupes du Palais-Royal. Des intrigants, à ce qu'on me dit, cherchaient à diriger sa colère contre nous pour exécuter dans le tumulte des projets très-criminels.

Je m'opposai formellement à l'emploi des poudres de James. Je déclarai que non-seulement je ne les proposerais point au malade, mais que je lui en dirais mon avis s'il le demandait; et que jamais, d'après quelque motif, et dans quelque situation que ce pût être, je ne me servirais, comme on l'exigeait de moi, de la confiance que le malade m'avait accordée pour lui faire prendre un remède dans lequel je n'en avais aucune. On insistait : — Vous le croyez perdu. Les cures merveilleuses opérées par ces poudres sont constantes. Ne vaut-il pas mieux tenter une ressource douteuse, que de rester dans un désespoir inactif? Je répliquais : Les secrets de la nature ne me sont pas tous connus : elle peut tenter quelque effort utile. Mais je connais très-bien l'effet des poudres de James : je sais aussi très-bien qu'elles ne conviennent nullement dans la circonstance actuelle ; et, suivant moi, le malade périrait infailliblement dans leur opération. M. Petit, auquel on avait dépêché un exprès pour le consulter là-dessus, fut du même avis. On ne donna point les poudres.

L'ouverture du cadavre prouva combien nous avions raison. Je ne dis pas cela pour affliger les personnes qui mirent tant d'obstination à me faire adopter leur spécifique; la pureté de leurs vues les justifie sans doute : mais je voudrais leur faire sentir qu'on ne saurait prononcer avec trop de défiance sur des objets dont on n'a pas de notions bien claires, et dans lesquels les erreurs sont à la fois et si faciles, et d'une si grande importance.

Tant que dura cette lutte pénible, je n'en parlai point au malade. Quand elle fut terminée, je lui en rendis compte. Où en suis-je donc, me dit-il, pour que les empiriques et les bonnes femmes croient pouvoir s'emparer de moi? Cabanis, je vous rends responsable de tout ce qui me concerne : je vous le déclare; et cette responsabilité, je la place dans votre conscience.

M. l'évêque de Lyon et M. l'ancien évêque d'Autun, ses amis, le virent ce jour-là même, l'un le matin, l'autre le soir. Le public connaît le résultat de sa conversation avec le dernier. Celle qu'il eut avec l'évêque de Lyon fut courte. Quoi qu'en aient dit quelques journaux, ce sont les seuls ecclésiastiques qu'il ait reçus pendant sa maladie. Mais ceux-là n'étaient pas indignes de recueillir ses derniers sentiments.

Cette nuit je ne le quittai point : je me couchai sur une chaise longue à côté de son lit. La poitrine se prenait de plus en plus, et le malaise était très-grand. Cependant son esprit avait une telle activité que les idées lui faisaient oublier les souffrances, et que le haletement de sa respiration n'était pour lui qu'un bruit incommode qui le dérangeait dans ses méditations, sans beaucoup l'occuper d'ailleurs. Il provoquait sans cesse la conversation pour modérer le mouvement de sa tête, craignant que si ce mouvement croissait encore, il ne se transformât en véritable délire. Les pensées et les images se présentaient à lui avec une rapidité étonnante : jamais peut-être son langage n'eut autant de précision, d'énergie et d'éclat.

Aussitôt que le jour parut, il fit ouvrir ses fenêtres, et il me dit d'une voix ferme et d'un ton calme : Mon ami, je mourrai aujourd'hui. Quand on en est là, il ne reste plus qu'une chose à faire : c'est de se parfumer, de se couronner de fleurs, et de s'environner de musique, afin d'entrer agréablement dans ce sommeil dont on ne se réveille plus. Il appela son valet de chambre. — Allons, qu'on se prépare à me raser, à me laver, à faire ma toilette tout entière. Je lui observai que son accès n'étant pas fini, le moindre mouvement serait très-préjudiciable, et qu'il pourrait le rendre mortel ; au lieu que peut-être cet accès ne le serait pas en gardant le repos nécessaire. Il est mortel, me répondit-il. Son valet de chambre avait été fort malade le jour précédent. — Eh bien, mon pauvre *Teisch*, comment cela va-t-il aujourd'hui ? — Ah ! monsieur, ah ! mon cher maître, je voudrais bien que vous fussiez à ma place. Le malade, après un moment de réflexion, lui répliqua : Tiens, je ne voudrais pas que tu fusses à la mienne.

Il me fit approcher de lui, et me tendant la main : Mon bon ami, me dit-il, je mourrai dans quelques heures : donnez-moi votre parole que vous ne me quitterez plus ; je veux finir avec un sentiment doux. Je lui répondis en laissant échapper des sanglots que je ne pouvais plus retenir.

Point de faiblesse indigne de vous et de moi, ajouta-t-il : c'est un moment dont il faut que nous sachions jouir encore l'un et l'autre. Donnez-moi de plus votre parole que vous ne me laisserez pas souffrir des douleurs inutiles. Je veux pouvoir goûter sans mélange la présence de tout ce qui m'est cher.

Il demanda M. de La Marck. Quand celui-ci fut arrivé, le malade s'adressant à moi : J'ai des choses importantes à vous communiquer à tous les deux. Vous voyez que j'ai beaucoup de peine à parler : croyez-vous que je serai plus en état de le faire dans un autre moment. Je lui répondis : Si vous êtes trop fatigué, reposez-vous ; mais, si vous le pouvez, parlez dès ce moment même. En effet, il baissait à vue d'œil.

J'entends, me répondit-il. Asseyez-vous donc sur mon lit ; vous ici, et vous là. Alors, divisant en trois points ce qu'il avait à nous dire, il nous parla pendant près de trois quarts d'heure, d'abord sur ses affaires particulières ; ensuite sur les personnes chères qu'il laissait après lui ; enfin sur l'état des affaires publiques. Il glissa rapidement sur les premiers articles : il ne pesa que sur le dernier. Cette conversation a été précieusement recueillie, et ne sera pas perdue pour l'histoire : mais comme elle intéresse plusieurs individus (1), ce n'est pas le moment d'en rendre compte.

---

(1) Plusieurs des mêmes individus étant encore vivants,

Quand il eut fini avec nous, il fit appeler M. Frochot. Il lui prit les deux mains, dont il mit l'une dans celle de M. de La Marck, et l'autre dans la mienne. Je lègue, ajouta-t-il, à votre amitié mon ami Frochot : vous avez vu son tendre attachement pour moi ; il mérite le vôtre.

Bientôt après il perdit la parole : mais il répondait toujours par des signes aux marques d'amitié que nous lui donnions. Nos moindres soins le touchaient ; il y souriait avec une sécurité et une grace touchantes. Quand nous penchions notre visage sur le sien, il faisait de son côté des efforts pour nous embrasser : et le mouvement de ses lèvres nous avertissait de la douceur qu'il trouvait dans nos caresses.

Ses mains glacées restèrent dans les nôtres pendant plus de trois heures. Son agonie fut calme pendant tout ce temps. Mais vers les huit heures les douleurs se réveillèrent. Alors il me fit signe de lui donner à boire. Je lui apportai successivement de l'eau, du vin, de l'orangeade ; je lui offris même de la gelée. Il refusa tout, et fit le mouvement d'un homme qui veut écrire. Nous lui donnâmes une plume et du papier. Il écrivit très-lisiblement : *Dormir*. Je fis semblant de ne pas l'entendre. Il fit signe de lui rapporter le papier et la plume, et il écrivit : *Croyez-vous donc que*

---

l'auteur de ce journal croit toujours devoir différer la publication de cette conversation intéressante (an XI).

la mort, ou l'effet qui m'en rapprochera, puisse produire un sentiment dangereux ? Voyant que je n'adoptais pas sa demande, il écrivit encore : *Tant qu'on a pu croire que l'opium fixerait l'humeur, on a bien fait de ne pas le donner : mais maintenant qu'il n'y a plus de ressources que dans un phénomène inconnu, pourquoi ne pas tenter ce phénomène ; et peut-on laisser mourir son ami sur la roue, pendant plusieurs jours peut-être ?*

Les douleurs augmentaient de moment en moment : elles étaient déja si violentes, qu'elles devenaient causes accélératrices de la mort. Mon devoir était alors de les modérer. Je formulai un calmant ; et je dis au malade que, dans une minute, son vœu serait rempli. M. Petit arrive sur ces entrefaites. Comme nous passions dans un cabinet voisin, la douleur ranime tout à coup le malade et lui rend la parole. Il me rappelle avec force, et me dit : Jurez-moi que vous ne direz point ce que vous allez faire. M. Petit approuva le calmant : mais il préféra de donner, dans de l'eau simple, le sirop diacode que j'avais ordonné dans une eau distillée. L'apothicaire logeait dans la même rue : cependant, il fallait le temps d'aller chez lui et d'en revenir. Les douleurs devenaient atroces. On me trompe, dit à M. de La Marck le malheureux agonisant. — Non, l'on ne vous trompe pas : le remède arrive ; nous l'avons tous vu ordonner. Ah ! les médecins ! les médecins ! reprit-il. Et se tournant vers moi avec un air mêlé de colère et de tendresse : N'étiez-vous pas mon médecin et mon ami? Ne m'aviez-vous pas promis de m'épargner les douleurs d'une pareille mort? Voulez-vous que j'emporte le regret de vous avoir donné ma confiance?— Ces paroles, les dernières qu'il ait prononcées, retentissent sans cesse à mon oreille. Il se tourna sur le côté droit dans un mouvement convulsif : et ses yeux s'étant élevés vers le ciel, il expira dans nos bras vers les huit heures et demie. C'est à peu près à la même heure, que la veille, entendant tirer des coups de canon, il s'était écrié comme en sursaut : N'est-ce pas là le commencement des funérailles d'Achille?.... M. Petit, debout et pensif au pied de son lit, nous dit : Il ne souffre plus.

On a prétendu qu'en mourant, Mirabeau avait prononcé cette phrase remarquable : *J'emporte dans mon cœur le deuil de la monarchie, dont les débris vont être la proie des factieux.* C'est le précis, mais le précis très-exagéré de plusieurs de ses mots sur l'état des affaires publiques. Il aimait la monarchie, et craignait pour elle des dangers. Il pensait que la liberté, conquise par l'insurrection, devait être conservée par le respect des lois; que les lois ne pouvaient être exécutées que par une force active; que, dans un grand empire, dont le peuple n'est pas encore éclairé, dont les mœurs sont avilies par des siècles d'esclavage, cette force doit résider dans les mains d'un seul; qu'en un mot, l'alliance de la vraie démocratie représentative et du gouvernement monarchique est très-naturelle, et que nulle autre forme ne réunit au même degré la vigilance d'une bonne police à la garantie respectueuse de la liberté nationale. Ce ne sont pas les amis les moins zélés de la révolution, ce ne sont pas surtout les hommes le moins au fait des circonstances actuelles, qui pensent entièrement comme lui (1).

Après avoir reçu ses derniers soupirs, M. Petit et moi, nous étions descendus dans le jardin. Nous le parcourions tristement, ayant à peine la force de nous dire quelques paroles, quand je reçus une lettre conçue à peu près en ces termes : J'ai lu dans les papiers publics, que la transfusion du sang avait été exécutée avec succès en Angleterre, dans les maladies graves. Si, pour

---

(1) Telle était en effet alors, et telle fut leur opinion, jusqu'à la fuite du roi, qui arriva vers la fin du moi de juin suivant. Mais après cette dernière époque, tous les amis un peu clairvoyants de la liberté ne se flattèrent plus de pouvoir la trouver ailleurs que dans la république. Ce sentiment était conforme à celui de Mirabeau : car avant sa mort, on avait déja parlé du projet de cette fuite. J'ai, nous disait-il, défendu la monarchie jusqu'au bout : je la défends même encore que je la croie perdue, parce qu'il dépendrait du roi qu'elle ne le fût point, et que je la crois encore utile. Mais s'il part, je monte à la tribune, je fais déclarer le trône vacant, et proclamer la république.

sauver M. de Mirabeau, les médecins la jugeaient
utile, j'offre une partie de mon sang; et je l'offre
de grand cœur : l'un et l'autre sont purs. — Au
bas est une signature un peu déguisée : je crois
que ce nom qui se cache est *Mornais* ou *Marnais*.
L'indication de la demeure est, rue Neuve-Saint-
Eustache, n° 52. Je ne fais aucune réflexion sur
cette lettre : il y a des traits qu'on défigure en
les louant.

Le corps fut ouvert le lendemain dimanche,
vers midi, en présence d'un nombre très-considérable de médecins et chirurgiens. Plusieurs
d'entre eux y manifestèrent un grand esprit de
sagesse, entre autres M. Petit et M. Vicq-d'Azir,
dont les opinions font autorité dans toutes les
parties de la médecine, mais surtout dans l'anatomie. L'estomac, le duodenum, une grande
partie du foie, le rein droit, le diaphragme et le
péricarde, offraient des traces d'inflammation, ou
plutôt, à mon avis, de congestion sanguine. Le
péricarde contenait une quantité considérable
d'une matière épaisse, jaunâtre, opaque. Des coa-
gulations lymphatiques recouvraient toute la surface extérieure du cœur, à l'exception de sa pointe.
La cavité de la poitrine contenait une petite
quantité d'eau.

Certainement l'état du cœur, et l'épanchement
dans lequel nageait cet organe, peuvent être regardés comme mortels. Mais je crois, ainsi que
Lachèze, dont les lumières et les soins m'ont

beaucoup aidé dans le cours de la maladie, que la mort a été déterminée immédiatement par l'affection du diaphragme; et j'attribue toujours cette affection, ainsi que celle du cœur, à l'humeur rhumatismale, goutteuse, vague, que nous en avions, dès le début, regardée comme la cause. J'atteste avec candeur, qu'en retrouvant la même série de symptômes, je porterais encore le même jugement, et que j'emploierais les mêmes moyens de curation.

Pendant toute sa vie, c'est-à-dire, depuis le moment qu'il parut sur le théâtre de l'opinion, Mirabeau s'est vu constamment poursuivi par la haine, et noirci par la calomnie, importunée de tant de succès brillants. Son caractère impétueux avait, il est vrai, provoqué plus d'une fois des ressentiments personnels; et quelques erreurs de sa jeunesse donnaient, aux yeux du public léger, une sorte de vraisemblance à de plus graves imputations. Mais l'histoire fidèle d'une vie où l'on trouve tant de grandes pensées, tant de sentiments généreux, tant de travaux utiles, étouffera pour toujours, dans le cri de la reconnaissance, ces clameurs envieuses que la majesté de sa mort et la douleur publique ne font taire peut-être que pour quelques instants. Encore une fois, ce n'est pas ici le lieu de le peindre, et d'épurer l'image immortelle de cette ame véritablement grande, véritablement digne de l'apothéose que la France lui décerne. Ma douleur, fatiguée de toutes ces scènes cruelles, dont je viens de retracer la suite, ne me permet pas d'aller plus loin. Je ne dirai qu'un seul mot; mais ce mot renferme tout : c'est que Mirabeau est mort irréprochable envers la patrie et envers l'amitié (1).

---

(1) L'auteur de l'écrit ci-dessus n'a pas changé d'opinion sur le compte de cet homme véritablement grand et par ses talents, et par l'élévation de son ame, et par son dévouement à la cause sacrée de l'humanité. On lui a reproché des relations coupables avec la cour. Nous oserons dire que si sa correspondance avec la reine était publiée par les personnes qui doivent l'avoir encore entre les mains, ce recueil, composé de vingt-deux ou vingt-trois longues notes, serait le plus beau titre de Mirabeau à la reconnaissance de son pays et des vrais amis de la liberté. Non, quoi qu'on dise, il n'a pas abandonné un seul instant la sainte cause pour laquelle il avait si glorieusement combattu : les moyens de tout genre que lui procuraient ses rapports avec le château, il les employait tous, au contraire, à la faire triompher. Des calculs personnels auraient suffi pour rendre la liberté chère à Mirabeau. Il avait de grands talents; et il regardait un pays libre comme le seul théâtre digne de lui : il aimait la véritable gloire; et il savait qu'il n'appartient point à des esclaves de la décerner (an XI).

FIN.

OBSERVATIONS

SUR

LES AFFECTIONS CATARRHALES.

AVERTISSEMENT.

L'écrit suivant a pour objet de présenter le résultat d'une suite d'observations commencées depuis plus de vingt-cinq ans. Je l'ai resserré dans le moins de pages qu'il m'a été possible, sachant trop, par ma propre expérience, combien la patience et le temps des lecteurs ont besoin d'être ménagés; j'ai seulement tâché d'être clair, ce qui me paraît encore plus indispensable que d'être précis.

Cet écrit ne peut rien apprendre aux maîtres de l'art; il ne peut intéresser en aucune manière ceux qui cherchent de savantes théories : il n'est pas fait pour les gens du monde; car la lecture des livres de médecine pratique leur est toujours nuisible, soit pour eux-mêmes, soit pour les personnes qu'ils se jugent en droit de droguer à leur fantaisie : il ne convient et ne peut être utile qu'aux jeunes praticiens. J'espère qu'en effet il pourra leur suggérer quelques vues pour le traitement d'un genre de maladie qui se présente chaque jour, et dont en général on néglige beaucoup trop de prévenir les dangereuses suites. Ceux qui se donneront la peine d'observer attentivement la nature, retrouveront sans doute les mêmes choses que j'ai vues; car elle est uniforme dans sa marche : mais il n'est pas inutile de savoir d'avance ce qu'on doit regarder. Quand je n'aurais fait que leur épargner des tâtonnements, je serais suffisamment récompensé d'un faible travail, et mon but serait rempli.

COURTES OBSERVATIONS

SUR

LES AFFECTIONS CATARRHALES,

Et particulièrement sur celles qui sont connues sous les noms de RHUMES DE CERVEAU *et de* RHUMES DE POITRINE.

Non fingendum, sed inveniendum.
(BACON.)

Les anciens médecins n'avaient point ignoré quel rôle important les affections catarrhales jouent parmi les maladies dont peut être attaqué le corps humain; et ils avaient tracé pour leur traitement des plans sages et fondés sur l'observation. Ils s'étaient fait, il est vrai, sur ce qu'ils appelaient le catarrhe, des vues théoriques, erronées à plusieurs égards: car il est impossible d'admettre avec eux qu'il a sa source dans le cerveau; qu'il dépend d'une intempérie à laquelle certaines circonstances rendent ce viscère spécialement sujet; enfin, qu'il découle de la cavité du crâne, pour se porter de là sur diverses parties du corps plus ou moins éloignées de cette source primitive :

mais ils avaient observé les causes occasionelles et déterminantes de cette maladie, ses phénomènes caractéristiques, sa marche, sa terminaison, ses résultats, avec une sagacité et une exactitude qui ne se trouvent guère que dans les tableaux tracés par ces habiles observateurs.

A la renaissance de la médecine en Europe, leurs dogmes furent sans doute adoptés avec trop peu de choix et de critique. Les savantes, mais illusoires théories de Galien sur les humeurs détournèrent trop long-temps les meilleurs esprits, et même les plus grands admirateurs d'Hippocrate, de la véritable méthode hippocratique; et les écoles, au lieu de s'attacher à l'étude réfléchie du premier de tous les livres, du seul fidèle, de la nature, que tous les autres doivent avoir seulement pour but de nous apprendre à mieux interroger, s'affermissaient d'autant plus dans leurs préjugés galéniques, qu'un futile appareil d'érudition et de raisonnements subtils en rendait chaque jour le ridicule et l'absurdité de plus en plus méconnaissables à leurs yeux. Cependant, guidés par des observations très-sûres, quoique rapportées à de vaines doctrines, leurs plans de traitement étaient loin d'être aussi fautifs qu'on pourrait l'imaginer; du moins, les vices qu'on peut y reprendre avec raison sont-ils étrangers à ceux des systèmes qui dominaient alors; et plusieurs de ces mauvais théoriciens furent des praticiens sages et heureux.

L'habitude de fonder les vues de physiologie et de pratique, moins sur l'observation du corps vivant dans l'état de santé et de maladie, que sur des descriptions anatomiques, le plus souvent muettes comme le cadavre dont on les a tirées, et sur des idées mécaniques, toujours séduisantes parce qu'elles sont faciles à saisir, et souvent dangereuses parce qu'on renonce avec peine à ce qu'on s'imagine voir et toucher distinctement; cette habitude, louable à d'autres égards, a fait rejeter par les modernes une foule de ces observations précieuses faites autrefois, que la prévention les empêche d'apercevoir ou de vouloir reconnaître dans la pratique, mais qui frappent tous les jours des yeux attentifs et libres de préjugés. Bordeu s'en était déja plaint à l'occasion du sujet même qui nous occupe; et il crut pouvoir expliquer, par ses belles découvertes sur le système cellulaire, plusieurs faits qu'on avait rejetés comme faux, parce qu'ils étaient inexplicables suivant ces idées étroites, où l'on ne sait concevoir et croire possible que ce dont on peut, pour ainsi dire, toucher au doigt les causes et leur liaison avec les effets observés.

Au reste, mon dessein n'est point ici de faire de grands frais d'érudition pour défendre les idées des anciens sur le catarrhe et sur les différentes espèces de pituites, quoiqu'il ne fût peut-être pas difficile de trouver dans les auteurs les plus exacts, et quoique j'aie fait moi-même un assez grand nombre d'observations qui se rattachent bien mieux à ces idées, qu'à celles que la plupart des modernes ont cru devoir leur substituer. Mais je suis fort éloigné, je l'avoue, d'adopter des théories fondées sur quelques notions positives trop incomplètes, et tirées de sciences que les meilleurs praticiens n'ont cultivées que d'une manière accessoire, et que le premier de tous, sans aucune comparaison, le grand Hippocrate, ignorait presque entièrement.

Je ne suis cependant pas moins éloigné d'écarter, avec les empiriques absolus, toute vue théorique de la médecine pratique : il serait même impossible de reconnaître dans les faits qui se présentent l'identité ou l'analogie avec d'autres faits antérieurement connus, si l'on n'avait point su lier les derniers par des résultats communs, c'est-à-dire, par des principes : mais il vaudrait mieux n'avoir absolument aucune théorie que d'en adopter une démentie par un certain nombre de faits réguliers ; ou, du moins, de ne pas s'en servir avec assez de réserve pour ne point méconnaître, dans ceux qu'on observe pour la première fois, les différences qui peuvent les distinguer de ceux auxquels on imagine devoir les rapporter. Ce que nous disons ici de la médecine est également applicable à toutes les sciences d'observation : quand on s'attache aveuglément à ce qu'on appelle souvent, avec si peu de raison, *les principes*, on ne peut que rouler dans le cercle des erreurs; et les rapides progrès qu'ont faits, dans ces derniers temps, plusieurs branches de la physique, sont uniquement dus à ce que les meilleurs esprits, parmi ceux qui les cultivent, soumettent chaque jour à l'expérience tous les principes que l'on a crus, ou que même on croit encore, les plus certains et les plus démontrés.

Quoique les causes des différentes espèces de flux, et les humeurs qui en forment la matière, soient bien plus différentes que ces espèces elles-mêmes, tous les flux en général sont assujettis à peu près aux mêmes lois; et, par conséquent, ils sont liés par une théorie commune aux yeux de l'observateur attentif. Cette théorie paraît avoir été entrevue par Hippocrate et par quelques autres anciens écrivains de médecine; mais elle n'a commencé à prendre une forme régulière qu'entre les mains de Stahl, qui en a rassemblé et organisé les dogmes épars, en croyant ne tracer peut-être que la seule histoire des flux hémorrhagiques : elle est devenue plus classique par les travaux de quelques médecins plus modernes, et notamment de Barthez, qui, dans un bon mémoire sur les fluxions, a eu pour objet de rapporter à quelques points simples les observations les plus exactes faites sur cette matière, et dont l'écrit, sans avoir peut-être rempli complètement cet objet, me semble mériter l'attention particulière des praticiens.

Mais je ne traite point ici des fluxions en

général; leur domaine embrasse une foule de maladies absolument étrangères à celles dont je m'occupe : et celles-ci même, je n'entends les considérer avec quelque détail que sous leurs deux formes les plus simples, auxquelles on a plus particulièrement conservé le nom du genre. D'ailleurs, toute théorie quelconque ne doit avoir, aux yeux du médecin philosophe, d'autre importance que celle d'aider la mémoire en liant les faits connus, et de les représenter rapidement à l'esprit pour diriger les raisonnements d'induction que l'analogie suggère à l'aspect de tous les objets nouveaux.

Ainsi donc, sans plus long préliminaire sur ce sujet, passons à l'histoire des faits qui s'y rapportent; car, dans tous les genres, ce sont toujours les faits qui doivent nous servir de guides : les idées générales théoriques en doivent être une expression abrégée, et les vues de traitement une conséquence directe et nécessaire dans un bon ordre de déduction.

Quelques écrivains modernes ont prétendu que les affections catarrhales étaient devenues plus fréquentes dans les derniers siècles. Thiéry (1) surtout, dans la prévention, qui du reste ne lui est pas particulière, que l'espèce humaine se détériore physiquement de plus en plus par les progrès mêmes de la civilisation, s'est efforcé d'é-

---

(1) Médecine expérimentale.

tablir que ces affections n'étaient devenues communes que depuis le catarrhe épidémique et malin de 1510, dont Mézerai nous a laissé l'histoire, et que Valleriola rappelle en parlant de celui de 1577. Il est vrai qu'avant ce rhume de 1510, qui prit le nom de *coqueluche*, parce qu'il s'emparait de la tête, des épaules, du dos, des reins, et les couvrait comme un long *coqueluchon*, nous n'avons d'histoire régulière et complète d'aucune épidémie catarrhale. Il est également vrai qu'entre 1510 et 1577, on trouve encore celle de 1558, qui fut très-funeste ; puis viennent celle de 1580, que Bockelins, Suau, médecin de Paris, et quelques autres, ont décrites avec beaucoup de soin; et celle de 1591, dont parle Sennert, laquelle parcourut toute l'Allemagne. Enfin, sans nous arrêter aux catarrhes épidémiques du dix-septième siècle, nous les voyons se rapprocher en quelque sorte progressivement dans le dix-huitième, depuis celui de 1712, sur lequel Camerarius a fait une dissertation, jusqu'à ceux qui paraissent avoir régné dans prèque toute l'Europe pendant les dernières années du même siècle et les premières du dix-neuvième. Je ne nie point ces faits, ils sont constants : mais je ne pense pas qu'on puisse les attribuer aux causes que Thiéry leur assigne; et je serais surtout bien éloigné d'admettre les conséquences qu'il a cru pouvoir en tirer.

Comment s'étonnerait-on que les anciens ne

nous aient point laissé d'histoires complètes d'épidémies catarrhales, quand celles des autres épidémies le sont elles-mêmes si peu depuis Hippocrate jusqu'à la renaissance de la médecine en Europe, ou plutôt jusqu'au moment où l'imprimerie eut établi des communications promptes et régulières entre les savants des différents pays? Encore même les épidémies d'Hippocrate n'offrent-elles que le tableau des maladies qu'il avait observées dans telle ou telle ville, et tout au plus dans un territoire très-borné. On sait que, de son temps, les relations de pays à pays étaient peu faciles, que les nouvelles parvenaient difficilement de l'un à l'autre, et que personne n'était assez au fait de ce qui se passait dans les pays même les plus voisins du sien, pour en tracer un tableau général et fidèle. Les épidémies pestilentielles étaient à peu près les seules dont la terreur commune épiât soigneusement la première apparition, fît connaître rapidement au loin les dangers, et suivît avec attention la marche et les progrès. Je ne conclurais donc pas du silence des anciens sur les épidémies catarrhales, qu'elles sont une maladie nouvelle; et comme les causes que leur attribue Thiéry continuent d'agir avec une force toujours croissante, je suis d'autant moins porté à partager son opinion, que, depuis le catarrhe de 1510, qui était accompagné d'une fièvre maligne très-funeste, les épidémies catarrhales subséquentes, jusqu'à celles des années

3, 4 et 5 du siècle dix-neuvième, paraissent avoir diminué progressivement de danger, et dans une sorte de proportion analogue à celle du rapprochement de leurs époques respectives. Il faut pourtant excepter les catarrhes compliqués d'angines gangréneuses; car ceux-là sont toujours graves; et lorsqu'ils deviennent véritablement épidémiques, ils moissonnent un grand nombre de malades, et laissent après eux de longs souvenirs de terreur.

A ce sujet, on peut observer que la gravité et le danger du catarrhe sont toujours relatifs à la nature de la fièvre dont il est compliqué : ainsi, les fièvres catarrhales épidémiques ont dû se conduire de la même manière que les autres épidémies, dont la culture perfectionnée, les progrès de la civilisation, de la police des villes, et les habitudes de propreté, devenues de jour en jour plus générales, ont diminué successivement, et d'une manière si frappante, la violence et les effets.

Mais, pour revenir aux anciens, la preuve que les catarrhes n'étaient pas moins fréquents de leur temps qu'aujourd'hui, c'est qu'ils les ont observés et décrits avec l'attention la plus minutieuse; ils ont même établi entre eux des distinctions qui nous paraissent subtiles; enfin, leurs plans de traitements, tracés avec tant d'art et de soin, annoncent toute l'importance qu'ils attachaient à ce genre de maladie, et l'habitude où ils étaient de l'observer chaque jour.

Pour peu qu'on soit versé dans leur lecture, on n'ignore pas qu'ils se sont particulièrement appliqués à décrire les phénomènes que présentent, et les effets que produisent sur différents organes, les différentes espèces de *pituites*, qui forment, à proprement parler, la matière des catarrhes. Galien, dans son *Traité des lieux affectés*, s'étend avec la complaisance d'un malade guéri sur celle que Proxagoras avait caractérisée par l'épithète de *vitrée*, parce qu'elle offrait l'apparence du verre fondu : il rapporte qu'après l'avoir observée plusieurs fois sur d'autres, il fut attaqué lui-même tout à coup d'une violente douleur intestinale qui simulait la colique néphrétique, et que, par l'effet d'un lavement d'huile de rhue (1), il rendit, avec les efforts les plus douloureux, une masse considérable de cette pituite : il ajoute qu'elle produit toujours au passage un vif sentiment de froid, et que les assistants, s'ils se hâtent d'y porter le doigt à sa sortie, en reçoivent la même impression ; ce qui ne permet pas de douter que sa température ne soit très-inférieure à celle du corps humain. Cette pituite est celle qu'un médecin moderne se félicitait d'avoir retrouvée; quoiqu'en effet le véritable réinventeur fût Diderot, auquel cette découverte avait coûté de longues et cruelles souffrances.

---

(1) Par infusion, sans doute.

Enfin, sans parler des circonstances particulières où les crachats sont salés, acides, sucrés, amers, etc., circonstances que les anciens ont reconnues avec beaucoup de sagacité, et décrites avec beaucoup d'exactitude; ils avaient remarqué le caractère contagieux de certains catarrhes (1); et cela seul doit porter à penser que les catarrhes épidémiques n'étaient pas rares de leur temps. Car, quoique les maladies épidémiques qui tiennent à des causes extérieures et générales ne soient pas la même chose que les maladies contagieuses qui peuvent quelquefois être produites par les miasmes émanés d'un seul individu, il est sûr que les médecins les ont confondues très-long-temps; et cette même confusion se trouve encore dans les écrits de quelques auteurs modernes, observateurs, du reste, exacts et attentifs.

On croit assez généralement aujourd'hui que tous les catarrhes sont causés par la répercussion subite de la transpiration, ou par l'action lente de l'humidité, qui dérange cette excrétion nécessaire, en affaiblissant l'action organique de la

---

(1) Ils connaissaient le catarrhe adynamique et gangréneux, qui est très-commun dans ce moment; leur Esculape en était mort avant d'être divinisé : c'est du moins ce qu'on peut raisonnablement conclure du passage de Suidas. Être frappé de la foudre et l'être de la gangrène ont été plusieurs fois exprimés par le même mot. Au reste, peut-être, Esculape n'a-t-il jamais réellement existé; mais la maladie dont on dit qu'il mourut était assurément connue, surtout des médecins.

peau. Il n'y a pas de doute que la transpiration *répercutée* ne produise plusieurs désordres graves dans l'économie animale : il est également vrai que les rhumes et les fièvres catarrhales se déclarent souvent à la suite d'un passage brusque du chaud au froid, surtout quand l'atmosphère froide se trouve en même temps chargée de vapeurs humides. Il est enfin constant, d'après l'expérience de tous les siècles, que l'humidité, surtout l'humidité jointe au froid, et plus encore celle des pays ou des temps chauds, en dégradant toutes les fonctions digestives et assimilatrices, influent d'une manière directe sur la production des affections catarrhales, aussi-bien que de plusieurs autres maladies qu'on ne regarde point comme du même genre. Mais cette cause n'est pas la seule à beaucoup près : les hémorrhoïdes irrégulières, différentes éruptions, les rhumatismes chroniques, etc., peuvent être remplacés par des flux muqueux, et même par des catarrhes de la poitrine ou du cerveau : certaines habitudes de faiblesse et de mobilité du système nerveux se trouvent souvent accompagnées d'une disposition catarrhale, qu'elles entretiennent, et qui, de son côté, contribue à rendre leur guérison plus difficile : enfin, presque toutes les circonstances énervantes rendent les hommes, même les plus vigoureux, plus sujets à toute espèce de rhumes; et chez les individus plus faibles, elles les produisent quelquefois immédiatement.

Ainsi, j'ai connu et traité une femme âgée de quarante ans, chez laquelle une petite dartre répercutée avait produit de violents et fréquents accès de fonte catarrhale. Ces accès commençaient par un gonflement subit de la membrane du nez et de l'arrière-bouche, et par des picotements aigus aux points lacrymaux : bientôt après, il s'établissait par le nez un écoulement d'une humeur limpide presque corrosive, et par les yeux de larmes brûlantes qui laissaient sur les joues, en les sillonnant, des gerçures d'un rouge vif. Elle fut guérie par l'usage des sucs d'herbes, des savonneux et des eaux de Vichy : ces moyens firent disparaître complètement une obstruction du foie qu'on avait négligée, et que je regardai comme la cause primitive de la dartre et de l'affection catarrhale, produite par sa rétrocession.

J'ai soigné également une autre femme, agée de cinquante-cinq ans, qui se trouvait dans des circonstances très-analogues. Une dartre, qu'elle avait gardée assez long-temps sur la joue droite, disparut un jour, d'elle-même. Elle fut aussitôt remplacée par un vif sentiment de froid dans toute la mâchoire supérieure du même côté; et bientôt il s'y établit, dans l'intérieur de la première grande molaire, qui était cariée, un écoulement d'une eau claire et glaciale (1), que la

---

(1) J'ai sous les yeux, dans le moment même où j'écris ceci, un autre exemple de cet écoulement d'eaux glacées, qui

malade rejetait par gorgées de moment en moment. Cette excrétion, toujours précédée du même sentiment de froid, revenait presque tous les matins, et durait une demi-heure ou trois quarts d'heure. La malade fut guérie par un vésicatoire que je lui fis appliquer d'abord derrière l'oreille, et ensuite au bras, et par l'usage prolongé des sucs d'herbes appelées dépurantes. Mais au bout de dix-huit mois ou deux ans, elle eut l'imprudence de supprimer son vésicatoire, que je lui proposais de changer en cautère. Bientôt après, elle commença à ressentir dans le bas-ventre une douleur sourde, ou plutôt un poids incommode. C'était un squirrhe de l'ovaire droit, qui, ayant acquis rapidement un volume considérable, dégénéra avec la même vitesse, et fit périr la malade dans les plus affreuses douleurs.

Un homme de cinquante ans venait d'éprouver un long et douloureux accès de rhumatisme goutteux. Après avoir gardé le lit ou sa chambre pendant plusieurs mois de l'hiver, il s'était rétabli lentement et péniblement au retour de la belle saison; enfin, ses douleurs rhumatismales, après avoir attaqué successivement différentes parties, se terminèrent par un rhume de cerveau,

---

distillent de la mâchoire dans l'intérieur de la bouche. Ces cas ne sont pas rares; ils doivent être connus de tous les praticiens.

qui a duré près de deux ans, et à la suite duquel le rhumatisme paraît entièrement guéri.

Un homme de mes amis, d'un tempérament bilieux, avait été souvent incommodé d'une disposition hémorrhoïdale sans caractère distinct, et surtout sans accès critiques : il avait presque habituellement, comme il arrive souvent alors, de petites dartres assez vives, mais cependant fugaces; et sa constitution, originairement vigoureuse, avait été affaiblie par une fièvre du genre des *ataxiques* ou des *typhus*. A la suite de longs travaux et de vives agitations morales, il fut attaqué presque subitement d'un rhumatisme aigu, accompagné des douleurs les plus cruelles, qui ne laissaient libre aucune partie extérieure. Cette maladie ne se termina point par une résolution complète : il y eut une métastase qui se dirigea vers le système urinaire; et depuis cette époque il s'est établi un catarrhe chronique de la vessie, plus ou moins abondant, suivant le régime observé et l'état de l'atmosphère, mais qui diminue d'une manière remarquable au retour d'un flux hémorrhoïdal muqueux qui reparaît de temps en temps.

Je pourrais citer beaucoup de faits analogues; mais ceux-là me semblent suffisants pour prouver que les catarrhes ne dépendent pas toujours de la même cause, et qu'outre celle qu'on regarde comme la seule, plusieurs circonstances peuvent influer sur leur production, et même la déterminer immédiatement.

Peut-être les anciens étaient-ils moins loin de la vérité, quand ils faisaient dépendre les dispositions catarrhales d'une faiblesse particulière des facultés digestives et assimilatrices, ou d'un défaut de *coction*. *La pituite*, dit Galien, *est humide et froide; c'est l'aliment à moitié cuit.* Il ajoute, qu'il ne faut point se hâter d'en débarrasser le corps par des évacuants, mais plutôt l'y tenir, pour achever de le cuire par l'usage des stimulants et des échauffants appropriés. Hippocrate regardait ce qu'il appelle *la pituite blanche*, comme la matière d'une espèce de cachexie, due à la seule débilité des fonctions : c'est pour cela qu'il la désignait par le nom de *leucophlegmatie,* qu'elle a conservé jusqu'à ces derniers temps. *Elle commence*, dit-il, *par le gonflement pâteux de tout le corps; et si on ne la guérit de bonne heure, elle dégénère promptement en hydropisie.* Dans un autre endroit, il observe que les enrouements des vieillards, les pesanteurs de tête et les évacuations catarrhales auxquelles ils sont très-sujets, admettent rarement une complète et véritable coction; car les remèdes convenables dans ces maladies n'agissent sur eux que très-imparfaitement; et la matière pituiteuse se régénère en plus grande quantité qu'elle ne peut être cuite et assimilée aux humeurs vivantes. Les passages où il revient sur le même sujet, et toujours dans le même esprit, sont très-nombreux, comme ne peuvent l'ignorer ceux qui se sont donné la peine de lire avec quelque attention les ouvrages de ce grand homme : ils le sont même trop pour qu'il fût convenable de les rassembler dans ce moment.

Chez les modernes, Gédéon Harvée, qui a fait un ouvrage curieux sur *les fraudes des médecins*, et un autre plus instructif sur *l'utilité de la méthode expectante en médecine*, remarque avec raison, qu'un grand nombre de fièvres catarrhales, bien loin d'exiger un grand appareil de remèdes, ne demandent que le repos, la douce chaleur du lit, et un régime sévère; et qu'elles se terminent d'elles-mêmes par une évacuation plus ou moins abondante, mais presque toujours vraiment critique, de la poitrine, du fond de la gorge, ou seulement du nez. Il nie surtout que l'impression du froid ou de l'humidité soit la seule cause de ces fièvres. Hoffmann a décrit une fièvre catarrhale bénigne, dont la solution se faisait par une diarrhée critique et par des urines laiteuses, qui déposaient un sédiment rougeâtre. Il observe aussi qu'il y a des personnes, d'ailleurs bien portantes, qui sont attaquées deux ou trois fois par an d'une fièvre catarrhale dépuratoire, par laquelle la nature renouvelle en quelque sorte leur santé.

D'après l'idée que tous les catarrhes sont dus à des répercussions subites de la sueur ou de la transpiration, la plupart des médecins modernes les ont regardés comme des maladies inflammatoires, ainsi que les rhumatismes, qu'ils rangent dans la même classe, en se fondant sur les mêmes motifs. Cette opinion me paraît devoir être également restreinte dans les deux cas. Assurément il y a des rhumatismes, surtout parmi les aigus, qui présentent des signes inflammatoires évidents, surtout au moment de leur invasion; sans doute aussi quelques rhumes, surtout parmi ceux de poitrine, doivent être, à leur début, traités par la méthode qu'on appelle antiphlogistique ou rafraîchissante : mais il n'y a pas de temps et de pays où les hommes soient plus exposés aux rhumes, que les temps et les pays humides, et point encore où l'emploi de cette méthode soit ordinairement aussi pernicieux.

Ce que je dis ici des rhumatismes et des rhumes n'est pas moins vrai des catarrhes de la vessie et de ceux des intestins. C'est d'après les effets du traitement, et non d'après des théories anatomiques, si souvent illusoires, qu'il faut juger de leur caractère. La méthode inverse, qui consiste à calquer les traitements sur certaines apparences qu'offrent les organes après la mort (apparences qui peuvent dépendre de causes si variées), a toujours été, depuis qu'on veut fonder exclusivement la pratique sur les dissections, la source de beaucoup de fautes et de malheurs. Bordeu s'était déjà plaint et même moqué de cette habitude où sont quelques hommes de l'art, de voir des inflammations partout où se présentent sur le cadavre des injections sanguines et des rougeurs. Antoine Petit, l'un des plus grands praticiens de l'école de Paris, et qu'on ne peut pas soupçonner d'avoir méconnu la réelle et véritable importance de l'anatomie, s'en est expliqué non moins librement. Il est sûr que les injections sanguines qu'on trouve souvent après la mort, à la surface, ou dans l'intérieur de différents organes, sont loin de prouver toujours une inflammation préalable; souvent elles sont plutôt un symptôme de faiblesse et d'inertie, que d'accroissement maladif de ton et d'action; et lors même qu'elles sont la suite d'une irritation notable de la partie, il ne s'ensuit pas toujours, à beaucoup près, que cette irritation ait été vraiment inflammatoire, et que le système dit antiphlogistique ait dû faire la base du traitement.

Je ne me propose point d'entrer ici dans le détail des considérations, beaucoup plus étendues qu'on ne le pense d'ordinaire, auxquelles donne lieu l'étude attentive des différents catarrhes dont la vessie peut être affectée, et de ceux bien plus variés encore qui vicient les fonctions des intestins. Je crois pourtant devoir observer en passant, que dans le catarrhe de la vessie, sur lequel nous n'avons encore que des vues incomplètes de curation, on doit presque toujours, même lorsque les adoucissants sont clairement indiqués, leur associer les toniques doux; et que le seul moyen qui, dans ce cas, ait produit des effets réellement efficaces, est l'emploi d'un dérivatif, qui passe avec fondement pour imprimer à cet organe un mouvement particulier et très-vif d'irritation, surtout lorsqu'il agit sur lui d'aussi près : car c'est par l'application d'un large vésicatoire à l'intérieur des cuisses, que mon célèbre ami, M. Boyer, dont l'exactitude et la scrupuleuse véracité sont si connues, a guéri chez un homme avancé en âge cette maladie caractérisée par tous ses phénomènes et confirmée par le temps. J'observe aussi que la dyssenterie, qui comprend sous sa dénomination générique les principales variétés des catarrhes intestinaux, cède souvent, tout à coup et comme par enchantement, à des remèdes tirés de la classe des vomitifs ou des purgatifs héroïques, et de celle des toniques, et même des stimulants le plus généralement reconnus pour tels, quoique d'ailleurs je n'ignore point qu'elle peut, dans certaines circonstances, exiger un traitement tout contraire, même lorsque la douleur est peu vive, et que la nature de l'irritation semble chercher à se rendre méconnaissable aux regards du praticien.

Quant aux fièvres catarrhales, j'ai déjà dit que leur plus ou moins de danger dépend de la nature de la fièvre. C'est principalement vers elle que l'attention doit se diriger ; et, dans le traitement, il s'agit bien moins de combattre le catarrhe, que d'aller au-devant de tous les phénomènes périlleux propres à la maladie avec laquelle il se trouve compliqué. Les soins particuliers qu'il exige sont d'ailleurs si simples en eux-mêmes, que pour en prévoir et tracer toutes les indications, il suffit d'avoir bien saisi l'esprit de celles qui se présentent dans tout rhume un peu sérieux.

Je reviens donc aux rhumes proprement dits, dont je m'occupe ici plus spécialement.

Quelques rhumes graves sont annoncés d'avance par des alternatives vives et continuelles de frissons courant le long de l'épine du dos, et de chaleur générale sèche et brûlante; un plus grand nombre, par de légères lassitudes, la pesanteur de tête, et une impression habituelle de froid; presque tous, par la pesanteur de tête, la crispation de la peau, une plus grande sensibilité au froid, particulièrement au froid humide, un sentiment d'embarras et de gonflement, soit du nez et de l'arrière-bouche, avec éternuements fréquents; soit des bronches et de tout le poumon, avec toux vive et sèche. Quelquefois le rhume s'annonce ou commence par une légère douleur de gorge, ou par l'écoulement d'une humeur âcre et tenue qui distille du voile du palais, de la luette, et de toutes les parties supérieures de l'arrière-bouche. Dans ce dernier cas, la toux se manifeste sur-le-champ avec une impression d'âcreté qui se répand dans la poitrine, le long des divisions bronchiales, et l'enchiffrènement ne tarde pas à s'établir. Dans le premier, l'enchifrènement et l'embarras de la poitrine peuvent tarder quelque temps à paraître, et laisser croire que le malade n'a qu'un simple et léger mal de gorge : mais ils paraissent enfin, soit ensemble, soit successivement ; et la durée du rhume semble presque toujours proportionnelle à l'intervalle de temps qui sépare l'établissement complet, et en quelque sorte coordonné, de ses divers symptômes. Il n'est pas rare de le voir commencer par un vif picotement dans les sinus frontaux, dans le nez, ou dans quelque point particulier de la poitrine : mais quelle que soit la manière dont il débute, l'observateur attentif ne tarde pas à remarquer un certain éclat humide des yeux, même lorsque le reste du visage est abattu ; et, si la poitrine est fortement prise, la rougeur circonscrite des joues ; deux signes qui, pour l'ordinaire, accompagnent et caractérisent les dispositions et les affections consomptives de cet organe.

L'enchifrènement est suivi d'une abondante *distillation*, pour parler comme les anciens, d'une humeur limpide, tenue, et souvent fort âcre. L'engorgement du voile du palais, du fond de la bouche, du larynx et des bronches, détermine également des crachats écumeux et liquides, mais plus filants que l'humeur qui coule du nez, et que fournit la membrane dite pituitaire. Plus la matière de ces excrétions est abondante et tenue, plus elle est âcre et corrosive : elle l'est quelquefois au point d'excorier non-seulement la membrane muqueuse qui la verse, mais aussi la peau des lèvres ; comme les larmes, dans certains cas, entament en les sillonnant les paupières inférieures et la peau des joues. Son abondance et son degré d'âcreté dépendent de la nature et du degré de l'irritation ; ils en sont l'exacte mesure. Il paraît même que cette propriété corrosive des humeurs sécrétées par les membranes muqueuses peut tenir uniquement à l'action de ces dernières, vicieusement augmentée, ou à leur irritation, puisqu'on la produit, pour ainsi dire, à volonté, par l'application des irritants artificiels. La matière des crachats, presque toujours plus muqueuse et moins tenue, est aussi, pour l'ordinaire, moins âcre et moins caustique ; il n'est pourtant pas extrêmement rare de voir la langue, le palais et le fond de la gorge excoriés, ou couverts d'aphtes, par l'impression qu'elle fait en suintant, ou lors de son passage ; on a même vu les crachats entraîner des lambeaux (1) de la membrane intérieure des bronches ; et l'inspection anatomique a plus d'une fois offert dans leurs divisions, et à l'entrée du larynx, ou sur l'épiglote, des délabrements notables, qu'on a rapportés avec fondement à la même cause. Quant aux aphtes, qui paraissent être des pustules de la

---

(1) Ces lambeaux me paraissent avoir, en général, le caractère aphteux.

membrane muqueuse, ou des dégénérations de son tissu, ils sont si communs dans les rhumes, qu'il n'est pas de médecin qui n'ait eu cent fois l'occasion de les observer et d'en suivre le cours.

Toutes les maladies aiguës, qui ne sont pas directement mortelles, présentent dans leur cours trois périodes bien distincts : celui d'irritation, celui de coction, et celui de crise. Les rhumes simples, qui ne deviennent mortels que par leur complication avec des fièvres dangereuses, ou par leur changement en certaines maladies fatales, comme la phthisie, l'hydropisie, l'œdème du poumon; les rhumes simples, dis-je, suivent la même marche, se divisent également en trois temps bien caractérisés, et se terminent par une crise, avec ou sans évacuation sensible, qui rétablit et quelquefois améliore l'ordre antérieur des fonctions. La durée totale des rhumes, et la durée respective de leurs différents temps, ne sont point toujours les mêmes, à beaucoup près. Quelques rhumes sont si légers que la chaleur du lit peut, du soir au matin, les faire passer à l'état de coction; et qu'au bout de deux ou trois jours, le malade n'y pense déjà plus. D'autres fois, au contraire, les temps d'irritation et de coction se prolongent; et la maladie, sans passer même à l'état de catarrhe chronique, n'est pas encore terminée au bout de plusieurs mois. Il arrive aussi qu'à une courte période d'irritation, succède une coction très-lente, et des évacuations du nez, de la gorge ou de la poitrine, qui tantôt semblent ne pouvoir trouver de fin, et tantôt paraissent répondre bien mieux à la rapidité du premier temps, qu'à la marche tardive du second. Enfin, une longue irritation n'annonce point infailliblement une coction pénible, des crises incertaines, ou des évacuations prolongées : et l'observation nous montre, quelquefois, que le retour à la santé peut alors avoir lieu sans coction, comme sans évacuation sensible.

Ces diverses circonstances, qui tiennent à celles de la maladie, c'est-à-dire aux causes qui l'ont déterminée, à la constitution de l'air, à la nature de l'épidémie régnante, aux habitudes et à la disposition des individus, méritent d'être soigneusement pesées; car il ne faut pas, dans tous les temps et chez tous les malades, traiter les rhumes de la même manière, même quand ils présenteraient ces faux caractères d'uniformité qui, dans tous les genres, trompent si souvent les observateurs superficiels. Il est d'autant plus nécessaire d'y donner une sérieuse attention, que les règles de conduite qui en résultent sont également applicables à beaucoup d'autres maladies aiguës et chroniques, dont le cours ne peut être bien saisi, et dont les conversions en d'autres maladies ne sauraient être prévues d'avance, ou même simplement remarquées à propos, si l'on ne s'est fait un fidèle tableau des rapports que peuvent avoir entre elles les diverses périodes de la maladie primitive, et des lois suivant lesquelles se font les passages d'un état du corps à un autre état plus ou moins différent.

Dans les rhumes, qui font l'objet particulier de cet écrit, le temps d'irritation se marque par la ténuité et l'âcreté des humeurs qui suintent de la membrane muqueuse : à mesure que l'irritation diminue, les crachats et les mucosités du nez s'épaississent. Lorsqu'ils ont atteint ce degré de consistance qui demande un certain effort pour leur excrétion, on peut regarder la coction comme achevée ; et le rhume se termine alors quelquefois par une diarrhée légère, par un flux d'urines chargées d'un sédiment tantôt blanchâtre et furfuracé, tantôt présentant l'aspect d'un nuage muqueux, d'où tombe, au fond du vase, comme une poussière briquetée ; mais plus souvent la terminaison s'opère par l'évacuation de crachats tenaces, et de mucosités du nez et des sinus, plus tenaces encore, et qui ne sortent que difficilement. A cette époque, les éternuements, qui étaient devenus rares du moment où la coction avait commencé, n'existent déjà plus ; la toux, qui d'abord avait été vive et sèche, est molle et grasse ; quelque direction que prenne la crise, la peau reprend sa souplesse ; et une véritable sueur, ou une transpiration plus abondante, annonce que l'ordre de ses fonctions est rétabli.

On sait que dans les premiers temps des maladies aiguës de poitrine, désignées par le nom de *pleurésie* et de *péripneumonie*, les crachats rayés de filets sanglants sont de bon augure, et qu'au moment qu'ils deviennent *rouillés* (c'est-à-dire ressemblants par leur couleur à de la rouille de fer), et qu'ils sont facilement expectorés au milieu d'une moiteur halitueuse, ils annoncent la coction, la crise et une prompte guérison. Ces crachats rouillés se montrent quelquefois dans les gros rhumes, surtout lorsqu'au début ils ont été sanglants : mais, pour l'ordinaire, ils sont simplement jaunâtres, ainsi que les mucosités du nez; et leur évacuation, pourvu qu'elle ne soit pas trop difficile, n'en termine pas moins avantageusement la crise. Ceux qui sont blanchâtres indiquent une coction pénible et lente ; ceux qui ressemblent à du lait caillé dont les grumeaux seraient liés entre eux par une mucosité tenace, ne laissent aucun doute sur la prolongation du mouvement critique ; et ils annoncent l'incertitude ou la faiblesse de son impulsion. On en voit un exemple frappant dans les coqueluches, où l'état convulsif trouble toutes les opérations de la nature, et retarde presque indéfiniment la terminaison de la maladie. Tout le monde sait que les crachats y présentent ce dernier aspect ; et les observateurs attentifs doivent avoir reconnu qu'ils sont d'une blancheur d'autant plus remarquable que l'état convulsif est plus violent.

Dans les catarrhes invétérés, l'expectoration, après avoir été long-temps blanchâtre, devient quelquefois plus foncée, prend un aspect comme sanglant, et présente une multitude de points briquetés répandus sur une mucosité tenace, mais sans aucune apparence de coction. Quelques médecins croient voir dans ces crachats des signes d'inflammation lente et secrète du poumon : mais cet organe est alors dans un état de fonte particulière, auquel il faut opposer de bonne heure un sage traitement. Le régime antiphlogistique, et surtout les évacuations de sang, y précipitent la fin des malades, qui périssent œdématiés.

Quand on a l'habitude de voir et de traiter des phthisiques, on ne peut guère se tromper ni sur le caractère ni sur l'odeur de leurs crachats : l'odeur des sueurs est surtout remarquable dans les phthisies essentielles, qu'elle sert particulièrement à distinguer de celles qui ne sont que le symptôme ou la suite de certaines affections stomacales, ou des obstructions du foie, du mésentère, etc. Dans les rhumes forts et prolongés, il survient souvent des crachats et des sueurs qui peuvent être ou n'être pas l'annonce d'une phthisie menaçante, mais dont le caractère est plus difficile à reconnaître : car, quoique leur odeur soit peu marquée d'abord, ils peuvent être le premier indice d'un danger imminent; et quelquefois, quoique très-suspects, ils sont uniquement le résultat de la longue durée du catarrhe et de l'affaiblissement des fonctions de l'estomac et de celles du poumon. Dans plusieurs circonstances, le tact le plus exercé suffit à peine pour garantir le médecin des plus graves erreurs.

Dans toutes les maladies de poitrine, la nature et la marche des sueurs méritent la plus sérieuse attention : les sueurs colliquatives intermittentes ont plus d'une fois, à leurs premiers accès, été prises pour une évacuation critique ; d'autres fois aussi l'on a regardé comme énervantes et dangereuses, celles qui terminent chez les personnes faibles les rhumes longs et mal traités. En général, les sueurs nocturnes doivent être suspectes ; cependant, si le pouls conserve pendant leur durée une plénitude suffisante, avec la mollesse et l'ondulation soutenue qui caractérisent ces mêmes sueurs, quand elles sont favorables ; et, ce qui est bien plus décisif encore, si les forces se trouvent relevées par l'effet même de cette évacuation, on peut hardiment les déclarer critiques et salutaires. Le bien-être que le malade en éprouve ne suffirait pas pour cela : dans les maladies consomptives, il les abuse d'une manière si étrange, qu'on a vu des médecins, habitués à calculer sur d'autres les résultats certains des phénomènes funestes, se laisser séduire pour eux-mêmes par ce bien-être trompeur dont les sueurs des fièvres lentes sont assez fréquemment accompagnées. Il est de la dernière importance d'apprendre à bien reconnaître les cas où l'on doit les seconder, et ceux où l'on doit les réprimer par l'emploi des moyens connus, en s'occupant essentiellement des forces du malade, qu'il s'agit alors de relever, mais en évitant avec soin toute nouvelle excitation.

La nature des crachats est peut-être plus importante encore à bien déterminer; et leurs apparences sensibles exigent, pour être appréciées avec justesse, l'examen le plus attentif et le plus réfléchi. Ce n'est pas seulement dans le passage du caractère purement catarrhal au caractère consomptif que leur signification, comme symptôme et base de diagnostic, est difficilement évaluée avec un degré suffisant de certitude; dans beaucoup de cas il se présente des difficultés qu'un tact sûr et l'habitude apprennent à résoudre, mais qui ne permettent jamais d'y regarder superficiellement. Les praticiens savent combien l'apparence des crachats est trompeuse; leur consistance et leur couleur ne signifient dans le fait presque rien : Bennet a donné leur fétidité, surtout quand on les fait brûler sur une pelle chaude ou sur des charbons ardents, comme un signe infaillible; et cependant il n'est pas rare de voir des malades qui, pendant dix, quinze et vingt ans, rejettent des crachats d'une insupportable puanteur. La propriété de tomber, en tout ou en partie, au fond de l'eau, ne les caractérise pas avec plus de sûreté; je connais un homme qui, depuis dix ou douze ans, rejette en assez grande abondance des crachats qui vont au fond de l'eau.

J'ai cru pendant quelques années que les espèces de grains jaunâtres dont ils sont fréquemment parsemés étaient un symptôme décisif; je l'ai trouvé encore, quoique plus rarement, en défaut. Il paraît que d'habiles praticiens ont confondu quelquefois ces granulations sans consistance, avec les petits tubercules ronds que, dans un genre particulier de phthisie, on remarque souvent au milieu des crachats.

Ici, je crois devoir exprimer sans détour mon sentiment sur une opinion généralement reçue dans le public, et qui paraît même ne laisser presque aucun doute parmi les praticiens : je veux parler du caractère purulent qu'on attribue à l'expectoration dans toute phthisie confirmée. Je suis loin de partager cette opinion : on dit tous les jours, je le sais, qu'il n'y a pas encore ou qu'il y a du pus dans les crachats de tel ou tel malade; et le pronostic est déterminé par le jugement qu'on adopte sur cette circonstance particulière. Pour moi, je l'avoue, il m'a presque toujours été bien difficile de reconnaître un véritable pus dans les crachats des phthisiques; j'oserais même à peine affirmer que j'y en aie vu quelquefois; quoique assurément j'aie traité un grand nombre de ces malades, et à toutes les époques de la maladie, et que j'aie été consulté par un plus grand nombre encore, qu'on en croyait ou qui en étaient réellement attaqués, ou enfin qui menaçaient de l'être dans un temps plus ou moins éloigné. Les vomiques renferment du pus véritable : celui qui prépare les cicatrices des blessures pénétrantes de la poitrine, et celui des empyèmes précédés d'inflammation, offrent des caractères qui ne sont pas équivoques; mais il n'en est pas de même du pus qu'on s'imagine, depuis Hippocrate, voir dans les crachats de tous les phthisiques, et qu'on suppose toujours formé par la suppuration inflammatoire des bronches et du poumon.

Bennet avait déjà observé, que dans les cadavres des phthisiques, on ne trouvait souvent aucune trace d'ulcération, ni même d'érosion; que la substance du poumon était détruite, et tous les rameaux des bronches affaissés et repliés les uns sur les autres, sans que leur membrane parût entamée. Dehaën, qui, depuis, a plusieurs fois eu l'occasion de faire la même remarque, en a conclu que dans certains cas la suppuration peut avoir lieu dans la substance du poumon, sans communication avec les voies aériennes, et le pus être résorbé par les vaisseaux sanguins, dans lesquels, suivant son opinion, il roule avec les autres humeurs, dont il altère la masse comme un ferment putride. Les évacuations puriformes que la nature opère quelquefois d'elle-même dans les suppurations dorsales ou sciatiques, et la bouffisure, en apparence purulente, qu'on observe chez beaucoup de phthisiques, lui faisaient juger que la chose devait en effet se passer ainsi; mais cette théorie (1) ne me paraît pas admissible dans l'état actuel de nos lumières; elle est d'ailleurs inutile à l'explication d'un phénomène que la prévention a pu seule empêcher de reconnaître et d'observer bien plus souvent.

Quoique je ne doive énoncer qu'avec beaucoup de réserve une opinion qui contrarie, au moins en quelques points, celle de tant d'hommes éclairés, j'ose néanmoins, d'après les observations les plus nombreuses et les plus attentives, avancer qu'il n'y a que très-rarement du pus véritable dans les crachats des phthisiques, et que la matière qui les compose est dans le commencement la matière nutritive, pure ou mêlée avec d'autres humeurs qui l'altèrent; et, dans les derniers temps, cette même matière mêlée avec la substance du poumon, que la maladie met dans un état de fonte (2) particulière (*sui generis*) : et j'ajoute que cette fonte ou consomption de l'organe respiratoire, présente différents aspects et différentes indications au médecin, suivant la

---

(1) Je ne nie pas que des résorptions purulentes puissent avoir lieu; mais la manière dont elles s'opèrent est encore trop mal connue; et, d'ailleurs, elles n'ont aucun rapport avec les altérations des différentes humeurs produites par la consomption du poumon, et avec les sédiments puriformes que les urines déposent quelquefois alors.

(2) Il en est de la fonte du poumon comme de celle du foie : les crachats des phthisiques ne sont pas plus du pus véritable que la matière du flux hépatique.

nature de la cause qui l'a déterminée, et suivant le caractère de toutes les circonstances qui peuvent influer sur sa marche et précipiter ou retarder son cours. Assurément la matière de l'expectoration n'a point toujours le même aspect et les mêmes qualités; les crachats de la phthisie catarrhale ne ressemblent point à ceux de l'hépatique, ni ceux de la mésentérique à ceux de la scorbutique (1); mais dans certains cas, dont l'œil ne distingue point tout seul la différence, il est facile de reconnaître que celle des causes et des circonstances leur fait annoncer des degrés de danger, et demander des secours très-différents.

Mon intention n'est point de traiter ici des maladies consomptives du poumon : elles exigeraient elles seules un ouvrage bien plus étendu que ne doit l'être ce mémoire; et, quoiqu'elles aient été l'objet unique ou principal d'un grand nombre de recherches et d'observations, je ne craindrai pas de dire que, malgré les travaux des hommes les plus éminents qui s'en sont occupés, elles n'ont peut-être encore été considérées que

---

(1) Je pourrais parler aussi des crachats rares, propres à la phthisie nerveuse, et les opposer à l'abondance extrême de ceux qui caractérisent la phthisie aiguë, dont Piquer a, je crois, fait mention le premier; maladie peu commune, mais qui l'était devenue en Angleterre, il y a vingt-cinq ou trente ans, et qui, depuis la fin du siècle, paraît aussi vouloir s'établir parmi nous.

sous une partie des points de vue nombreux qu'elles présentent à l'observateur. Mais, quoique je ne veuille entamer dans ce moment aucune discussion à leur sujet, l'idée que toute consomption pulmonaire est caractérisée par une suppuration, produit d'un véritable état inflammatoire, n'a pas seulement empêché de remonter aux différentes causes dont cette maladie peut être le résultat, et de la distinguer en ses différentes espèces, dont chacune exige un traitement particulier; elle a de plus en même temps influé sur la manière de considérer presque toutes les affections de la poitrine, notamment celles dont la phthisie est souvent la suite et le dernier terme; et elle les a ramenées à un système de traitement insignifiant et sans effet dans le plus grand nombre de cas, et décidément pernicieux dans quelques-uns.

Les vues de théorie et de pratique le plus généralement adoptées sur les affections catarrhales s'en sont particulièrement ressenties; c'est pour cela que, sans vouloir appuyer ici mon opinion de toutes les raisons qui la motivent, j'ai cru devoir l'énoncer librement, ne dût-elle avoir d'autre utilité que de déterminer les praticiens à faire des recherches plus approfondies sur ce sujet. J'ajoute seulement que de véritables états inflammatoires, distingués par leurs causes, le caractère de leur marche, le degré de leur intensité, peuvent occasioner et occasionent en effet assez souvent un genre particulier de phthisie, et que, dans les derniers temps de toute consomption pulmonaire, quels qu'aient été d'ailleurs sa cause et son caractère primitif, presque toute excitation y devenant nuisible, les remèdes les mieux appropriés d'abord peuvent, à cette époque, en précipiter la fatale terminaison; car malheureusement, pour traiter cette maladie avec un succès complet, il faut s'y prendre de bonne heure : à mesure qu'elle fait des progrès, les symptômes se compliquent, les contre-indications se multiplient; et, quoiqu'il ne faille jamais employer des remèdes contraires à son génie primitif, la manière d'appliquer les seuls efficaces devient de plus en plus difficile, et la chance du succès de plus en plus incertaine. En un mot (et cela paraît presque également vrai dans toutes les variétés de cette maladie redoutable), il vaut mieux s'occuper du soin de la prévenir, que se repaître de l'espérance, trop souvent vaine, de la guérir.

Qu'on me permette cependant encore quelques observations sur la nature des crachats, ou plutôt sur l'apparence qu'ils offrent dans plusieurs maladies qui tendent plus ou moins rapidement à la consomption pulmonaire, et notamment dans les affections catarrhales, dont tout le monde convient qu'elle est fréquemment le résultat définitif.

Hippocrate range parmi les crachats suspects

ceux qu'il appelle *grandineux*, ou semblables à *des grains de grêle*. Suivant ce grand observateur, ils annoncent la phthisie, et ils ont une tendance très-marquée à devenir purulents. Ces crachats, formés d'une humeur transparente qui se coagule, indiquent du moins un état d'irritation ou d'action augmentée dans les glandes de la trachée et des bronches, où leurs conduits excréteurs la versent alors en plus grande abondance. J'ai retrouvé ces crachats dans les dispositions catarrhales chroniques, et dans le commencement d'une phthisie particulière, qu'on appelle *laryngée*, et qu'Hippocrate paraît avoir lui-même connue de son temps; mais je me suis assuré qu'ils n'annoncent pas toujours la consomption pulmonaire, ou que du moins ils n'en sont qu'une menace éloignée, quoiqu'ils méritent toujours de l'attention, et que, joints à d'autres symptômes équivoques, ils en éclairent l'obscurité. J'avais cru d'abord qu'ils venaient exclusivement des glandes trachéales, et qu'ils n'étaient autre chose que l'humeur bleuâtre dont leurs canaux paraissent habituellement remplis; mais j'ai reconnu qu'ils viennent souvent des dernières ramifications des bronches, d'où la toux les arrache avec effort. Ils ne sont ordinairement que de la grosseur d'un pois, mais quelquefois ils ont le volume d'une noisette. Les plus petits affectent différentes formes, et présentent des pointes anguleuses : les plus gros sont globuleux; ils ont quelquefois une queue ressemblante à celle d'une balle de pistolet qui sort de son moule ; ils ont la consistance de l'humeur vitrée de l'œil, et sont transparents comme le cristal.

Le même Hippocrate parle de crachats douceâtres, amers, salés ; et il regarde ceux qui donnent l'une de ces impressions au malade, comme les avant-coureurs du crachement de pus et de la consomption. Toutes ces variétés se présentent journellement dans la pratique de la médecine ; et l'on doit les noter avec d'autant plus de soin, que chacune nous met sur la voie de mieux reconnaître la cause de la maladie, et fournit des indications particulières pour le traitement.

Il est difficile de ne pas croire que les crachats sucrés sont la matière nutritive elle-même, que les poumons affaiblis, incapables d'agir d'une manière convenable sur le sang, laissent transuder dans les voies aériennes. Ce qu'il y a de certain, c'est qu'ils sont accompagnés d'un amaigrissement rapide, bientôt suivis d'autres crachats, symptômes de la consomption pulmonaire ; et que les remèdes indiqués alors sont ceux qui relèvent doucement le ton des organes, et surtout celui du poumon.

Les crachats amers caractérisent le commencement des affections de poitrine dépendantes de celles du foie. Aucun médecin ne peut ignorer que les maladies de plusieurs viscères du bas-ventre simulent souvent celles de la poitrine, ou portent leurs effets sur le poumon; avant même que l'organe primitivement affecté présente aucun signe manifeste de dérangement dans ses fonctions. Le foie est un de ceux qui font le plus souvent ressentir et partager leur état par les organes thorachiques : mais, quoiqu'il les altère eux-mêmes, à la longue, par l'action contre nature que cette affection sympathique leur imprime, il faut d'abord tourner toutes ses vues vers la source et la véritable cause du mal ; et, lors même que le poumon est déja dans un état de consomption véritable, il est encore indispensable de prendre en grande considération celui du foie, dont elle n'est qu'un résultat secondaire.

Quant aux crachats salés, on les observe dans des circonstances très-différentes, et qui même n'ont point de rapport entre elles ; voilà pourquoi les anciens médecins en parlent si souvent. Leurs premiers disciples, chez les modernes, paraissent s'en être également occupés avec scrupule ; mais peu à peu on a cessé de tenir compte de cette particularité, qui n'a plus été, pour beaucoup d'observateurs, que le fruit de l'attention minutieuse des malades sur eux-mêmes, ou de leur excessive sensibilité ; car les mucosités du nez et de l'arrière-bouche ont toujours en effet, surtout les premières, un degré de salure remarquable ; et, dit-on, il est ridicule de compter parmi les signes de maladie une qualité des humeurs qu'elles ont aussi dans l'état de la plus parfaite santé. Mais ce n'est pas de cette salure naturelle qu'Hippocrate a voulu parler ; il entend celle dont les crachats, tirés de la poitrine par les efforts de la toux, donnent l'impression au malade, ou celle qu'on observe dans les humeurs qui distillent du voile du palais ou de la voûte du fond de la gorge, et qui est assez vive pour y causer des excoriations douloureuses : celle-là peut bien, sans doute, être mise au nombre des dispositions pathologiques, ou des symptômes qui méritent toute l'attention du médecin. Ces crachats salés entraînent quelquefois de petits lambeaux de la membrane interne des bronches; et les humeurs de l'arrière-bouche, qui présentent la même qualité corrosive, causent souvent à l'embouchure du larynx, ou à l'épiglote, de légères ulcérations qui déterminent, à leur tour, lorsqu'elles ne guérissent pas promptement, la phthisie laryngée. Cette circonstance, et les éruptions psoriques et dartreuses répercutées, me paraissent être les causes les plus ordinaires de cette maladie; je crois même avoir observé que la salure extraordinaire des crachats et des humeurs qui distillent dans l'arrière-bouche se rencontre communément avec diverses éruptions mordantes de la peau, et que les excoriations qu'elles causent diffèrent sensiblement des aphtes, et présentent plutôt un aspect dartreux.

Nous avons déja vu que certains malades, menacés de phthisie, rejetaient dans leurs crachats des granulations blanchâtres ou jaunâtres. Ces granulations ont assez peu de consistance ; et quand on les écrase, elles répandent une mauvaise odeur. Quelquefois les grains sont entièrement noirs, et ressemblent à de la graine de moutarde. Plus l'odeur qu'ils exhalent est mauvaise, plus le danger est imminent. Je fus, il y a nombre d'années, consulté pour un malade qui crachait journellement une quantité de ces grains noirs (1) : heureusement ils étaient sans odeur. Il s'est parfaitement rétabli, et il sert maintenant avec distinction dans nos brillantes armées, où l'on sait que les fatigues des officiers, et même des chefs, sont peu différentes de celles des soldats.

Outre ces lambeaux membraneux qu'on trouve quelquefois répandus dans la matière de l'expectoration, on y remarque aussi, quoique plus rarement, de petites masses, tantôt charnues, tantôt sébacées, tantôt semblables à des grumeaux de bouillie, qui indiquent des altérations graves, à différents degrés, dans la substance même du

---

(1) Il ne faut pas confondre ces grains avec les stries d'un bleu foncé qui sont assez souvent, surtout chez les femmes, répandues dans les crachats : ces stries ne sont que des filets de l'humeur que versent les glandes bronchiales. Morgagni a trouvé la même couleur à l'humeur de la prostate.

poumon. Elles m'ont paru toujours accompagnées d'une couleur peu naturelle du visage ; cependant elles n'annoncent pas toujours un pressant danger, à moins qu'elles ne soient parsemées de filets d'un sang vif et vermeil. Il n'en est pas de même des concrétions tophacées qui se forment dans l'intérieur des bronches, ou dans le parenchyme pulmonaire lui-même (1), et dont la salive (2), dans certains cas, dépose immédiatement la matière. Leur présence est toujours dangereuse, et leur sortie est presque toujours suivie de crachements de sang, qui bientôt amènent un genre particulier de consomption. Elles sont le plus souvent de vrais dépôts goutteux, ou le produit d'une disposition des humeurs que les accès de goutte ont pour but de dissiper. Au reste, il ne faut pas confondre ces concrétions avec celles que rejettent fréquemment les ouvriers qui battent ou manient le plâtre ; ni surtout avec ces masses pâteuses dont le centre est formé d'une poussière blanchâtre, et qu'on observe dans les crachats des meûniers, des fariniers et des boulangers : cette dernière poussière est uniquement de la farine que la salive n'a pas suffisamment

---

(1) On a vu aussi des fragments osseux dans les crachats de quelques phthisiques ; mais ce cas est rare.

(2) Ce phénomène a lieu par l'augmentation relative et proportionnelle de la quantité des phosphates contenus dans l'albumine de la salive, et surtout de celui de chaux.

pénétrée, pour ne faire du tout qu'un globule pâteux.

Je ne m'arrêterai pas non plus aux crachements de sang; ils demanderaient des explications et des détails dans lesquels je ne puis entrer ici : je me contenterai d'observer que, suivant leurs causes et leur nature, ils présentent des degrés de danger très-différents, et que chaque genre indique un traitement particulier. On ne peut pas confondre le crachement de sang qui se guérit par les vomitifs, avec celui qui demande d'amples et promptes saignées; ni celui qu'il faut traiter par des toniques, avec celui qui ne cède qu'aux mucilagineux et aux adoucissants : il n'est pas surtout permis de ne point savoir distinguer les crachements de sang venant de la gorge, soit scorbutiques, soit hémorrhoïdaux, de ceux qui ne sont que le résultat inerte et matériel des saignements de nez. Je ne les indique ici que parce qu'on les observe souvent dans les affections catarrhales.

Enfin, comme je n'ai pas même la prétention de suivre ces dernières maladies dans toutes les phases qu'elles peuvent présenter, et dans tous les changements qu'elles peuvent subir, ni surtout de décrire les circonstances des nouvelles maladies dans lesquelles elles peuvent se transformer, passons au traitement des rhumes proprement dits.

Chez les personnes fortes et saines, les rhumes

légers sont ordinairement peu dangereux ; ils se dissipent d'eux-mêmes, si l'estomac n'est pas notablement dérangé. Après une ou deux nuits de moiteur, il se fait une évacuation plus ou moins abondante de mucus des narines et de crachats qui donnent des signes de coction ; et pourvu qu'on ne garde pas trop long-temps la chambre, qu'on fasse un exercice doux à l'air libre, en évitant néanmoins l'impression du froid et de l'humidité, tout rentre dans l'ordre en peu de jours : quelquefois même on se trouve, après cette légère évacuation critique, plus allègre et plus dispos.

Cependant le fréquent retour des plus faibles rhumes n'est pas sans inconvénient, soit parce qu'il indique une disposition catarrhale profonde, soit à cause des habitudes vicieuses qu'il peut imprimer à la constitution. Les rhumes de poitrine les moins dangereux dérangent toujours à quelque degré les fonctions d'un organe important ; ils peuvent même en altérer à la longue la substance, et y laisser le germe de graves maladies. Les rhumes de cerveau, quoique peu menaçants par leurs effets directs, méritent pourtant quelque attention de la part du médecin ; et, pour l'ordinaire, il est utile et convenable de les prévenir, surtout chez les personnes dont les humeurs se portent habituellement vers la tête. En attirant sur la membrane muqueuse du nez, des sinus, et, par suite, de l'arrière-bouche, la matière des éruptions dartreuses, psoriques, etc., ils y produisent souvent une espèce de vésicatoire dont les effets sont incommodes, et peuvent être fort dangereux, en s'étendant de proche en proche jusqu'à l'épiglote et à l'embouchure du larynx. Enfin, quand il y a dans les sujets quelque disposition apoplectique, les rhumes de cerveau, qui souvent embarrassent la tête entière, augmentent la tendance vicieuse de tous les mouvements, qui caractérise cette disposition.

On ne doit jamais négliger les gros rhumes; ils peuvent produire immédiatement, même chez les personnes les plus saines, de très-funestes effets. L'extrême sensibilité aux impressions du froid, qui souvent les annonce d'avance, et qui toujours les accompagne à leur début, indique la concentration des mouvements à l'intérieur, et la suppression, ou du moins le dérangement de la transpiration sensible. La nature semble tracer elle-même le traitement qui convient alors : dans cette première époque, on doit se vêtir et se tenir plus chaudement, et par une petite quantité de boissons tièdes, on tâchera d'assouplir la peau et d'y ramener les mouvements intervertis ; mais il ne faut pas insister sur les moyens qui provoquent la sueur, ni surtout garder long-temps le lit ou la chambre, loin d'un air libre, ou dans une atmosphère échauffée artificiellement. Rien n'est plus énervant et ne dispose d'une manière plus infaillible à des rechutes réitérées, que ces excitations factices à la sueur; rien n'est plus capable de prolonger le rhume lui-même que la privation d'exercice et d'air frais. La pratique commune paraît fondée sur des vues toutes contraires; mais je ne crains pas d'affirmer que la prolongation et le renouvellement des maladies catharrales sont très-souvent le résultat de cette pratique, et que ces vues sont autant d'erreurs, quant aux indications qu'on croit devoir en tirer.

Il est rare que les rhumes de poitrine ou de cerveau soient véritablement inflammatoires; ils le sont pourtant quelquefois : alors il faut faire promptement une saignée, et ne la réitérer qu'avec beaucoup de réserve. Mais dans le cas où la violence du catarrhe aurait déterminé une métastase rhumastimale, il faut être moins timide sur les évacuations de sang, pourvu toutefois que l'état du pouls et celui des forces le permettent. Le rhumatisme ne se déplace pas facilement de la poitrine; et pour peu qu'il y conserve du caractère inflammatoire, les irritants révulsifs ou dérivatifs n'agissent sur lui, pour cet objet, d'une manière utile, qu'autant qu'on a, par la saignée, débarrassé suffisamment tout l'appareil sanguin pulmonaire avant leur application.

Cette métastase du rhumatisme sur la poitrine est un accident très-ordinaire et très-grave. Si l'on n'y remédie pas sur-le-champ, tous les moyens deviennent bientôt impuissants et superflus, et la maladie se transforme en plthisie, en œdème du poumon, en hydropisie de poitrine, dont on ne peut guère alors attendre la guérison, ni des efforts de la nature, ni des secours de l'art.

Les jeunes gens d'une constitution délicate et mobile, qui ont la peau fine et transparente, le blanc des yeux d'un éclat de perle, les joues colorées, particulièrement autour de la pommette, sont sujets à des rhumes qui demandent une grande vigilance de la part du médecin. Quand ces rhumes reviennent fréquemment, surtout quand ils sont accompagnés d'un petit crachement de sang et d'une douleur sourde, soit dans tout le poumon, soit dans quelqu'un de ses points particuliers, ils demandent de petites saignées faites avec prudence, de loin en loin. Cette précaution, jointe à l'usage d'une eau gommée, suffit ordinairement pour les guérir, dissiper peu à peu la disposition inflammatoire, lente et cachée qui les ramène, et prévenir la phthisie, dont ils sont l'annonce éloignée, mais malheureusement trop infaillible. Tant que cette disposition dure, les eaux sulfureuses, l'exercice du cheval et les autres toniques du poumon, qu'on ordonne si souvent au hasard, sont presque toujours nuisibles, et toujours suspects. C'est uniquement lorsqu'on a lieu de la regarder comme entièrement détruite, que ces moyens peuvent être employés d'une manière utile : et dans ce cas on gagne tout en gagnant du temps; car le progrès seul de l'âge, en donnant plus de consistance à tout l'organe pulmonaire, le rend moins sujet aux congestions sanguines, ainsi qu'à tous les autres genres de fluxions.

C'était sans doute des phthisies du genre de celle dont je viens de parler que Dovar guérissait par de petites saignées, répétées à des intervalles de temps assez courts, et par un régime adoucissant et calmant.

Quoique les rhumes de poitrine imitent quelquefois la pleurésie ou la péripneumonie, et que ceux du cerveau soient accompagnés d'une vive irritation, il ne faut pas, je le répète, en conclure toujours que leur caractère soit réellement inflammatoire : l'expérience m'a convaincu qu'ils le sont dans notre climat, et notamment à Paris, bien plus rarement que ne le pensent beaucoup de médecins; et j'ose même établir que le système de traitement le plus usité les perpétue au lieu de les guérir, et que, bien loin d'en prévenir le retour, il y dispose le corps par l'augmentation de sensibilité générale, et par l'affaiblissement des fonctions de l'estomac et de l'organe extérieur, qui en sont l'inévitable résultat. Qu'on me pardonne de revenir plus d'une fois sur le même objet.

La sympathie directe, reconnue par Cullen entre le tissu cutané et le poumon, est réelle et constante; mais elle n'est pas aussi particulière qu'il paraît le penser. La peau ne correspond pas seulement avec les organes de la respiration, elle est dans un état d'équilibre ou de contre-balancement continuel avec toutes les membranes muqueuses des narines, des sinus, de la bouche, de l'œsophage, de l'estomac, des intestins, de la vessie : ces différentes parties de l'organisation vivante semblent pouvoir se suppléer réciproquement, jusqu'à certain point, dans leurs fonctions; elles partagent toujours les affections les unes des autres; et surtout il y a des rapports constants d'action et de réaction entre toutes les membranes muqueuses et l'organe cutané. Mais ceux de l'estomac, soit avec lui, soit avec tout l'appareil pulmonaire, me paraissent les plus frappants. Quand la transpiration se dérange, l'estomac le ressent, pour ainsi dire, à l'instant même; et quand la gestion stomachique se fait mal, la transpiration ne tarde pas à marcher ellemême avec irrégularité, c'est-à-dire qu'elle se transforme en sueurs débilitantes, ou diminue et se supprime presque entièrement. D'un autre côté, l'organe pulmonaire a des liaisons si étroites avec l'estomac, que les affections qui lui sont spécialement propres, comme la toux, la difficulté de la respiration, les douleurs même qui paraissent avoir leur siége dans l'espace qu'il occupe, dépendent moins souvent peut-être de son état particulier que de celui des diverses fonctions que l'estomac exécute, et notamment de la première digestion.

Dans presque tous les rhumes, les fonctions de l'estomac et celles de la peau sont, pour l'ordinaire, également altérées. Assez souvent, c'est la transpiration répercutée qui affaiblit la digestion stomachique; mais bien plus souvent encore l'affaiblissement de cette dernière avait déja, d'avance et peu à peu, dérangé la transpiration. Si donc il est nécessaire, dans les rhumes, de se vêtir un peu plus, de se tenir un peu plus chaudement, il est bien plus nécessaire encore d'observer à table un régime sévère, et d'éviter soigneusement tout ce qui peut augmenter l'énervation des forces de l'estomac. J'ai connu des personnes qui, d'après cette seule vue, guérissaient leurs rhumes en ne mangeant presque pas dans les premiers jours; cela suffit en effet pour ceux qui sont légers, et chez les sujets jeunes, sains, et qui n'ont point de disposition catarrhale invétérée. Chez tous, la sobriété est d'une grande importance; et sans elle, la durée des rhumes les plus simples peut se prolonger indéfiniment.

Je dois pourtant observer ici que certains individus ont un appétit plus vif lorsqu'ils sont enrhumés que dans l'état de santé parfaite; il paraît même qu'en mangeant plus qu'à l'ordinaire, ils digèrent pourtant bien, et que l'action de l'estomac est utile à la coction de leurs rhumes. Ces cas sont rares : ils sont analogues à ceux où l'on voit l'action forte du cerveau provoquer et redoubler celle de l'estomac. J'ai connu un jeune médecin plein de talent, et surtout d'érudition, qui ne pouvait travailler qu'après un repas copieux. J'ai plusieurs fois entendu dire à M. Turgot, l'une des plus fortes têtes qui aient jamais existé, que le moment de la digestion était celui où il se sentait le plus capable d'une méditation profonde et de tous les travaux d'esprit. Or, il mangeait ordinairement beaucoup. Mais cette distraction des forces, qu'elle ait lieu dans l'état de maladie ou de santé (car il faut regarder l'action qui s'exerce dans un organe malade, comme l'emploi le plus complet de toute son énergie vitale), cette distraction débilite d'autant plus la constitution, qu'elle est plus fréquente et plus prolongée; et rien surtout n'use plus vite et plus radicalement le système nerveux. Le jeune médecin dont je viens de parler est mort, à peine âgé de trente ans, le poumon farci de tubercules squirrheux; et M. Turgot, dans toute la vigueur de l'âge, le foie et le poumon remplis de calculs tophacés. Je crois devoir observer encore que les personnes chez lesquelles plusieurs organes internes essentiels s'excitent ainsi mutuellement, et entrent simultanément en action, ont besoin d'un plus grand exercice musculaire, pour diminuer l'effet de ces vicieuses sympathies, et pour ramener immédiatement à l'extérieur une partie des forces qui se concentrent dans l'organe le moins excité : car c'est d'abord sur lui qu'agit la révulsion. Or, l'action de cet organe étant directement affaiblie par là, il s'ensuit bientôt que ceux qui sont plus fortement excités perdent indirectement toute la partie de leur action qui n'est que sympathique; et l'ordre naturel ou l'équilibre des fonctions se rétablit alors de lui-même par degrés.

Quand le dérangement de l'estomac, qui accompagne le rhume de poitrine ou de cerveau, n'est caractérisé que par le dégoût des aliments, et qu'il n'y a point lieu de penser que des restes de mauvaises digestions, des glaires tenaces ou des matières bilieuses importunent et fatiguent ce viscère, quelques grains d'ipécacuanha, ou quelques tasses d'eau légèrement émétisée, données à distances convenables, suffisent, en provoquant deux ou trois efforts de vomissement, pour ranimer la transpiration, ou même, en excitant une douce sueur, pour emporter le rhume comme d'emblée; et quelques doses de thériaque, prises le soir en se couchant, en préviennent le retour.

Mais si des matières étrangères surchargent l'estomac, s'il est surtout englué de glaires catarrhales, on est obligé de recourir à des vomitifs plus forts, et souvent même de les réitérer. En général, les vomitifs sont plus utiles que les purgatifs dans les affections des membranes muqueuses; ils le sont particulièrement, malgré les théories boërhaaviennes, dans les catarrhes du nez, de la gorge et du poumon (1) : les purga-

---

(1) C'est Bordeu le père, et non Stoll, comme on le croit généralement, qui a le premier donné les vomitifs dans les esquinancies et dans les maladies aiguës du poumon.

tifs, au contraire, y sont presque toujours plus ou moins nuisibles, ainsi que les lavements; car les uns et les autres ont l'inconvénient grave de rappeler les mouvements vers l'intérieur, et, par conséquent, de déranger l'action de l'organe cutané, dont les sympathies étendues avec l'estomac et les intestins altèrent de plus en plus alors toutes les fonctions digestives. On remarque aussi qu'ils arrêtent ou troublent les coctions critiques. C'est peut-être par leur action révulsive vers les organes internes, qu'ils sont si rarement utiles dans le traitement des maladies hypocondriaques et vaporeuses. En effet, ces maladies dépendent ou du moins sont presque toujours accompagnées de concentrations sur différents viscères du bas-ventre; or, les purgatifs, outre l'énervation qu'ils laissent après eux, augmentent cette direction non naturelle des mouvements, et aggravent le sentiment d'angoisse et le désespoir dont les malheureux malades sont dans ce cas habituellement accablés.

Au reste, quand on est obligé de purger dans les affections catarrhales, il vaut mieux le faire avec l'eau émétisée, le kermès ou l'ipécacuanha donnés à petites doses : car, de tous les remèdes qui peuvent évacuer par bas, les vomitifs, et surtout les antimoniaux, employés de manière à produire cet effet, sont ceux qui débilitent le moins tout ce système : ils sont aussi en même temps ceux qui dérangent le moins la transpiration, par la faculté qu'ils conservent encore alors, quoiqu'à un degré plus faible, de reporter les mouvements à l'extérieur.

Aussitôt qu'on est assuré que l'estomac et les intestins sont libres de toute matière corrompue, il faut donner des toniques. Ce temps vient ordinairement beaucoup plus tôt qu'on ne pourrait le penser ; il arrive même assez souvent que les signes d'embarras dans l'estomac et dans tout le tube alimentaire disparaissent sans évacuation sensible, et que le régime nettoie la langue plus utilement que ne l'eussent fait les purgatifs.

Quant aux toniques généraux, les mieux appropriés sont le quinquina, la thériaque et les baumes. Le soufre et ses préparations naturelles ou artificielles, toniques directs du poumon, conviennent mieux ordinairement dans les maladies chroniques de cet organe ; et l'on n'a guère besoin de les employer à la suite des rhumes, que lorsqu'il est resté dans un état d'affaiblissement et d'excessive sensibilité.

Le premier de tous ces remèdes dans le traitement des affections catarrhales, est sans doute le quinquina ; mais quand on ne l'a pas donné tout de suite, il faut attendre, pour le mettre en usage, que les crachats présentent quelques signes de coction. J'ai connu pourtant un homme qui l'administrait indistinctement dans tous les rhumes et à toutes leurs époques. Ce n'était point un médecin en titre ; mais ses grandes lumières comme physicien ne lui permettaient pas d'ignorer les lois et le jeu de l'économie animale, dont il avait appris ce qui pouvait être utile à la direction de sa propre santé : c'était Franklin. Je dois à la vérité de déclarer que je l'ai vu traiter ainsi toutes les personnes de sa famille et plusieurs de ses amis, et les guérir constamment en peu de jours. Cependant j'ai trouvé dans une pratique plus étendue, que l'emploi du quinquina demandait souvent beaucoup de précautions; qu'il n'était utile chez un assez grand nombre de sujets que moyennant des modifications de différents genres; et qu'enfin, dans certains cas, il était absolument contre-indiqué. Chez les personnes sujettes à des concentrations intestinales, il est souvent suspect, et doit être associé à des opiatiques : dans ces circonstances, la thériaque réussit mieux. Lorsqu'il y a des obstructions au mésentère, au foie, et des dispositions bilieuses habituelles, les baumes, associés aux gommes fétides et à de petites doses d'extrait de pavot, sont préférables au quinquina : quelquefois même alors il produit de très-mauvais effets. Ainsi donc, quoique ce remède ne soit guère moins précieux dans le traitement des affections catarrhales que dans celui des fièvres intermittentes et de toutes les autres maladies périodiques, il faut des mains habiles et légères pour le manier avec succès; et il doit toujours être employé méthodiquement, et non d'une manière empirique; mais j'affirme en même temps que lorsque nulle considération de la nature de celles dont je viens de parler ne le contre-indique, et lorsque l'estomac et les intestins sont bien nettoyés, il emporte presque toujours, comme par enchantement (1), les rhumes les plus opiniâtres, dont il ne reste, après son usage, qu'un léger enrouement qui se dissipe bientôt de lui-même.

Le bon effet du quinquina et de tous les autres toniques directs doit être souvent préparé par de petites doses d'ipécacuanha, qui stimulent tout le canal alimentaire, et le débarrassent des matières corrompues ou nuisibles qu'il peut contenir. Chez les personnes délicates et mobiles, l'extrait dépouillé de sa résine, dit *ipécacuanha corrigé d'Helvétius*; est préférable à l'ipécacuanha en nature : il est moins sujet à pincer l'estomac et les intestins.

Je dois ajouter ici que les premières doses de quinquina purgent assez souvent : alors il prépare lui-même et assure l'utilité sans mélange de son action ; il faut en donner deux scrupules ou

---

(1) Il est vraisemblable que les phthisies dans lesquelles Morton et plusieurs autres médecins illustres ont obtenu de si grands effets du quinquina étaient du genre des catarrhales, des scrophuleuses, ou dépendantes de la simple débilité du poumon, et qu'elles étaient peu avancées : car dans le dernier période de cette maladie, il est presque toujours nuisible.

un gros plusieurs fois dans la journée : à dose plus faible, il agit plutôt comme excitant que comme tonique. C'est une particularité de ce puissant remède, qui pourtant ne lui est pas exclusivement propre, d'exciter les mouvements à dose faible, et de les fixer, de les régler à dose plus forte. Pendant son usage, il faut garder un régime sévère, et faire de l'exercice. C'est encore une chose remarquée par les meilleurs observateurs, que le quinquina, dans toutes les circonstances auxquels il est approprié, produit des effets d'autant plus sûrs, qu'un exercice modéré seconde son action : car, alors, bien loin de concentrer les mouvements à l'intérieur (ce qu'il peut faire quelquefois lorsque cette direction leur est antérieurement imprimée), il les distribue d'une manière plus égale, les rend critiques, et produit souvent des évacuations par les sueurs, les urines ou les selles, qui complètent et constatent ses utiles effets.

On sait combien sont étendues les sympathies qui unissent la poitrine et tout l'appareil urinaire, y compris les organes de la génération liés avec lui par des rapports bien plus importants que ceux du voisinage. C'est peut-être parce que les balsamiques exercent une influence particulière sur les reins et sur la vessie, qu'ils produisent indirectement des effets si marqués sur le poumon. Dans plusieurs maladies de la poitrine ils sont d'une efficacité et d'une utilité remarquables : ils exigent seulement dans leur administration beaucoup de prudence et de sagacité ; car ils deviennent toujours nuisibles dans les états inflammatoires, et presque toujours dans les derniers temps des consomptions idiopathiques. Il est certain qu'à différentes époques de la médecine on les a trop indiscrètement employés; les auteurs n'ont pas distingué assez nettement les cas où leur utilité est incontestable, de ceux où ils doivent nuire d'autant plus qu'ils ont produit des effets plus avantageux dans les premiers. Leur utilité se manifeste particulièrement dans les affections catarrhales dépendantes de la faiblesse du poumon, dans les rhumes prolongés, dans ceux qui tiennent à l'imperfection de la digestion stomachique, à l'irrégularité des fonctions de l'organe extérieur; en un mot, toutes les fois qu'il s'agit de relever le ton général, et surtout celui de l'organe pulmonaire, vers lequel ils ne manquent jamais de diriger leur action. Je les combine avec les savonneux, à la manière de Boërhaave, avec la gomme ammoniaque (1), avec l'extrait aqueux d'opium. Je n'ai jamais eu l'occasion d'observer les heureux effets qu'on attribue à leur combinaison avec le soufre; et j'avoue franchement que les guérisons de phthisies

---

(1) Quand on ne peut pas se procurer du véritable baume de la Mecque, devenu très-rare, il faut employer le baume sec du Pérou.

à leur dernier terme, opérées, dit-on, par le baume de Lucatel, ne me sont pas moins suspectes que celles dont on fait honneur à l'antihectique de Potérius.

Mais le soufre lui-même, épuré par la sublimation, et privé par le lavage de tout reste d'acide, est un des plus grands remèdes qui puissent être employés dans le traitement des maladies de poitrine. Est-ce en stimulant sans irritation l'estomac et les intestins, et en augmentant la transpiration cutanée? est-ce par une action directe sur l'organe pulmonaire qu'il le fortifie et lui imprime un sentiment, pour ainsi dire immédiat, de plus grande aisance? Il est peu nécessaire de se décider en faveur de l'une de ces deux opinions, ou de toute autre que la théorie pourrait suggérer. Mais, quoi qu'il en soit de la cause ou du moyen, les effets sont constants; et je ne balance pas à regarder le soufre comme le tonique spécial du poumon. Ce qui me ferait penser qu'il agit sur lui d'une manière directe, c'est qu'employé en fumigation, il m'a paru conserver presque toute son efficacité. Je le fais fondre sans inflammation, et le malade en respire la vapeur. Le vase de fer qui le contient doit être d'autant moins échauffé que la sensibilité du poumon est plus grande. J'emploie aussi de la même manière les baumes naturels, et de préférence le benjoin. On les fait fondre de la même manière sur une pelle chauffée médiocrement : avec cette précaution l'odeur en est agréable et n'irrite point la gorge. On renouvelle l'opération de temps en temps ; et le malade peut, autant que le médecin le juge à propos, vivre dans une atmosphère parfumée de cette bienfaisante vapeur.

Combiné avec l'hydrogène, le soufre est entraîné par ce gaz dans une transformation en fluide élastique aérien ; et, sous cette forme, il se mêle facilement à l'eau. Les eaux hydrosulfurées, naturelles ou artificielles, manifestent une partie des propriétés du soufre : elles raniment les fonctions de l'organe cutané ; les sels que tiennent en dissolution celles que prépare la nature augmentent leur action sur tout le système abdominal ; et la petite quantité de fer que quelques-unes contiennent en outre rend leurs effets toniques plus durables et plus marqués ; mais c'est dans les dispositions catarrhales chroniques et dans l'état habituel de faiblesse du poumon, soit idiopathique, soit secondaire et dépendant de celui des viscères du bas-ventre, qu'elles fournissent les plus puissants et les plus utiles secours.

On abuse étrangement aujourd'hui de l'opium, dans plusieurs parties de l'Europe, pour le traitement d'une grande quantité de maladies. Un système qui les ramène toutes à deux chefs, dont les caractères sont ou paraissent si faciles à saisir, ne pouvait manquer, indépendamment de ses vices fondamentaux comme théorie, d'introduire dans la pratique les plus funestes abus, en dispensant les médecins de presque toute observation (1). Mais il ne faut pas faire rejaillir sur ce remède le blâme mérité par quelques-uns de ceux qui l'emploient. L'opium est assurément un des plus efficaces et des plus utiles moyens que la nature ait fournis à la médecine : on produit par lui des effets qu'on ne pourrait obtenir d'aucune autre manière. Il est particulièrement utile dans les catarrhes aigus ou chroniques; mais il a besoin d'être employé par un médecin prudent. Sydenham lui-même y fut trompé dans le traitement d'une fièvre catarrhale : cet immortel praticien avoue, avec sa candeur ordinaire, qu'il le donna trop tôt, ainsi que les toniques excitants, auxquels il l'associait ordinairement dans les cas analogues avec beaucoup de jugement et de tact.

Peut-être cette heureuse association est-elle la véritable cause des étonnantes propriétés de la thériaque, qui, dans plusieurs maladies de la

---

(1) Tant que les praticiens observent attentivement, il importe peu qu'ils adoptent tel ou tel système. Tous les systèmes ont eu de bons praticiens; mais ceux qui favorisent la paresse, trop naturelle à l'homme, et qui nourrissent cette présomption opiniâtre, que les idées générales, faciles à saisir, inspirent toujours à leurs adeptes; ceux-là sont très-dangereux, surtout dans un art qui ne se perfectionne que par l'étude attentive, et reprise cent fois, d'une foule d'objets particuliers.

poitrine, et dans un plus grand nombre encore de maladies de l'estomac, ne peut être remplacée par aucun autre remède. En voyant la liste des drogues qui entrent dans la composition et la préparation sans méthode de ce remède, on ne peut que sourire de l'ignorance pharmaceutique qu'il suppose dans son premier auteur; et la théorie seule nous inspirerait pour son emploi le dédain le plus juste en apparence : mais, au lit des malades, on ne tarde pas à changer d'opinion ; et l'on est bien plus étonné des effets véritablement admirables que peuvent lui faire produire des mains habiles et expérimentées.

La thériaque est particulièrement utile à la fin des rhumes, quand l'appétit ne se réveille point et que le sommeil est troublé par la toux ; elle convient également toutes les fois que la durée des évacuations catarrhales tient à l'imperfection de la digestion stomachique, et qu'il s'agit tout ensemble d'achever la coction des crachats, d'en diminuer la quantité, et de ranimer la transpiration insensible.

Nous avons dit que les rhumes légers se guérissent ordinairement d'eux-mêmes, et qu'ils n'exigent que quelques petites précautions et beaucoup de sobriété. Quoique je sois très-éloigné de partager l'opinion des médecins qui regardent le vin comme une espèce de poison, j'ai constaté, par une suite nombreuse d'observations, qu'il est presque toujours nuisible dans les rhumes ; les vins acides y produisent surtout de mauvais effets. Il est vraisemblable que c'est en augmentant la disposition à ce qu'on appelle les *aigreurs*, qui se manifestent alors dans l'estomac après les repas les moins copieux. Quand l'habitude a rendu le vin nécessaire à la digestion, il faut, dans les rhumes, préférer les vins amers ou sucrés, ou ceux qui contiennent beaucoup de parties extractives et d'esprit, sauf à les étendre les uns et les autres dans la quantité d'eau qu'ils peuvent exiger pour ne pas agir trop vivement sur le système nerveux.

Les rhumes violents méritent toujours de l'attention, particulièrement chez les personnes dont la poitrine est faible, qui digèrent imparfaitement, ou qui sont sujettes à des répercussions subites de la transpiration, à des engorgements des glandes, à des douleurs rhumatismales et goutteuses. Chez les vieillards ils sont presque toujours graves, ou du moins menaçants : la moitié peut-être des personnes qui parviennent à un grand âge périssent de catarrhes opiniâtres ou négligés.

Le rhume a une odeur particulière, très-facile à reconnaître quand on l'a remarquée une fois, mais qu'il n'est pas plus possible de décrire que toute autre sensation directe. Dans les rhumes légers elle est faible; elle est forte dans ceux qui sont violents. Les rhumes violents sont presque toujours contagieux; ils paraissent l'être d'autant plus que leur odeur est plus vive et plus marquée. Je n'ignore pas qu'on refuse, en général, d'admettre le caractère contagieux des rhumes ; mais une multitude d'observations ne me laissent aucun doute à ce sujet (1).

Au reste, la dyssenterie, qui n'est elle-même qu'une affection catarrhale des intestins, se propage bien certainement par la contagion ; quand l'irritation se trouve portée à un certain degré, il suffit pour la contracter immédiatement, de sentir de près l'odeur des déjections du malade ; et j'observe que, dans cette odeur, lorsque le faible degré du mal permet qu'on la puisse étudier assez attentivement, on retrouve, au milieu de plusieurs autres odeurs qui la compliquent, celle du rhume, ou de l'affection catarrhale de la membrane muqueuse du nez, de la gorge, etc. : et j'ajoute que j'ai fait la même remarque sur les urines des personnes attaquées de catarrhes de la vessie ; j'ai cru y reconnaître distinctement, à travers leur impression ammoniacale, cette même odeur particulière, dont l'examen soigneux des rhumes m'avait donné la première notion. Tout me porte même à penser que les maladies contagieuses développent cette propriété, par le moyen de particules odorantes exhalées du foyer,

---

(1) M. Chavassieu d'Audebert, qui a publié l'année dernière un bon écrit sur les effets de l'humidité, paraît être dans la même persuasion.

et qui remplissent autour de lui l'atmosphère, mais à des distances beaucoup plus petites qu'on ne le croit communément; et ce qu'il y a de singulier, c'est que ces odeurs ne sont pas toujours très-désagréables, ou que, du moins, leur puanteur n'est aucunement proportionnelle à leur danger.

Ce n'est pas seulement l'haleine des malades, ce sont aussi les humeurs évacuées par les crachats, ou celles du nez qu'entraînent les éternuements, qui font sur l'odorat une impression particulière; mais cette dernière impression n'est pas la même que celle de l'haleine. Plus le rhume est violent, plus les humeurs sécrétées sont abondantes, âcres et ténues; leur odeur est alors si remarquable, qu'elle frappe le malade lui-même. Si l'on présente au feu les linges qu'elles ont imbibés, il s'en exale une vapeur comme sulfureuse, dont ils conservent encore la trace, même lorsqu'ils sont entièrement secs. J'ai connu des individus très-sujets aux rhumes, qui avaient appris, à leurs dépens, à distinguer ces odeurs, et qui fuyaient, par instinct, ceux qui leur en faisaient éprouver la plus fugitive impression. J'ai connu, entre autres, une femme d'une sensibilité très-vive, à qui le voisinage d'une personne enrhumée communiquait aussitôt un léger sentiment de froid.

Nous avons déja dit que la saignée est moins souvent qu'on ne le pense nécessaire dans les affections catarrhales ; or, elle y est toujours nuisible lorsqu'elle n'y est pas nécessaire. Quand on croit devoir en faire usage, il faut l'employer au début, et sans délai; mais, soit qu'on l'ait jugée convenable, soit qu'on ait rejeté ses indications, si fréquemment équivoques alors, les vues du médecin, passé les premiers temps, doivent se tourner d'un autre côté.

On est, en général, très-occupé de diminuer l'âcreté de la pituite, l'irritation de la toux (1), les picotements de la gorge; et, pour cet objet, on prodigue les locks huileux et mucilagineux, les sucs de fruits doux épaissis, et les pâtes amylacées; mais tous ces moyens ont l'inconvénient grave d'engluer et de fatiguer l'estomac, d'augmenter les aigreurs auxquelles il est alors si disposé; en un mot, leur usage, ainsi que celui des boissons adoucissantes, dont on abuse avec tant d'indiscrétion, ne m'a guère paru avoir d'autre effet que celui de retarder la coction des rhumes, et quelquefois de les renouveler : car je ne crains point d'assurer, contre l'opinion commune, que

---

(1) La violence de la toux est, à la vérité, quelquefois si grande, que la rupture des vaisseaux de la tête paraît inévitable ; et l'âcreté de la pituite excite de si vives convulsions dans le larynx et dans tout le poumon, que les malades semblent près de périr suffoqués. J'en ai vu qui se levaient tout à coup sur leur séant, et qui même s'élançaient de leur lit, pour chercher à retrouver debout la respiration qui leur échappait.

les boissons abondantes et tièdes sont toujours nuisibles dans les affections catarrhales, à moins qu'elles ne soient impérieusemrnt exigées comme stimulant ou véhicule d'une sueur halitueuse et critique, que l'on croit devoir soutenir pendant quelque temps.

Mais un remède presque toujours utile, et sur lequel on est souvent obligé d'insister, ce sont les vomitifs. Dans les affections catarrhales opiniâtres, on y revient plusieurs fois avec succès. La coqueluche, qui est un catarrhe stomacal et convulsif, exige ordinairement leur répétition, à dose convenable pour produire le vomissement, et leur continuation pendant les intervalles, à la faible dose qui suffit pour exciter la nausée. Les vomitifs, les opiatiques, les toniques, composent le traitement de la coqueluche; les incisifs les plus puissants, employés en Angleterre et en Allemagne, ne m'ont jamais paru nécessaires dans notre climat de Paris et de ses environs. Quoique des hommes dignes de confiance aient préconisé les grands effets des cantharides pour le traitement des coqueluches rebelles, je n'ai jamais osé, je l'avoue, en faire usage dans une maladie où prédomine le caractère convulsif. Les vésicatoires y conviennent quelquefois, mais c'est moins comme évacuants, que par la propriété dont ils jouissent, quand ils sont employés avec sagacité, de déplacer les spasmes, en établissant, dans le système, de nouveaux points d'irritation et de nouvelles directions de mouvements (1).

Mais l'affection catarrhale dans laquelle les vésicatoires produisent les effets les plus prompts et les plus sûrs, est celle qui porte sur la gorge, soit que le larynx, ou le pharynx, ou tous les deux à la fois, y soient intéressés; c'est, en un mot, dans l'angine catarrhale. Dans l'angine inflammatoire, l'application des rubéfiants externes n'est utile que lorsqu'on l'a fait précéder par les saignées convenables; mais cette espèce est bien moins commune que ne le pensent beaucoup de personnes, qui prennent l'irritation et la rougeur du fond de la gorge pour des signes toujours certains d'inflammation. Le fait est qu'on guérit bien plus d'angines par les vomitifs que par les saignées, dont l'imprudente répétition a fait plus d'une fois dégénérer les aphtes en ulcères gangréneux. Dans les angines catarrhales, si les vomitifs n'emportent pas ou ne diminuent pas notablement l'embarras et la douleur, il faut, sans tarder, appliquer un ample vésicatoire sur le devant de la gorge. J'ai souvent employé ce moyen, et je puis en garantir l'efficacité. Quand la disposition catarrhale est profonde, on trouve quelquefois, dans la cloche élevée par l'action

---

(1) Dans le catarrhe stomacal, des médecins distingués disent avoir employé avec beaucoup de succès l'eau de chaux; je n'en ai jamais fait usage dans ce cas.

des cantharides, une quantité considérable de flocons glaireux, semblables à ceux que présente le pus incomplet fourni par les glandes en fonte et par les ulcères des scrofuleux : il est alors convenable d'entretenir la suppuration pendant deux ou trois jours; mais, hors ce cas, du moment que les cantharides ont produit leur effet, on peut panser la plaie superficielle avec le cérat, et hâter immédiatement sa guérison.

Lorsque, dans le traitement des affections catarrhales de la poitrine, on a lieu de croire qu'un rhumatisme déplacé les complique et les aggrave, il faut, si l'on ne juge pas la saignée nécessaire, se hâter d'appliquer le vésicatoire sur le point qu'occupe particulièrement la douleur ou l'oppression. Il est d'autant plus pressant de recourir à ce remède, que le malade est plus âgé ou d'une constitution plus faible : car s'il est jeune et fort, rarement peut-on se dispenser de la saignée; et les applications révulsives, telles que celles de la moutarde et des autres irritants, aux pieds, doivent presque toujours alors précéder l'emploi des moyens de dérivation. Je vais citer un exemple du premier cas, parce qu'il présente une observation curieuse, également digne de l'attention des physiologistes et des praticiens.

Dans l'hiver de 1803 à 1804, pendant l'épidémie catarrhale qui le termina, je fus appelé pour un respectable vieillard, mon voisin à Auteuil. On me dit qu'il était dans le plus pressant danger : quoique je fusse malade moi-même, je me rendis chez lui sur-le-champ. Il avait eu, dans le précédent automne, une vive attaque de rhumatisme, et il en était incomplètement guéri. Je savais cette circonstance. En approchant de son lit, je le trouvai dans un état d'oppression extrême : il pouvait à peine articuler; son visage était abattu; et le calme mélancolique et recueilli de ses yeux m'annonça qu'il attendait tranquillement sa fin. Il me dit d'une voix entrecoupée qu'il avait un poids de mille livres sur la poitrine; qu'il la sentait pressée comme dans un étau. Son pouls était intermittent, sa respiration devenait stertoreuse, et faisait en sortant battre les ailes du nez. Je lui fis appliquer un immense vésicatoire sur la poitrine, et donner de petites doses de kermès dans une infusion de bouillon blanc. Le lendemain matin on me fit dire qu'il était beaucoup mieux, et qu'il avait dormi pour la première fois depuis plusieurs jours. Je n'en fus point étonné ; mais voici ce qui parut remarquable au chirurgien qui le soignait conjointement avec moi : en ouvrant la cloche du vésicatoire, qui occupait presque toute la partie antérieure de la poitrine, il la trouva remplie d'une gelée tremblante, de la consistance et de la couleur de celle de corne de cerf, et parfaitement semblable à celle que les vésicatoires font transsuder quelquefois des articulations attaquées de rhumatisme, ou de la cuisse et de la jambe dans l'*ischias ner-*

vosa, traitée suivant la méthode de Cotumnius.

On rencontre quelquefois dans la pratique une espèce de disposition catarrhale de l'estomac qui mérite d'être observée et traitée avec beaucoup d'attention : elle est caractérisée par le vomissement d'une matière limpide et tenace, analogue à celle que les anciens ont décrite sous le nom de *pituite vitrée*. Cette matière est plus pesante que les simples glaires, mais elle est plongée dans un fluide écumeux et léger. L'un et l'autre sont à peu près sans goût et sans odeur pour le malade; ils n'ont pour l'observateur que l'odeur du suc gastrique, qui sans doute s'y trouve mêlé en quantité plus ou moins considérable. La présence de cette humeur dans l'estomac y produit, non des douleurs vives, mais un pénible sentiment de pesanteur et de froid; il est accompagné d'une toux sèche et légère, qui, par sa persistance, altère à la longue le poumon, et se termine par une véritable phthisie. Parvenue à ce terme, mon maître Dubrueil la traitait par des remèdes appropriés à son caractère primitif : il tenait le malade dans un état de nausée continuelle pendant plusieurs jours, au moyen de petites doses d'ipécacuanha fréquemment répétées; il le faisait ensuite vomir à plusieurs reprises, et complétait la curation par l'usage long-temps prolongé des eaux sulfureuses, et par l'exercice du cheval. Tel est le traitement par lequel il avait guéri plusieurs fois cette espèce particulière de phthisie, déja parvenue à son troisième période. Vraisemblablement c'est la même que le charlatan, cité par Cullen, guérissait en Écosse par l'emploi réitéré des vomitifs.

Pour moi, je n'ai eu l'occasion de traiter que la disposition catarrhale qui la prépare et la détermine, et je l'ai fait par la même méthode, avec un entier succès. Mais, comme cette disposition est ordinairement très-opiniâtre, les malades ont été obligés de faire un long usage de bols où entrent l'ipécacuanha, la gomme ammoniaque, le baume sec du Pérou, et une petite quantité d'opium.

Mon désir et mon intention formelle de rendre cet écrit très-court, comme l'annonce son titre, m'a forcé d'en présenter les vues d'une manière sommaire, et d'écarter, avec le même soin qu'on pourrait mettre à les saisir, les développements qui s'y présentent à chaque pas : je n'ai surtout fait qu'indiquer l'esprit des traitements, et les remèdes particuliers qui m'ont paru y produire les effets les plus utiles et les plus sûrs, sans m'arrêter à tracer aucune de ces formules auxquelles le charlatanisme d'un côté et l'ignorance de l'autre attachent tant de prix. L'application de ces remèdes doit être toujours déterminée et dirigée par un médecin prudent. Selon moi, les ouvrages de pratique ne doivent être faits que pour les praticiens : ceux qui ont pour objet de la mettre à la portée de tous les lecteurs ont causé des maux infinis; je n'en excepte pas même celui de Tissot. Les personnes qui n'ont aucune connaissance de la médecine, et qui veulent se traiter elles-mêmes ou traiter les autres d'après des livres, auraient souvent sujet de déplorer leur dangereuse présomption, si elles savaient toujours en reconnaître les effets. Ce sont particulièrement les dames charitables qui devraient bien se dispenser d'administrer aux pauvres et aux malades d'autres secours que ceux d'un meilleur bouillon, d'une meilleure chambre, d'un meilleur lit. Le pauvre sain a besoin de travail; malade, il a besoin d'être tenu plus chaudement, plus proprement, et soutenu par une nourriture plus restaurante et plus saine. Quand on ne peut pas leur procurer un médecin habile, on doit, comme le dit Sydenham avec toute l'autorité de son nom, se borner à les alimenter, et non prendre sur soi de les médicamenter.

Je n'entrerai donc point dans de plus grands détails sur le traitement des différents cas dont j'ai parlé ci-dessus : ce ne sont pas les formules qui manquent au praticien judicieux; ce sont les indications justes pour leur application dont il a souvent besoin.

Voulant éviter la répétition de ce qui se trouve partout dans les livres, il ne me reste maintenant qu'à indiquer le régime préservatif, qui me paraît convenir le mieux dans les dispositions catarrhales : c'est ce que je vais faire encore en peu de mots.

Les dispositions catarrhales sont quelquefois héréditaires : on les voit se reproduire dans la même famille, et se caractériser par les mêmes phénomènes, jusqu'à la troisième et à la quatrième génération. Elles semblent, en quelque sorte, naturelles aux enfants : des digestions incomplètes engendrent cette grande quantité d'humeurs muqueuses dont tous leurs organes sont comme imbibés. Les vieillards sont tourmentés de pituites gutturales, de rhumes et de fluxions : ils meurent souvent étouffés par des catarrhes aigus ou chroniques, dont le principe vivant n'a pas chez eux la force de cuire et d'évacuer la matière. Dans l'âge consistant, les dispositions catarrhales dépendent ordinairement de la faiblesse des digestions, de l'inertie de la bile, du défaut d'énergie, ou de l'irrégularité qui s'est introduite dans les fonctions de l'organe extérieur. Rien ne les produit aussi directement et ne les entretient d'une manière aussi efficace que la répercussion fréquente de la transpiration insensible.

Les dispositions catarrhales sont plus ou moins graves, suivant l'âge de l'individu, son tempérament et l'état de ses organes, surtout de ceux de la poitrine. Chez les enfants, la propreté, l'attention à tenir leurs berceaux et leurs lits bien secs, à ne point leur donner d'aliments visqueux, et de temps en temps quelques petites doses de sirop d'ipécacuanha et de quinquina, suffisent pour remédier à cette inertie glaireuse qui se manifeste dans leurs humeurs. Les rhumes les plus simples des vieillards ont toujours besoin d'être attentivement surveillés. Dans l'âge consistant, les catarrhes, même les plus violents, ne deviennent guère immédiatement dangereux que par leur complication avec des fièvres graves; mais leurs suites n'en sont pas moins souvent funestes par la nature des maladies qu'ils déterminent et laissent après eux.

Pour combattre utilement les dispositions catarrhales, il faut, avant tout, maintenir dans leur action naturelle les forces de l'estomac, et corriger les vices des digestions par les moyens appropriés aux diverses circonstances; il faut soutenir la transpiration insensible, et solliciter presque habituellement l'action de l'organe cutané, soit par les gilets de flanelle, soit par des frictions sèches faites sur tout le corps, soit enfin par un exercice doux, ce qui vaut encore bien mieux. Les sujets faibles doivent avoir soin d'être suffisamment vêtus, surtout aux approches et à la fin de l'hiver. Ils doivent se garantir particulièrement des froids humides. Sydenham avait bien raison de regarder les froids de l'automne et du printemps comme très-pernicieux, et d'assurer que le glaive faisait périr moins de monde que la paresse à prendre, et surtout la précipitation à quitter, les habits d'hiver. Il est indispensable, malgré l'opinion de Jean-Jacques, de bien couvrir les enfants : on n'habitue jamais au froid ceux qui sont nés faibles, en les y exposant presque nus, comme je l'ai vu faire par quelques parents à idées systématiques; et les enfants les plus forts ont eux-mêmes besoin d'être suffisamment couverts quand ils ne sont pas en mouvement. Dans l'éducation physique d'Émile, il y a d'excellentes choses : mais il y a des erreurs dangereuses que le respect justement attaché au nom de l'auteur ne doit pas nous empêcher de relever. Je mettrais encore de ce nombre son opinion sur l'usage de la viande et du vin, dont sans doute les enfants vigoureux peuvent se passer; mais qui le plus souvent, et je l'atteste après un nombre infini d'observations, tient lieu de tous les toniques les mieux indiqués. Il est particulièrement utile chez la plupart des enfants plus faibles, soit pour hâter le développement de leurs forces naissantes et modérer leur excessive mobilité, soit pour retarder l'explosion précoce et funeste de leurs facultés intellectuelles et morales, qu'il faut s'efforcer de retenir dans l'enfance, jusqu'au temps de leur véritable maturité.

On connaît l'influence qu'exercent les uns sur les autres les organes de la génération et ceux de la poitrine; c'est dans le temps de la plus grande activité des uns, que les autres sont le plus exposés à certaines maladies particulières, et que ces maladies sont le plus dangereuses. Dans la jeunesse, la phthisie pulmonaire, c'est-à-dire, plusieurs de ses variétés, sont bien plus menaçantes, et leur cours est bien plus rapide qu'à aucune autre époque de la vie.

D'un autre côté, le système lymphatique exerce sur le système pulmonaire une action très-étendue et très-marquée. Les affections des glandes influent toujours plus ou moins sur celles du poumon; et dans les derniers temps de la phthisie, l'état de fonte du poumon se fait ressentir au système glandulaire, jusqu'au point d'occasioner quelquefois de vrais bubons, sans qu'il y ait eu précédemment aucun symptôme vénérien.

Ainsi donc, c'est dans la jeunesse; c'est aussi lorsque le système lymphatique ou glandulaire présente des signes d'affaiblissement dans ses fonctions; c'est surtout lorsque cet affaiblissement se manifeste par des éruptions susceptibles d'être facilement répercutées, qu'il faut surveiller attentivement les dispositions catarrhales chroniques : car si leur durée et la répétition des rhumes altèrent infailliblement les forces du poumon et précipitent la mort chez les vieillards, elles peuvent, à chaque instant, et d'une manière très-rapide, se transformer en phthisie chez les jeunes gens. L'usage des eaux sulfureuses et l'exercice du cheval sont les moyens les plus efficaces de prévenir ce funeste changement. On peut aussi quelquefois employer des fondants doux, pour évacuer les glaires de l'estomac, ranimer la transpiration, et hâter la coction des rhumes légers; mais, je le répète, la sobriété, dans ce cas, comme dans beaucoup d'autres, est une précaution qui remplit souvent toutes les vues, et sans laquelle on emploierait en vain les remèdes les plus puissants.

Les praticiens observent que la phthisie laryngée ou trachéale, si rare autrefois que la première description exacte en a été faite par Morgagni (1), est maintenant très-commune, et le devient chaque jour de plus en plus. Je ne fais pas difficulté de l'attribuer à l'audacieuse imprudence avec laquelle les charlatans et les médicastres emploient les préparations mercurielles salines, surtout celle qui porte le nom de *sublimé corrosif* (muriate suroxigéné de mercure). D'ailleurs, cette maladie étant contagieuse, même dans les premiers temps, elle doit se propager avec une promptitude et une facilité funestes, dont il est inutile d'expliquer les raisons.

Bien loin que la phthisie trachéale soit particulièrement propre à la jeunesse, comme plusieurs autres espèces de consomption pulmonaire, il paraît au contraire qu'elle attaque plus fréquemment les personnes d'un âge mûr; et qu'elle est d'autant plus dangereuse, qu'elle parcourt d'au-

---

(1) Il paraît néanmoins qu'elle a été connue des anciens, notamment d'Hippocrate et d'Aetius.

tant plus rapidement ses périodes, que le malade est plus avancé en âge. En général, cependant, elle s'annonce long-temps d'avance, et sa marche est tardive; quelques-uns même de ses symptômes, tel que l'altération de la voix et les aphtes, qui ne se montrent que dans les derniers temps des autres phthisies, la précèdent d'un intervalle de temps assez long pour qu'on puisse la prévenir, ou du moins la combattre avec succès. Mais elle est sujette à des rechutes; et il est assez rare qu'on la guérisse radicalement. J'ai connu un vieillard de quatre-vingt-dix ans, qui, dans le cours de sa vie, en avait eu plusieurs attaques menaçantes, et qui toujours en avait arrêté les progrès par le seul emploi de la fleur de soufre. Il usait souvent de ce remède dans sa dernière vieillesse, par une sorte de reconnaissance; et, pour combattre la disposition catarrhale qui lui en était restée, il alternait ce remède, tantôt avec l'opium, et tantôt avec le quinquina. L'opium, à dose faible, prévenait les assoupissements profonds auxquels il était sujet, et qu'il regardait comme dangereux. J'ai fait depuis la même remarque sur d'autres vieillards : la transpiration se répercute facilement chez eux; et leurs habitudes catarrhales empêchent que l'organe extérieur ne conserve, dans ce déclin des forces internes, son énergie et son activité. Or, le dérangement des fonctions de cet organe porte en général au sommeil, comme si la nature, par un calcul sage, provoquait alors à dessein celle de ses fonctions qui ramollit directement la peau et ramène au-dehors les mouvements concentrés vers l'intérieur. Les assoupissements des vieillards tiennent donc fréquemment à des répercussions subites ou à des vices de la transpiration; et l'opium réveille alors l'individu en le ranimant : ce qui du reste n'a point de rapport avec le trait souvent cité de Rivière; car ce médecin ne réveilla son malade, au moyen de l'opium, que parce que le remède opéra comme fébrifuge, et coupa l'accès d'une fièvre pernicieuse qui causait l'assoupissement.

Morgagni conseillait, dans les menaces de phthisie trachéale ou laryngée, de garder la chambre, d'y respirer constamment des vapeurs balsamiques, et d'user à l'intérieur de pastilles composées avec les baumes qu'il faisait dissoudre et empâter dans quelque matière mucilagineuse. Les fumigations et l'usage interne des baumes sont très-utiles alors : mais il n'en est pas de même de la privation d'exercice et d'air frais; elle y est au contraire fort nuisible. Ce qui m'a constamment réussi le mieux dans le traitement de cette maladie, c'est (outre l'emploi des balsamiques sous différentes formes) l'application d'un vésicatoire volant à la partie antérieure du cou, les sucs des plantes crucifères ou tétradynames, les eaux sulfureuses et l'exercice du cheval.

Les aphtes sont une maladie propre aux membranes muqueuses (1); ils accompagnent plusieurs de celles dont nous venons de parler, mais ils n'exigent de soins particuliers que lorsqu'ils sont ou menacent de devenir gangréneux. En général, ils suivent le sort de la maladie principale dont ils dépendent : ils sont quelquefois le symptôme dominant d'une fièvre très-dangereuse. (Voyez les dissertations de Kettelaer et de M. Auvity sur ce sujet.)

On s'attend peut-être à trouver ici quelques remarques sur l'asthme et sur le catarrhe suffoquant ou férin, mais ni l'un ni l'autre n'appartient aux affections catarrhales : l'un par son caractère périodique, et tous deux par leur nature consulsive, doivent être rapportés aux maladies de l'organe nerveux. Pour dire des choses un peu satisfaisantes sur cette matière, il faudrait entrer dans un nouveau système d'idées; il faudrait surtout pouvoir le faire avec quelque étendue : et

---

(1) Les aphtes paraissent être une dégénération particulière du tissu de ces membranes : ils ne sont dangereux par eux-mêmes que lorsqu'ils sont nombreux et serrés. Alors ils interrompent quelquefois toutes les fonctions digestives, et dégénèrent par l'affaiblissement de l'individu. On les traitait autrefois, ainsi que les maux de gorge, dont ils sont si souvent une complication, par la méthode astringente et répercussive. Cette méthode est en général suspecte, et plus d'une fois elle a produit les effets les plus fâcheux. Sebastianus Nasius, cité par Barthez, en rapporte un exemple frappant.

j'ai déja passé les bornes que je m'étais imposées en commençant cet écrit.

Je le termine donc, en faisant de sincères vœux pour que sa lecture puisse être de quelque utilité. Au milieu de tant de livres qui glacent d'effroi les plus intrépides lecteurs, ce but est le seul qui puisse faire prendre encore la plume à un homme sensé : et quand on n'a, comme moi, que peu à dire, on doit le faire en peu de mots.

FIN.

NOTE

SUR L'OPINION DE MM. OELSNER ET SOEMMERING, ET DU CITOYEN SUE, TOUCHANT LE SUPPLICE DE LA GUILLOTINE.

NOTE
SUR LE SUPPLICE
DE LA GUILLOTINE.

Depuis que le 10 thermidor (1) nous a rendu la liberté de la parole et de la presse, tout ce qui porte dans le cœur quelque sentiment d'humanité s'est élevé avec force contre les assassinats juridiques dont la tyrannie décemvirale avait couvert la France. Dans ces derniers temps, quelques écrivains ont voulu diriger l'indignation publique contre le genre même du supplice : ils le regardent comme fort douloureux ; et c'est sous ce point de vue qu'ils en demandent la suppression.

Je la demande aussi, quoique par d'autres motifs. Je pense qu'on pourrait en effet substituer à ce supplice un autre genre de mort, du moins tant que les législations modernes ne sauront pas employer de meilleurs moyens pour

---

(1) Cette note a été écrite dans les premiers mois de l'an IV.

arrêter le crime. Je joins donc mes vœux aux réclamations de MM. OElsner et Sœmmering, et du citoyen Sue; et j'honore beaucoup le sentiment qui les a dictées. Mais, je l'avoue franchement, je ne puis partager l'opinion sur laquelle ils se fondent; et puisque aucun des grands maîtres de nos écoles n'élève la voix pour la combattre, je crois devoir réunir ici quelques observations propres, ce me semble, à la tirer du vague dont on l'enveloppe. Je crois le devoir, car je suis fortement convaincu qu'il n'y a rien d'utile que la vérité : les bons sentiments y trouvent toujours des appuis solides; ils ne doivent jamais se fonder sur des chimères; et la morale n'a pas moins besoin que la science de repousser sévèrement les erreurs. Je crois le devoir surtout, parce que c'est un acte de sensibilité bien mal entendue que d'effrayer l'imagination de ceux qui ont perdu des personnes qui leur étaient chères sur ces horribles échafauds.

Pour prouver que les têtes séparées de leurs troncs par la guillotine peuvent ressentir des douleurs aiguës, MM. OElsner et Sœmmering citent les mouvements convulsifs des muscles masseters et crotaphites, au moyen desquels elles font encore de profondes morsures, et des muscles de la face, ou des moteurs de l'œil, qui rendent souvent leur aspect affreux. Ils rapportent quelques faits analogues puisés dans les livres de physiologie; et ils concluent que ces têtes, où l'ame se trouve alors, selon eux, concentrée tout entière, n'ayant pas d'autre manière de produire au dehors leurs affections, expriment ainsi les angoisses et les vives souffrances qu'elles éprouvent : état cruel dont la véritable durée doit se mesurer sur sa violence, et non sur le cours du temps. Parmi les faits qu'ils jugent favorables à cette conclusion, ils s'attachent surtout à celui de Charlotte Corday; qu'ils supposent avoir rougi d'indignation ou de pudeur dans le moment que le bourreau, par la plus lâche atrocité, lui donna un soufflet en montrant sa tête sanglante au peuple : et ils voient dans cette rougeur un mouvement moral qui ne peut avoir eu lieu qu'avec une pleine et entière connaissance.

Le citoyen Sue énonce à peu près la même opinion, cite les mêmes faits, ou des faits semblables, et répète avec beaucoup de persuasion le trait de Charlotte Corday : mais il soutient, en opposition avec les deux écrivains allemands, que l'on souffre dans le tronc comme dans la tête; et qu'un homme coupé en plusieurs morceaux peut sentir douloureusement dans tous.

Le citoyen Sue a cru que, pour établir sa proposition, il fallait écarter la nécessité d'un centre commun, d'un *sensorium commune*; et il donne en preuve les monstres, qui ont vécu quelque temps sans tête, et même sans moelle épinière. Il a cru aussi que les douleurs qu'on rapporte à des membres amputés appuyaient son hypothèse : il ne lui était pas difficile d'en trouver beaucoup d'exemples, soit dans les livres des praticiens, soit dans ses propres observations. Enfin, il élève plusieurs questions de physiologie, sur lesquelles il paraît adopter des opinions émanées du stahlianisme ; opinions qui ne sont pas dépourvues de tout fondement, mais que, ni les disciples de Stahl, ni les célèbres professeurs d'Édimbourg et de Montpellier, qui les ont soutenues, n'ont jamais peut-être circonscrites avec assez de sévérité. La manière dont le citoyen Sue les jette en avant, prouve que son esprit actif fouille dans toutes les sources et dans ses propres réflexions. Lorsqu'il les aura méditées plus profondément encore, lorsqu'il aura analysé, avec l'attention qu'il est capable d'y mettre, la doctrine de ces écrivains, il sera sans doute plus près de la vérité que les copistes trop dociles de Haller : mais cette doctrine et celle renouvelée des Grecs, qui reconnaît dans l'homme trois ames distinctes, la première *animale*, la deuxième *morale*, et la troisième *intelligente*, sont absolument étrangères à l'objet de la question ; elles ne peuvent d'ailleurs être discutées dans une simple note.

Revenons donc aux douleurs qu'on suppose causées par le supplice de la guillotine.

Je fais observer d'abord à MM. OElsner et Sœmmering, qu'ils auraient pu citer un grand nombre de faits bien plus concluants pour leur opinion. Ceux qu'ils rapportent d'après Haller sont tirés de l'*Historia vitæ et mortis* de Bacon, qui ne fait qu'indiquer, à sa manière, un nouveau point de vue à considérer dans l'économie animale. Déja Galien avait noté l'histoire de ces autruches à qui l'empereur Commode coupait la tête dans le cirque, avec une flèche armée d'un croissant, et qui n'en continuaient pas moins leur course jusqu'au bout de la carrière. Depuis Galien, Bacon, Perrault, Charas, Caldesi, Kaw-Boerhaave et plusieurs autres, ont recueilli (1) une grande quantité d'observations parfaitement semblables. Perrault a vu le corps d'une vipère à qui il venait de couper la tête, continuer à ramper vers le tas de pierres où elle avait coutume de se retirer. Dans le laboratoire de Charas, une tête de vipère fit, plusieurs jours après avoir été coupée, des morsures dangereuses. Enfin, Kaw-Boerhaave répéta, sur un coq, l'expérience des autruches : il lui coupa le cou dans le moment où l'animal s'élançait vers du grain qui lui était présenté à plus de vingt pas de distance; et le tronc continua son élan jusqu'à l'endroit où était le grain.

Mais, sans chercher bien loin les exemples d'un phénomène de physiologie si général, ne

---

(1) Fontana a fait beaucoup de recherches curieuses sur les affections propres aux différentes parties, isolées du reste du corps par l'amputation, où privées du principe vital commun par la mort.

voyons-nous pas dans les boucheries et dans les cuisines les chairs, surtout celles des jeunes animaux, et plus encore celles des animaux à sang froid, palpiter long-temps après la mort? Les carrés et les longes de veau palpitent encore au bout de plusieurs heures. Les anguilles et les lamproies éventrées et décapitées s'agitent quelquefois encore au bout de plusieurs jours.

Il est évident que MM. OElsner et Sœmmering n'ont pas insisté sur ces faits, parce que, suivant leur manière de voir, l'ame n'existe et ne doit souffrir que dans la tête: et cependant s'il est vrai que les mouvements réguliers prouvent *sensation*, et les mouvements convulsifs *douleur*, la sensation et la douleur doivent nécessairement se trouver dans toutes les portions du corps morcelé qui palpitent. A cet égard le citoyen Sue me paraît plus conséquent.

Mais un peu de réflexion sur les lois de l'économie animale suffit pour faire voir qu'il est parti d'un faux principe. Les mouvements d'une partie ne supposent point des sensations, ni la faculté de produire ces mouvements, celle de sentir (1). Dans certaines maladies paralytiques, les forces motrices sont encore entières, quoique

---

(1) Nous parlons ici des sensations relatives au *moi* de l'individu : ce sont les seules qui nous occupent ; or elles n'existent que lorsqu'il est averti des impressions reçues par les organes.

les forces sensitives se trouvent abolies; c'est-à-dire qu'un organe peut être insensible, et cependant se mouvoir. Ce cas se présente tous les jours aux praticiens. J'ai vu un homme qui marchait à merveille, remuait avec facilité toutes les articulations de la jambe, du pied et de ses phalanges, et qui n'éprouvait pas la moindre douleur lorsqu'on lui plongeait dans les chairs de longues épingles de tête. Dans les maladies convulsives, au contraire, dans celles même où il n'y a pas la moindre lésion de la sensibilité, souvent un membre, ou tout le corps, éprouve l'agitation la plus violente, sans que le malade reçoive la plus légère sensation qui s'y rapporte; ou, s'il ressent des douleurs, elles résultent de la violence même des mouvements ou des coups qu'il se donne, lesquelles sont alors la cause, mais non l'effet et le signe des douleurs. Ces maladies privent souvent, par intervalles, de toute connaissance; et c'est pour l'ordinaire dans ce cas que les convulsions sont le plus affreuses. Mais on peut alors pincer, piquer, tirailler, cautériser le malade, sans qu'il donne le moindre signe de sensibilité. Lorsqu'il revient à lui, il ne se souvient de rien de ce qui s'est passé pendant son accès, où la conscience du *moi* était entièrement suspendue : et c'est au moment de la perte de connaissance qu'il se reporte pour renouer le fil de ses sensations et de son existence. Enfin, dans les expériences anatomiques faites sur les animaux vivants, si l'on suspend la correspondance d'une partie avec le tout, en la coupant ou en faisant des ligatures aux nerfs qui s'y distribuent, l'animal cesse d'avoir le moindre sentiment de ce qui s'y passe : on peut le torturer de toutes les manières, sans qu'il en reçoive aucune impression; quoique cependant cette partie reste souvent capable d'exécuter encore beaucoup de mouvements, dont quelques-uns même paraissent tenir aux habitudes régulières de la vie. En un mot, sans adopter dans toute sa rigueur la doctrine de Haller sur la sensibilité et l'irritabilité, on ne saurait nier qu'il a fort bien prouvé que dans certaines circonstances les organes des animaux peuvent entrer dans de vives agitations, quoique l'individu n'ait point la conscience des causes qui les y déterminent : comme, d'autre part, le mouvement musculaire peut être tout-à-fait suspendu, quoique l'individu reçoive les impressions les plus douloureuses ou les plus fortes. Différentes maladies nerveuses fournissent la preuve de l'une et de l'autre de ces assertions.

M. Sœmmering paraît attacher beaucoup d'importance à la manière dont la décapitation se fait, pour déterminer le degré de douleur qui en résulte. Les instruments qui coupent en tranchant nettement doivent causer moins de douleur; ceux qui coupent en contondant doivent en causer davantage : et, selon lui, la guillotine est de ces derniers. Mais dans une opération prompte comme l'éclair, cette différence est absolument nulle. D'ailleurs, quoique la maladresse ou l'atrocité des bourreaux ait aggravé le supplice de quelques malheureux patients en y revenant à plusieurs reprises, il s'en manque beaucoup qu'il faille attribuer à sa nature ce surcroît de souffrance. Lorsque l'Assemblée constituante eut adopté, pour la peine de mort, l'instrument appelé *guillotine*, qui lui fut proposé par un de ses membres, véritable philanthrope et médecin très-éclairé, le département de Paris en fit construire un pour modèle, par un ouvrier très-habile. La hache était d'abord façonnée en croissant : mais, d'après les idées du célèbre chirurgien Louis, on se contenta de lui donner une disposition oblique, afin qu'elle tranchât, en tombant, à la manière de la scie ; ce qui rend, comme tout le monde sait, la section plus facile et plus prompte. Le département ordonna à l'administration des hôpitaux, dont j'étais membre alors, de faire faire l'essai du nouvel instrument sur un certain nombre de cadavres. Cet essai fut fait à Bicêtre. Le poids seul de la hache, sans le secours du mouton de trente livres qui s'y adapte, tranchait les têtes avec la vitesse du regard ; et les os étaient coupés net.

M. Sœmmering se trompe donc relativement aux souffrances qu'il attribue à la nature de la section : il se trompe également en supposant que la guillotine contond et ne coupe pas.

Quand au trait qu'on raconte de Charlotte Corday, je déclare nettement que je n'en crois rien. Je sais trop avec quelle facilité l'on voit des merveilles dans les temps d'agitation et de malheur. Quand les lumières publiques ne permettent plus de voir des miracles, on veut du moins trouver de nouveaux phénomènes dans la nature. Je n'ai point assisté à l'exécution de Charlotte Corday, ni à aucune autre; mes regards ne peuvent soutenir ce spectacle : mais plusieurs personnes de ma connaissance ont suivi, depuis la Conciergerie jusqu'à l'échafaud, la charrette qui conduisait cette femme si intéressante, malgré les maux affreux dont elle a été la cause, ou du moins dont elle a donné le signal; elles ont été témoins de son calme admirable pendant la route, et de la majesté de son dernier moment. Un médecin de mes amis ne l'a pas perdue de vue une minute. Il m'a dit que sa sérénité grave et simple avait toujours été la même; qu'au pied de l'échafaud, elle avait légèrement pâli; mais que bientôt son beau visage avait repris encore plus d'éclat. Pour cette rougeur nouvelle qu'on prétend avoir couvert ses joues après sa décapitation, il n'en a rien vu, quoiqu'il soit observateur clairvoyant, et qu'il fût alors observateur très-attentif. Les autres personnes dont je viens de parler n'en ont pas vu davantage.

Je n'entrerai point dans de plus grandes discussions sur le fait en lui-même. Il serait facile de démontrer physiologiquement que rien n'est plus ridicule. Mais je crois que cela résultera suffisamment de ce qui me reste à dire touchant l'opinion du citoyen Sue.

La plus grande partie de cette opinion est employée à prouver que la sensibilité peut exister dans un organe, indépendamment de toute communication avec les grands centres nerveux ; qu'elle est disséminée et s'exerce partout; que le plus léger mouvement vital en suppose la présence dans la partie par laquelle il est exécuté ; et que, par conséquent, la cause de la douleur peut agir avec force sur les membres séparés du corps, et sur les lambeaux séparés des membres, tant qu'ils conservent la faculté de se mouvoir. On voit, je le répète, que le citoyen Sue ramène l'irritabilité à la sensibilité, comme l'ont fait plusieurs hommes de génie. Mais cette idée, que ce n'est pas ici le lieu d'examiner et de réduire à des termes précis, ne fait rien à la question. Il ne s'agit pas de savoir si, lorsqu'une jambe est coupée et qu'on la cautérise, il y a douleur dans cette jambe; si, lorsqu'on irrite une patte de grenouille séparée du corps, il y a douleur dans cette patte (1) :

---

(1) Les découvertes microscopiques ont appris que la vie est partout; que, par conséquent, il y a partout plaisir et douleur : et, dans l'organisation même de nos fibres, il peut exister des causes innombrables de vies particulières, dont la correspondance et l'harmonie avec le système entier, par le

mais si l'homme à qui appartenait cette jambe, et si la grenouille à qui appartenait cette patte, ont le sentiment et la conscience de la douleur. Or il est certain qu'ils ne l'ont pas. Aucun malade ne ressent les irritations qu'on fait éprouver à son bras coupé; aucun animal soumis vivant à la curieuse observation de l'anatomie ne donne des signes de sensibilité, quand on déchire les parties qui ne font plus un tout avec lui. Du moment où leurs communications avec les centres nerveux cessent, soit par leur amputation, soit par la paralysie, soit par la ligature de leurs nerfs, les changements dont elles sont encore susceptibles deviennent étrangers au système; l'individu n'en est plus averti.

Le citoyen Sue a beau prendre à témoin les douleurs que les malades s'imaginent éprouver dans la main ou dans le pied qu'ils ont perdu : il ne peut pas croire sérieusement qu'elles résident dans ces organes. Trente ans après l'amputation, quand il ne reste plus de vestiges ni des chairs, ni des nerfs, ni des tendons, ni peut-être même des os, ces douleurs durent encore quel-

---

moyen des nerfs, constitue le *moi*. Il ne résulterait de là rien de ce que prétend le citoyen Sue; car le *moi* n'existe que dans la vie générale : et la sensibilité des fibres, lorsqu'elles en sont isolées, ne correspond pas plus avec lui, que celle des animaux qui peuvent se développer dans différentes parties du corps.

quefois. Le citoyen Sue ne peut pas ignorer qu'on a prouvé, par des expériences directes, que leur siége est dans l'un des centres nerveux : il ne peut non plus ignorer que quelques malades rapportent également à la partie coupée, les irritations faites sur le trajet du nerf qui lui donnait la vie, et surtout à son extrémité nouvelle ; enfin, il sait que les sympathies nerveuses elles-mêmes exigent la libre communication des différentes parties du système entre elles : et Robert Whytt a prouvé, sans réplique, qu'elles n'ont lieu que par l'intermède du cerveau, de la moelle épinière, ou de quelque autre grand rendez-vous des nerfs. J'ai vu, comme le citoyen Sue, des paralytiques qui faisaient de violents efforts pour se servir de leurs jambes ou de leurs mains immobiles ; j'en ai vu qui disaient y ressentir de vives douleurs ; mais je n'ai point tiré de ces observations les mêmes conclusions que lui : j'avoue que j'en ai tiré qui sont toutes contraires ; et j'ai même remarqué plusieurs fois que ces parties, si douloureuses au dire des malades, étaient insensibles à toutes les irritations directes, et que les efforts pour les mouvoir produisaient un sentiment de fatigue et d'angoisse, étranger aux muscles qui devaient exécuter les mouvements, mais que le malade rapportait au diaphragme, au cerveau, à différents points de la moelle épinière.

Ce qui précède me paraît renverser les principes théoriques de MM. OElsner et Sœmmering, et du citoyen Sue : ce qui suit frappe plus directement sur les conséquences qu'ils en ont déduites. Je ne m'attache qu'aux faits.

Les anciens savaient déjà que, pour tuer tout à coup et comme par la foudre l'animal le plus furieux, il suffit de lui enfoncer un stylet entre la première et la seconde vertèbre du cou. Cette expérience répétée sur des taureaux, sur des mulets, sur des chevaux rétifs et furieux, a constamment réussi. L'animal tombe immobile, et ne donne plus aucun signe de vie.

Les personnes qui reçoivent des blessures ou des contusions à la moelle épinière deviennent sur-le-champ paralytiques de toutes les parties situées au-dessous de la lésion : ces parties, avec la faculté de se mouvoir, perdent aussi celle de sentir; et les malades n'y éprouvent pas la moindre douleur. Quand la lésion est très-près du cou, elle ne tarde pas d'être suivie de la mort, parce que plusieurs organes vitaux n'éprouvent plus alors l'influence nerveuse que d'une manière partielle; mais les douleurs partent encore ici des points situés au-dessus du siége du mal, ou animés par des nerfs qui sortent de la portion supérieure de la moelle épinière ou du cerveau.

Un simple ébranlement du cervelet ou de la moelle allongée, un coup violent à l'occiput ou sur les vertèbres cervicales, suffisent pour donner la mort. Si le coup ne fait qu'enlever momentanément la connaissance, le malade, en revenant à lui, n'en garde aucun souvenir : il ne l'a pas senti (1).

C'est ce que tous les praticiens peuvent vérifier chaque jour; c'est ce qu'éprouva le célèbre Franklin, en recevant le coup d'une batterie électrique, dont il connaissait mal encore les effets. Il tomba par terre comme une masse; et lorsqu'il reprit ses sens, on fut obligé de lui apprendre ce qui s'était passé. La même aventure arriva au docteur Ingenhouse : il en reçut les mêmes impressions, c'est-à-dire qu'il ne sentit rien.

J'observe, à ce sujet, que les coups violents

---

(1) Pour sentir il faut de l'attention; il faut aussi du temps. Les blessures reçues dans une bataille, ou dans une vive agitation, ne font éprouver de douleur que lorsque les sens sont rassis. On a remarqué que, non-seulement un soldat blessé ne sent rien au moment du coup, mais qu'il supporte, sans presque souffrir, les plus douloureuses opérations; et que les officiers, plus distraits par les combinaisons qu'ils sont obligés de faire, et par l'intérêt plus pressant du succès, montrent encore plus de constance, ou d'insensibilité. Dans ma première jeunesse, je fis une chute de cheval, et je me fracturai les têtes des trois os du coude gauche, dont je suis resté estropié. La contusion et le déchirement furent énormes : cependant je ne sentis rien d'abord; la douleur ne vint qu'au bout d'un gros quart d'heure : ce fut, en quelque sorte, la pensée qui l'appela. Montaigne ne souffrit point à l'instant de sa chute : il fallut plus de vingt-quatre heures pour que la fièvre et la douleur s'établissent. La nature avait eu besoin de cet intervalle pour reprendre l'équilibre.

d'électricité se font sentir à la nuque, ou plutôt à la moelle allongée, centre de réunion de presque tous les grands nerfs ; ce qui prouve qu'elle est, non le siége du principe vital, qui n'a pas de siége particulier exclusif, mais du moins le rendez-vous de la plupart des sensations vives : et la pratique nous apprend d'ailleurs que les plus faibles lésions, soit de cette partie même, soit de la moelle cervicale qui lui tient de si près, sont toujours mortelles, et le sont sans douleur.

Je passe sous silence l'hémorragie violente qui suit la décapitation, et qui prive le cerveau du sang nécessaire pour soutenir sa fonction propre, la formation de la pensée. Je ne m'attache pas non plus à faire voir que, dans l'état naturel, il éprouve, par le mouvement alternatif du poumon, des oscillations, alternatives comme ce mouvement, desquelles dépendent, en grande partie, et la circulation des humeurs, et la transformation que ces dernières subissent dans l'organe cérébral ; oscillations, par conséquent nécessaires au maintien de son énergie, et qui cessent au même moment que la respiration. Enfin, je ne mets point en ligne de compte l'influence de l'estomac, du diaphragme, et sans doute aussi de plusieurs viscères du bas-ventre, sur la perception des sensations et la production de la pensée, qui ne peuvent avoir lieu l'une et l'autre sans leur concours.

Chacune de ces circonstances suffirait seule pour produire une véritable syncope ou perte de connaissance.

On voit que les observations précédentes répondent tour à tour à M. Sœmmering et au citoyen Sue. Il en résulte qu'un homme guillotiné ne souffre ni dans les membres, ni dans la tête; que sa mort est rapide comme le coup qui le frappe : et si l'on remarque dans les muscles des bras, des jambes et de la face, certains mouvements ou réguliers ou convulsifs, ils ne prouvent ni douleur ni sensibilité; ils dépendent seulement d'un reste de faculté vitale, que la mort de l'individu, la destruction du *moi*, n'anéantit pas sur-le-champ dans ces muscles et dans leurs nerfs.

Mon amour pour la vérité ne me permet cependant pas de dissimuler que nous n'avons, à cet égard, qu'une certitude d'analogie et de raisonnement, et non point une certitude d'expérience. Ici, l'expérience n'est pas du moins entièrement directe. Entre la décapitation et la pendaison, l'asphyxie ou l'emploi de certaines plantes stupéfiantes, il y a sous ce rapport une différence que je ne prétends point nier; elle est en faveur de ces derniers genres de mort. Beaucoup de personnes empoisonnées avec des narcotiques (1), asphyxiées ou pendues, ont été rappelées à la

---

(1) Alexander, médecin d'Édimbourg, a fait à ce sujet sur lui-même des expériences infiniment curieuses.

vie; et nous savons, par leur rapport unanime, qu'on n'éprouve, dans ces cas, aucune douleur. Quelques-unes même prétendent avoir éprouvé des sensations agréables. Il est trop évident qu'aucun homme décapité n'a pu venir rendre ainsi compte de ce qu'il a senti. Mais les faits déjà rapportés sont si près de celui que nous voudrions mieux connaître, que les motifs de croire que cet homme n'a pas pu sentir la moindre douleur équivalent à des démonstrations; et les raisons qu'on allègue pour soutenir le contraire sont dépourvues de toute vraisemblance.

Néanmoins je vote de grand cœur pour l'abolition du supplice de la guillotine : mais je me fonde sur des motifs plus réels. Tant que la peine de mort sera conservée, il faudrait du moins en rendre l'appareil imposant. La mort d'un homme, ordonnée pour l'intérêt public, est sans doute le plus grand acte de la puissance sociale : il faudrait que cet appareil même rendît le supplice plus rare et plus difficile; il faudrait aussi ne pas habituer le peuple à l'aspect du sang.

Quand on guillotine un homme, c'est l'affaire d'une minute. La tête disparaît, et le corps est serré sur-le-champ dans un panier. Les spectateurs ne voient rien; il n'y a pas de tragédie pour eux; ils n'ont pas le temps d'être émus. Ils ne voient que du sang couler. S'ils tirent quelque leçon de cette vue, ce n'est que pour s'endurcir à le verser eux-mêmes avec moins de répugnance, dans l'ivresse de leurs passions furieuses : tandis que le sentiment le plus précieux du cœur humain, celui qui le fait compatir aux angoisses et à la destruction de ses semblables, devrait être si soigneusement cultivé par toutes les institutions et par tous les actes publics.

D'ailleurs, ce fatal instrument rappelle trop des temps affreux, dont on doit vouloir effacer jusqu'aux dernières traces. La république, le gouvernement le plus humain de tous, parce qu'il se fonde sur le respect dû à la dignité de l'homme, et qu'il n'est pas environné des terreurs qui assiégent les despotes; la république, objet sacré de tous nos vœux, de toutes nos espérances, doit faire disparaître, avec les signes de la royauté, ceux d'une tyrannie plus sombre et plus farouche, mais heureusement, par sa nature même, plus chancelante et plus précaire, qui semblait avoir pris la guillotine pour étendard.

Une circonstance, dont l'histoire se servira pour caractériser avec plus de force l'atrocité de tant de massacres, a contribué cependant à l'indifférence avec laquelle le peuple avait fini par les contempler : c'est le courage tranquille de presque tous ceux qui marchaient à la mort. Les cris aigus, les supplications, les sanglots de madame Dubarry, touchèrent profondément ceux qui l'accompagnaient dans les rues; et sur la place de la Révolution, presque tout le monde s'enfuit les larmes aux yeux. Mais les hommes de cœur ne peuvent pas s'abaisser à ce lâche désespoir, pour rendre des entrailles au peuple : la vertu ne va point jusque-là.

Je ne parlerai pas de ce qu'avance le citoyen Sue touchant la nature, l'origine, et la fin du principe vital. Je n'ai absolument aucune idée à cet égard : et je ne vois pas que, depuis quatre mille ans, les plus grands génies en aient eu une seule qui puisse soutenir l'examen de la raison. Je ne crois point, je ne nie point, je n'examine même pas; car ici, la nature nous a refusé les moyens d'examiner : j'ignore absolument; mais j'ignore, je l'avoue, en homme qui n'a pas un grand respect pour les conjectures, encore moins pour les assertions ou pour les négations positives, dans les matières auxquelles nous ne pouvons absolument point appliquer les véritables instruments de nos connaissances.

Je termine ici cette note. Si elle peut donner quelques consolations aux personnes dont on avait troublé l'imagination et le cœur, sur les derniers moments de leurs proches et de leurs amis assassinés, j'aurai rempli mon but principal. Si les physiologistes que je combats parviennent à faire substituer à la guillotine un genre de mort aussi doux, mais plus imposant, plus capable de frapper les spectateurs, et qui conserve mieux le respect qu'on doit toujours à l'homme, dans le condamné, je bénirai leurs efforts; quoique, sous tout autre point de vue, je les regarde comme dirigés à faux. Mais je bénirai surtout nos législateurs, quand ils croiront pouvoir abolir une peine que j'ai toujours considérée comme un grand crime social, et qui, suivant moi, n'en prévient jamais aucun.

FIN.

QUELQUES PRINCIPES

ET QUELQUES VUES

SUR

LES SECOURS PUBLICS.

AVERTISSEMENT.

L'écrit suivant est extrait de différents rapports faits à la commission des hôpitaux de Paris, dont l'auteur était membre, pendant les années 1791, 1792 et 1793. Il ne faut pas y chercher un *Traité classique et complet des Secours publics* : ce sont uniquement, comme le titre l'annonce, *Quelques Principes et quelques Vues* sur cet objet, qui devient chaque jour plus important. De toutes les maladies qui minent les états modernes, la mendicité paraît en effet la plus redoutable. Il n'est aucun des gouvernements d'Europe qu'elle ne semble menacer de prochains bouleversements; et si, par des mesures sages, on ne se hâte en tous lieux de prévenir le choc, la société civile elle-même peut y courir de grands dangers. Malheureusement, autant le mal est profond et pressant, autant le remède est difficile. Ici, le mal tient à presque tous les vices de la législation; il se lie à presque toutes les mauvaises pratiques d'administration. Pour l'attaquer avec succès dans sa source, pour le combattre efficacement lui-même dans tous ses effets, on a donc besoin de recueillir soigneusement toutes les lumières que peuvent fournir l'expérience et le raisonnement : et dans ce genre, comme dans beaucoup d'autres, les plus faibles efforts ont encore leur objet d'utilité.

Voilà ce qui peut motiver ou excuser la publication de ce petit écrit.

QUELQUES PRINCIPES

ET QUELQUES VUES

SUR

LES SECOURS PUBLICS.

Summa sequor fastigia rerum.

CHAPITRE PREMIER.

§ Ier.

L'existence de l'homme n'est pas isolée et solitaire. La nature l'a fait *être sociable :* elle a rendu la société nécessaire au complément de sa vie; elle ne le fait naître et vivre qu'en société. La longueur de son enfance, ses besoins, si souvent hors de toute proportion avec ses forces, et, plus que tout le reste, les avantages sans nombre qu'une expérience de tous les jours lui montre et lui fait sentir dans cette coexistence avec des êtres de son espèce, écartent loin de lui toute idée de s'en séparer : ils l'attachent invinciblement à l'état social qui fait son bonheur, ou du moins sans lequel il ne peut y avoir pour lui que souffrances et privations.

Mais ces besoins, qui rendent les individus si nécessaires les uns aux autres, ne sont pas les seuls; ce ne sont pas même peut-être les plus puissants.

L'homme est un être sensible : sa sensibilité est l'instrument des impressions que font sur lui les objets extérieurs; elle est le principe de ses besoins, la cause déterminante de ses volontés, de ses appétits : en un mot, il ne vit que parce qu'il sent.

A la faculté de sentir se joint en lui la faculté de partager les affections des autres êtres sensibles, particulièrement celles des êtres ses semblables; ou plutôt ces deux facultés sont identifiées et confondues dans son organisation : et leur réunion forme le caractère de sa sensibilité (1).

A l'aspect de la souffrance ou de la misère, les entrailles humaines s'émeuvent : un prompt retour sur nous-mêmes nous avertit, par les maux dont nous sommes témoins, de ceux que nous pou-

---

(1) Ce caractère n'est pas exclusivement propre à l'homme; il lui est commun avec plusieurs espèces d'animaux, peut-être même avec toutes : mais il prédomine dans sa nature; il constitue, ce semble, sa véritable supériorité, ou du moins il forme un des principaux traits qui le placent au premier rang.

vous éprouver. Un sentiment vif nous associe à ces angoisses, en quelque sorte, comme si elles nous étaient personnelles. Nous avons le besoin de les partager par notre compassion, de les adoucir par nos secours.

Voilà le principe de la bienfaisance : voilà ce qui fait que les moralistes, religieux ou philosophes, ont toujours et partout pu montrer dans les vertus compatissantes la source des jouissances les plus douces, et trouver dans le fond des cœurs un moyen de compenser les erreurs du sort et des lois.

A ce sentiment simple et direct, qu'on pourrait appeler d'instinct, il s'en joint un autre qui ne peut être que le fruit de la réflexion. Tout homme qui se rend compte de *soi-même* s'aperçoit facilement que les hasards de la fortune ne sauraient anéantir l'égalité primitive ; que l'élévation des individus qu'ils favorisent, et l'abaissement de ceux qu'ils oppriment, sont le plus souvent iniques et capricieux ; qu'un mauvais régime social accumule ou disperse les richesses d'une manière tout-à-fait arbitraire et immorale ; qu'enfin il est du devoir du riche de soulager des maux qu'il a plus d'une fois pu concourir à produire, par la manière dont il l'est devenu. Le riche, dont la raison n'est pas obscurcie par les fumées de la fortune, dont le cœur ne s'est pas éteint par l'abus des jouissances, pourrait-il méconnaître cette espèce de justice, imposée, non par les lois, mais par un sentiment intérieur qui parle, avec une grande puissance, même aux hommes corrompus?

Il est certain que celui qui secourt l'indigence, ou console la douleur, cède à l'un des plus impérieux comme des plus nobles penchants du cœur humain. Celui qui étouffe ce penchant, ou qui le brave, malheureux par la violence qu'il est souvent obligé de se faire, et par les jouissances que la nature lui montre, mais dont son cœur égaré le prive, est encore réellement coupable aux yeux de l'humanité. L'humanité lui prescrit encore des devoirs, quand la justice rigoureuse paraît satisfaite, quand les lois positives n'exigent plus rien de lui.

Ajoutons que lorsque l'inégalité des fortunes est poussée jusqu'à un certain degré, lorsque le ver rongeur de la mendicité a fait de certains progrès dans un pays, le riche, pour assurer ses jouissances, n'a d'autre parti à prendre que de secourir le pauvre. Ce n'est pas seulement un devoir; c'est encore un véritable calcul d'intérêt.

Voilà pour les individus.

§ II.

Si nous passons aux corps politiques, aux nations, à leurs gouvernements, nous trouverons dans les motifs de leur bienfaisance, et dans les règles d'après lesquelles doivent se répartir leurs secours, des points de vue nouveaux qui ne permettent pas de ranger sur la même ligne la charité publique et la charité particulière.

Ce n'est pas que la morale et la politique soient contraires l'une à l'autre; ce n'est pas même qu'elles soient fondées sur des principes différents, comme ont voulu le persuader des hommes d'affaires corrompus, et comme l'ont en effet pensé quelques écrivains peu réfléchis. Mais les rapports de l'individu s'étendent à tous les autres individus qui l'entourent : ils le font correspondre, non-seulement avec la nation dont il fait partie, mais encore, en quelque sorte, avec le genre humain tout entier. Le corps social, au contraire, du moins dans l'état d'imperfection où se trouve encore la société civile, n'existe que pour lui-même, ne reconnaît pour loi que son utilité propre : et, dans ses relations, soit avec les individus qui le composent, soit avec les autres corps de nation, dont les intérêts se trouvent mêlés avec les siens, il tire toujours de cette utilité bien ou mal vue les principes de sa morale, et les règles ou le but de sa conduite.

La voix de l'humanité ne sera pas moins puissante auprès des gouvernements établis sur des bases équitables, qu'auprès des particuliers sensibles et bons : mais la manière de l'entendre et de lui obéir n'est pas la même pour les uns et pour les autres. Les particuliers n'existent que dans des relations purement isolées et locales :

ils peuvent se livrer à des affections privées, se permettre du choix, et certain arbitraire de cœur dans leurs vertus bienfaisantes. Les gouvernements, c'est-à-dire, les rédacteurs et les exécuteurs quelconques des lois, agissant au nom et pour l'intérêt du peuple qu'ils représentent, doivent avoir sans cesse ce peuple tout entier devant les yeux, s'interdire toute acception, toute préférence entre ses membres : ils doivent substituer, même dans les actes compatissants et charitables, la justice qui se répand sur tous, à la pitié qui se nourrit d'impressions particulières. L'humanité politique embrasse toute la société : l'aumône nationale a surtout en vue l'utilité publique qui la prescrit. Enfin, sans écarter le motif des maux individuels, dont elle doit bien sans doute vouloir adoucir l'amertume, son principal objet est le maintien de la paix, du bien-être et du bon ordre en général.

Mais si, d'une part, les sentiments qui portent l'homme à voler au secours du malheur tiennent aux traits primitifs et caractéristiques de sa nature; s'ils se fortifient encore et des idées de justice que toutes ses réflexions y joignent, et de la connaissance plus éclairée et plus parfaite de son propre intérêt : d'autre part, les plus pressantes considérations n'engagent pas avec moins de force les gouvernements à combattre par des mesures efficaces les causes qui reproduisent la misère; à procurer du travail au pauvre valide; à recueillir dans des asyles le pauvre, enfant, vieillard ou malade; à faire disparaître graduellement les traces hideuses de la mendicité, en attendant qu'ils aient pu la tarir dans sa source. Leur sûreté, leur tranquillité, l'exigent impérieusement. S'ils négligent ce devoir, des alarmes continuelles peuvent arrêter les développements de la prospérité particulière et publique; elles peuvent troubler les spéculations de l'industrie. La morale, altérée déja par le contraste du luxe extravagant et de la misère extrême, se dégrade de plus en plus chaque jour : et l'explosion de tous les crimes est le résultat inévitable de toutes les passions contraires que cet état de choses fait fermenter.

Une autre considération non moins directe engage encore la puissance publique à mettre le soin des pauvres délaissés au nombre de ses premiers devoirs. Sous un bon régime, tout homme en état de travailler ne manque jamais d'ouvrage : les mœurs générales flétrissent la fainéantise et sollicitent l'industrie; elles établissent dans les familles un esprit et des sentiments qui repoussent toute idée d'abandon d'un père, ou d'une mère infirme, ou d'un enfant au berceau; elles inspirent à la fois l'horreur du métier de mendiant, et la touchante compassion qui s'empresse de secourir la misère. Quand ces sentiments et ces habitudes n'existent point, c'est toujours la faute des lois : ce sont elles seules qui, par leur influence vicieuse, peuvent porter dans la répartition des fortunes et des jouissances de tout genre ces inégalités profondes et durables, également funestes à la morale d'un peuple et à son bonheur. Les maux qu'elles n'ont pas prévenus dans leur source, et ceux qu'elles ont maladroitement produits, elles doivent du moins chercher à les réparer : et, jusqu'au moment où, dirigées par des principes plus sages, plus équitables, plus prévoyants, elles auront ramené dans l'organisation sociale la véritable égalité de la nature, le devoir est plus pressant encore pour les gouvernements, de pourvoir au soulagement de tant de calamités, puisqu'elles sont en grande partie leur ouvrage.

Mais la charité, soit particulière, soit publique, est une vertu qu'il faut raisonner; c'est un art qu'il faut étudier. En secourant le pauvre, on n'est pas toujours bienfaisant. L'aumône mal dispensée devient une nouvelle cause de désordre; son premier effet est d'aggraver toutes celles de la mendicité. Un particulier, dans le cercle étroit qui l'environne, a besoin de lumières pour régler ses secours sur les vrais besoins, pour ne pas encourager l'oisiveté dans celui qu'il soulage, pour ne pas flétrir en lui la pudeur délicate et la fierté d'ame conservatrices de la vertu. Ces sentiments peuvent bien, sans doute, se rencontrer au sein de la plus sévère infortune, mais non s'allier avec la dégradation des habitudes mendiantes, avec le dégoût du travail, avec le mépris de l'heureuse indépendance dont lui seul est le sûr garant.

Les lois, dans le cercle plus étendu qu'elles embrassent, ont des écueils plus dangereux encore à éviter : il s'agit, pour elles, moins d'adoucir le sort de quelques pauvres, que de secourir la pauvreté générale; et leur bienfaisance serait corruptrice et meurtrière, si des vues politiques et des calculs sages n'en réglaient l'exercice. Les gouvernements, les exécuteurs quelconques des lois, ne sauraient donc employer, dans la dispensation des secours publics, une trop grande circonspection. Comme leurs vues sur cet objet s'appliquent à la classe de la société la moins éclairée et la plus mécontente, ils doivent moins aspirer aux bénédictions des personnes secourues, qu'à la diminution réelle et durable de la misère elle-même : et comme cette administration porte en même temps sur la source véritable de l'industrie et des productions sociales; comme elle influe sur les mœurs du peuple de la manière la plus puissante et la plus directe, tout ce qui s'y rapporte ne peut être manié que par des mains habiles. Les inconvénients les plus graves y résultent souvent de l'excès même du zèle, ou de ce qu'on serait tenté de prendre pour de légères erreurs.

§ III.

Des écrivains qui ont porté l'esprit philosophique dans l'examen de la plupart des questions relatives à la mendicité, nous ont présenté quelques résultats généraux de faits bien propres à mettre en garde contre les mouvements d'une sensibilité peu réfléchie. A mesure que les secours augmentent dans un arrondissement, le nombre des pauvres y augmente dans la même proportion. Ce n'est pas à l'affluence seule des pauvres étrangers qu'il faut attribuer cet effet nuisible (cette cause y contribue sans doute): mais il est prouvé, par des observations très-exactes faites en différents temps, qu'une ville, un hameau, dont tous les habitants sont connus, voit, par les secours de l'aumône, s'accroître constamment parmi eux le nombre des mendiants. Les habitudes viles du vagabondage et de l'oisiveté s'établissent peu à peu; elles deviennent bientôt, pour ainsi dire, les mœurs générales; et la reproduction propre aux différents travaux diminue dans le même rapport. Ainsi donc, toutes les vraies sources de la richesse publique se trouvent taries par un moyen qui semblait devoir la mieux distribuer, et la morale se dégrade encore par le remède qu'on voulait opposer aux principes mêmes de la corruption.

Nous avons dit que les observations faites sur ce sujet, en différents pays, donnent des résultats parfaitement semblables. Lorsqu'il y a des secours pour deux pauvres, quatre viennent bientôt les réclamer; si la charité double ses secours, le nombre des demandeurs double encore très-promptement : de sorte que partout les mendiants et les moyens de les faire subsister sont à peu près dans le rapport de deux à un.

Les individus inconsidérés dans leur bienfaisance font du mal; mais ils le font en petit. Les gouvernements égarés par les maximes d'une charité fausse, ou par une vaine soif de popularité, font le mal très en grand. Ce qu'il en coûte en finances n'est rien : ce sont les pertes en esprit de famille, en amour du travail, en sentiments libres et fiers; ce sont, en un mot, l'abrutissement et la corruption où la mendicité plonge ses malheureuses victimes, qu'on doit véritablement compter pour beaucoup.

§ IV.

Les gouvernements n'ont guère que deux manières de secourir le pauvre : les hôpitaux de valides, ou de malades, et les ateliers de travail, autre espèce d'hôpitaux de valides.

Les infirmeries publiques, quelque bien tenues qu'on les suppose, soulagent l'indigence et la maladie d'une manière nécessairement imparfaite: elles tendent à briser ou à relâcher presque tous les liens domestiques; elles détruisent la prévoyance dans la classe manouvrière ; elles font une consommation considérable d'hommes : souvent même elles renvoient dans la société, avec les malades guéris, des vices qui semblent ne pouvoir naître que dans leur sein.

Les hôpitaux de valides, quand ils ne sont pas des ateliers de travail, ne peuvent être regardés que comme des moyens lâches et coupables d'avilir le peuple : ces établissements ne conviennent qu'aux gouvernements qui veulent l'endormir et l'enchaîner. Chaque homme, dans l'intérêt même de son bonheur, doit faire tout le travail dont il est capable. Celui qui ne peut lui-même pourvoir à sa subsistance, et qui vient réclamer la charité particulière ou publique, aliène, par cet acte même, l'usage de ses forces ; il s'engage à les employer au gré de son bienfaiteur : et c'est ainsi qu'il peut conserver encore sa dignité d'homme, jusque dans l'abaissement de la mendicité.

Il faut donc toujours occuper le pauvre suivant la mesure de ses forces ; il faut que les hôpitaux de valides soient de vrais ateliers de travail ; que l'enfance, la vieillesse, les infirmités même, ne dispensent de toute tâche quelconque, que lorsqu'elles mettent absolument dans l'impuissance de la remplir.

Mais cet entassement d'invidus qu'aucun lien naturel n'unit les uns aux autres ; dont aucune espérance n'éveille l'activité ; qu'une sécurité stupide endort sur l'avenir ; qui n'ont, avec les objets environnants, et avec les personnes dont ils dépendent, que des rapports faux et corrupteurs : cet entassement, dis-je, n'est-il pas capable de dégrader jusqu'au dernier point l'intelligence et les mœurs?

Les ateliers de secours ont le grand inconvénient de tous les établissements publics ; celui d'être nécessairement mal surveillés par des chefs dont ils ne sont pas l'affaire propre. Mais ils ont encore d'autres inconvénients plus graves : ils engourdissent l'industrie, ils favorisent la paresse; ils font souvent hausser le prix de la main-d'œuvre dans des progressions qui s'écartent beaucoup du cours naturel des choses, effet passager de sa nature, et qui ne saurait être véritablement utile au pauvre industrieux et diligent : enfin ils développent et répandent une corruption meurtrière, qui, semblable aux contagions physiques, se forme particulièrement dans les grandes réunions.

§ V.

On n'a pas encore mis en exécution sur un plan assez étendu, les secours *à domicile*, pour qu'on puisse déterminer avec quelque exactitude quels sont leurs avantages et leurs inconvénients (1). Je suis porté cependant à croire que

---

(1) Le citoyen Dupont (de Nemours), membre de l'Institut national, a publié un excellent traité sur cette matière.

ce genre d'aumône, surveillé soigneusement, est préférable à presque tous ceux qu'on a tentés jusqu'à ce jour. Mais je conviens qu'il offre de grandes difficultés, et qu'il peut entraîner beaucoup d'abus dans la pratique. Le choix des hommes auxquels doivent être confiées sa surveillance et sa direction ; la manière d'employer ces hommes et de les surveiller eux-mêmes; l'organisation des autorités auxquelles ils doivent ressortir; enfin les rapports de ces autorités avec l'administration générale, offrent autant de questions importantes qui ne peuvent être résolues qu'après mûre réflexion.

Ce n'est pas tout. Dans un état social très-compliqué, et particulièrement au sein des grandes capitales de nos sociétés modernes, tous les pouvoirs publics ont sans doute besoin d'être organisés avec beaucoup de précaution. Or, s'il en est qui soient dangereux de leur nature, ce sont assurément ceux qui agissent sur une grande quantité d'individus, rabaissés par leur situation à des habitudes de dépendance. Combien ne le seraient pas davantage des magistratures qui s'exerceraient partout et à chaque instant, dans les asyles secrets et délaissés, où sous prétexte de porter des consolations et des secours, elles pourraient porter aussi très-souvent le despotisme, la corruption, et quelquefois l'esprit de révolte !

§ VI.

Quand on a dit que *pour extirper la mendicité il faut détruire les hôpitaux et faire cesser l'aumône*, on a sans doute plutôt montré le but vers lequel il faut tendre, qu'indiqué le moyen d'y parvenir. Le jour où les hôpitaux et l'aumône ne seront plus des maux nécessaires, la mendicité pourra être en effet entièrement détruite; rien n'est plus certain. Mais la destruction subite des maisons de secours, et le refroidissement raisonné de la bienfaisance individuelle, bien loin d'anéantir les causes nombreuses de la misère, en aggraveraient assurément plusieurs. Aussi, ne faut-il pas prendre à la lettre ce mot profond d'un homme qui, doué de ce genre d'esprit dont le propre est de marcher toujours aux grands résultats, s'est pourtant attaché d'une manière particulière à la recherche et à l'examen des faits.

Il est hors de doute que les hôpitaux et les autres secours publics sont, par leur mauvaise organisation, plutôt de nouvelles causes de misère, que des bienfaits véritables; plutôt un principe de démoralisation, que le modèle ou l'aliment des vertus bienfaisantes. Il est également incontestable que l'aumône particulière, pour quelques maux réels qu'elle peut soulager, en produit presque toujours bien davantage par les habitudes d'incurie et de fainéantise qu'elle répand.

Mais assurément, quand des malheureux manquent du plus indispensable nécessaire, il faut le leur fournir; quand des malades sont privés chez eux de tout secours, il faut leur en donner : toutes les théories et tous les calculs cèdent au cri de la nature, au devoir de l'humanité. La nécessité de l'aumône publique est donc trop évidente.

Aussi les formes les plus avantageuses pour sa distribution sont-elles uniquement aujourd'hui ce qu'il s'agit de rechercher : il s'agit de bien voir quel doit être l'esprit des lois relatives à la mendicité, quelles vues générales doivent diriger les magistrats chargés de leur exécution.

Cette tâche est encore difficile à remplir. Malgré beaucoup de travaux et de tentatives, les expériences faites jusqu'à ce jour ne résolvent pas toutes les questions; on ne connaît pas bien encore les effets éloignés des différents moyens mis en usage. Au reste, il paraît que ce n'est pas aux gouvernements à diriger ces expériences : elles se font presque toujours mal en son nom. On trouve rarement des Rumfort dont le courage ne se rebute point, dont l'unique passion soit l'enthousiasme de l'humanité.

§ VII.

Quand tous les faits essentiels auront été recueillis et discutés, on devra vraisemblablement soumettre à un nouvel examen quelques principes établis par les écrivains les plus estimables dans ce genre. Quoique ces principes soient, en quelque sorte, convenus en théorie, pour les admettre comme évidents et sûrs dans la pratique, il faut que la pratique elle-même en ait suffisamment confirmé la certitude (1). Lorsqu'on aura sous les yeux et le tableau complet des faits rassemblés dans les divers pays, et le résultat des tentatives faites jusqu'à présent par les hommes les plus bienfaisants et les plus sages, on pourra, sans doute, former des plans de secours publics mieux entendus : peut-être aussi verra-t-on plus clairement quelles sont les causes des désordres qui s'introduisent partout dans la distribution des richesses.

Pour indiquer toutes ces causes dont dépend la mendicité, nous voyons déja maintenant qu'il faudrait parcourir presque toutes les mauvaises lois, qu'il faudrait noter presque toutes les erreurs des gouvernements. La nature produit des inégalités; mais celles-là, contenues dans des bornes constantes, se réparent d'elles-mêmes : le législateur ne doit point s'en inquiéter; il doit même les respecter à tous égards.

---

(1) Voilà ce qui donne un grand but d'utilité au recueil composé par les soins du ci-devant ministre de l'intérieur, François-de-Neufchâteau, aujourd'hui mon collègue au sénat.

Ce sont les inégalités factices de l'état social qui, seules, sont cruelles, tyranniques, désastreuses : or, comme elles dépendent uniquement des mauvaises institutions, elles disparaissent avec elles; et, par là, les inégalités de la nature se trouvent ramenées à ce qu'elles doivent être; elles deviennent utiles et justes : et la société, plus équitable alors que la nature elle-même, en efface sans secousses tout ce qui pourrait établir des relations fixes de pouvoir et de dépendance.

§ VIII.

Les lois qui gênent l'industrie, ou qui la rendent tributaire de l'avarice et du despotisme; celles qui dénaturent la transmission des propriétés, c'est-à-dire, qui tendent à les concentrer vicieusement dans un petit nombre de mains; celles qui favorisent, par des préférences injustes, les travaux de quelques citoyens aux dépens des travaux de tous; celles, plus absurdes encore, qui consacrent les priviléges de naissance ; enfin toutes les formes d'administration qui se prêtent aux déprédations, aux gaspillages : telles sont les principales sources de l'inégalité, considérée sous le rapport des fortunes, laquelle, par conséquent, peut avec raison s'appeler *sociale*, puisqu'elle tient immédiatement aux vices de la société.

Les lois qui d'une manière plus ou moins directe avilissent la classe manouvrière, qui l'environnent de piéges, qui corrompent ses mœurs, qui la découragent dans ses habitudes vertueuses de travail, et lui font prendre celles de la paresse et du vagabondage; toutes ces lois, dis-je, ont encore une part plus ou moins considérable dans l'accroissement progressif de la mendicité : leur abolition est l'une des premières aumônes dues aux indigents par le législateur.

§ IX.

Indépendamment de ces causes générales, pour ainsi dire identifiées avec la législation même, et qui agissent uniformément et sans interruption, il en est d'autres qui dépendent du cours des événements politiques. Celles-ci prennent une énergie particulière au milieu des changements imprévus que les grandes révolutions entraînent. La patience des peuples va presque toujours jusqu'au point de fatiguer *la tyrannie;* la patience de la classe pauvre, en particulier, est encore plus grande : et voilà ce qui rend ses malheurs plus sacrés.

Mais, tôt ou tard, le moment de son réveil arrive; et ce réveil est terrible. Ignorante et passionnée, comment pourra-t-elle se servir convenablement de sa force? En l'exerçant aveuglément contre tout ce qui l'entoure, elle la tourne nécessairement contre elle-même. Ses chefs, quelque sages et éclairés qu'on les suppose, sont presque toujours forcés de se plier à ses passions. Sa précipitation à faire valoir des droits nouvellement reconquis change tout à coup la distribution des emplois publics et des salaires qui leur sont attachés. Les propriétés passent brusquement de main en main ; elles sont quelquefois enlevées par des violences à leurs anciens possesseurs ; l'ordre des consommations est interverti ; les consommateurs effrayés cachent et resserrent leurs jouissances : l'industrie languit ; ou si par hasard elle cherche et se fraie de nouvelles routes, ses efforts, découragés à chaque pas, restent long-temps faibles et incomplets.

De toutes ces circonstances, il résulte un changement nécessaire dans la nature et dans l'ordre des travaux ; changement dont les effets se font sentir partout à la fois. Il en résulte encore une diminution considérable et subite de toutes les reproductions, et même un anéantissement total de quelques-unes. Car, non-seulement le travail diminue, ou se porte ailleurs, mais il cesse totalement à certains égards : et cette perte, la plus grande et la plus véritable de toutes, pèse principalement sur ceux dont le travail est le seul héritage.

Ainsi, les désordres, pour la réparation desquels se fait toute révolution, sont presque toujours passagèrement aggravés par elle : ainsi, plus on se hâte de faire disparaître tous les vestiges des anciennes inégalités, et plus la classe indigente sentira, durant le choc, redoubler sa misère. Enfin, si d'insensés démagogues épouvantent les propriétaires par des menaces et par des doctrines subversives de tout ordre, alors les causes de la mendicité s'accroissent d'une manière encore plus effrayante ; et les moyens même par lesquels on pourrait la combattre échappent des mains du gouvernement.

§ X.

Pour remédier aux maux que produit l'accumulation des richesses, il ne faut donc pas bouleverser violemment toutes les propriétés : il ne faut pas surtout que le maintien et la sécurité de la propriété même soient menacés ou mis en péril. Les moyens de subsistance en deviennent toujours plus difficiles pour le pauvre ; sa misère, plus cruelle et plus profonde. Les lois qui peuvent prévenir ces inconvénients, les mesures qui peuvent réprimer ces tentatives, sans être des secours publics, les rendent d'avance moins nécessaires.

Si les révolutions se bornaient à donner de nouvelles directions à l'industrie, à créer d'autres genres de travaux, en même temps qu'elles anéantissent et déprécient ceux dont le produit semblait le plus assuré, elles feraient ce que tout changement doit faire; et les pertes seraient appréciables et bornées. Mais la chose n'en reste jamais là. Toute révolution marque son passage par beaucoup de ruines : à plus forte raison une révolution qui s'opère dans un pays vaste et populeux, déja respectable par ses rapports commerciaux et par l'activité de ses arts ; une révolution dont le premier effet doit être inévitablement d'anéantir tant de fortunes particulières, identifiées avec les abus ; qui rencontre à chaque pas des résistances multipliées, et dont la durée se prolonge dans de violentes et continuelles secousses. Une pareille révolution pourrait-elle se terminer sans laisser après elle des vestiges très-douloureux ? Quelle quantité de forces et de richesses n'a-t-elle pas besoin d'employer pour son accomplissement ? ni ces richesses, ni ces forces, ne peuvent alors s'appliquer à des objets directement reproductifs. Aucun sacrifice ne peut sans doute coûter à des ames énergiques qui veulent conquérir la liberté : mais il est nécessaire de prévoir et d'évaluer les effets des diverses circonstances nouvelles où se trouve placée la nation. Or, n'est-ce pas à la classe qui vit au jour le jour, et du fruit d'un travail souvent précaire, que les pertes générales se font d'abord sentir ? n'est-ce pas sur elle que les maux publics, durables ou passagers, tombent avec le plus de poids ?

D'ailleurs, les temps d'orages et de bouleversements appellent, de tous les pays voisins, les hommes actifs, entreprenants, sans ressources industrielles. Ces hommes qui ne peuvent exister dans un état civilisé que par la tolérance d'une police peu sévère; qui, marqués souvent dès empreintes du crime, ne trouvent de sécurité qu'au milieu du trouble, viendront bientôt fondre comme des bandes de corbeaux affamés sur un champ de bataille. Ils viennent vivre de rapines, et mettre à l'encan leur audace, leurs brigandages, leurs poignards.

Ce concours dangereux, mais inévitable, suffit pour aggraver alors la mendicité par la seule augmentation du nombre des individus oisifs et dépourvus de ressources honnêtes. Il l'aggraverait encore beaucoup, quand même on viendrait à bout de contenir tous ces hôtes malfaisants et furieux. Mais il est évident qu'on ne le peut pas. Toute révolution ne se fait qu'en brisant les ressorts de la police; et pour créer une force publique nouvelle, il faut du temps. Ordinairement, on ne peut le tenter avec quelque apparence de succès, que lorsqu'il ne reste plus de traces de l'ordre de choses ancien.

Que sera-ce donc si à l'anéantissement des travaux, à la multiplication des besoins, à la destruction ou à la dilapidation des richesses existantes, se joignent certaines mesures fausses et désastreuses, telles, par exemple, que la création d'un *papier-monnaie*, des lois de *maximum*, des réquisitions forcées, et toute autre espèce de lois bursales arbitraires? Quel terme peut-on assigner alors aux progrès de la mendicité?

14.

C'est donc dans le temps des grandes révolutions, que les secours publics sont le plus indispensables ; c'est alors qu'ils doivent être le plus abondants ; c'est alors, surtout, qu'ils doivent être organisés avec le plus de sagesse. Il est impossible de se reposer sur la bienfaisance individuelle du soin de pourvoir à des besoins extraordinaires, et croissants de jour en jour ; il est également impossible de compter sur l'industrie abandonnée à elle-même, pour l'emploi de tant de bras désœuvrés et menaçants.

Cette impossibilité devient peut-être encore plus grande quand l'agitation commence à diminuer ; quand tout le monde commence à sentir le besoin du repos ; quand chacun revient par degrés à ses anciennes occupations, et que de coupables largesses, cessant d'alimenter des bandits à gages, ceux-ci se trouvent comme forcés de reprendre, pour vivre, leur ancien métier de filous et de voleurs de grands chemins. Le seul moyen de les en détourner, est de leur assurer des secours abondants, de leur offrir des travaux faciles, et de les contenir en même temps avec vigilance et sévérité.

§ XI.

Mais il est un inconvénient particulier qui peut résulter du défaut de prévoyance à cet égard, ou d'un système de secours mal raisonné : j'entends la nécessité prochaine d'une taxe des pauvres. L'accroissement du nombre des mendiants n'est pas l'unique circonstance qui puisse nous y conduire : la mauvaise administration des fonds actuellement affectés aux hôpitaux et aux diverses institutions de charité, et les mesures fausses qu'on peut adopter pour subvenir aux nouveaux besoins, pourraient seules rendre cette taxe en quelque sorte inévitable. Il en est des gouvernements comme des particuliers : ils se laissent souvent entraîner à des impressions peu réfléchies, soit par une humanité vraie, soit par une dangereuse manie de popularité. En général, on n'a fondé que trop d'établissements prétendus charitables : cela ne suffit pas pour qu'on puisse se croire réellement bienfaisant. Ce sont les maux soulagés et les désordres prévenus qui distinguent la vraie bienfaisance de l'aveugle charité. Encore une fois, de grandes aumônes placées mal à propos sont un nouveau principe de misère et de dégradation des mœurs et de l'industrie. C'est un funeste encouragement donné à la vie mendiante et vagabonde.

Il faut que les secours se proportionnent aux besoins, et surtout qu'ils soient distribués avec discernement. Trop faibles, ils ne font, en quelque sorte, qu'irriter le besoin ; ils prolongent ses langueurs, plutôt qu'ils ne les soulagent ; ils contristent et glacent la main qui les répand. Trop considérables, ou mal appliqués, ils créent bientôt de nouveaux besoins. Il faut donc les bien ordonner. Par une sage répartition, les moyens se multiplient et prospèrent : sans elle, les trésors s'évanouissent, et ne laissent aucune trace utile de leur emploi.

Si la masse croissante des mendiants vient à alarmer la sûreté générale ; si la subsistance des vrais pauvres n'est plus garantie par les ressources actuelles ; si la classe indigente, dont les travaux devenus précaires rendent le sort incertain, commence à s'agiter dans une sombre inquiétude : alors, par enthousiasme, par précipitation, par crainte peut-être, on veut le plus souvent donner un caractère stable aux secours publics. Il s'offre un parti qui paraît très-simple ; c'est d'astreindre chaque canton à pourvoir aux besoins de son arrondissement. On prend pour l'ordinaire ce parti : et quelque mesure qu'on adopte d'ailleurs pour tirer des citoyens qui vivent dans l'aisance les moyens de soulager l'indigent, voilà dès lors la taxe des pauvres. Quelquefois cette taxe est amenée par le temps, par une suite d'essais malheureux qui ont trompé les vues de la charité publique. Elle peut être aussi l'ouvrage d'une espèce de nécessité : elle a paru long-temps parmi nous devoir être celui de la pénurie et des désordres du trésor public.

On a dit souvent, en faveur de cette forme de secours, qu'un gouvernement célèbre semble l'avoir consacrée par l'expérience. Mais rien n'est plus inexact. En Angleterre même, elle est généralement regardée comme un fléau. Non-seulement les besoins toujours croissants ont forcé de l'augmenter sans cesse ; mais avec elle, et par l'effet immédiat de cette augmentation, on a vu croître dans le même rapport le nombre des pauvres. Cette progression n'a point de bornes assignables : chaque jour elle continue à transformer la classe manouvrière en classe mendiante, à miner sourdement les bases de la morale et du bonheur public (1). Perçue avec beaucoup de vexations, elle produit par là même et directement une grande quantité de nouveaux pauvres : distribuée avec beaucoup de négligence, elle dénature entièrement l'aumône, quelquefois même elle en fait une espèce de ressource de luxe. Il n'est pas rare de voir en Angleterre, dans le fond des comtés, des individus jouissant de vingt-cinq ou trente guinées de rente inscrits sur les registres des secours. On y donne, aux familles secourues, de quoi se procurer du thé, du sucre, etc.

La taxe des pauvres, en Angleterre, est portée, dans le moment actuel, à plus de quatre-vingts millions de francs ; elle a considérablement augmenté dans les dernières années : elle n'en restera pas là. En y joignant les aumônes distri-

---

(1) Voyez l'ouvrage de Colquhoun sur la police de Londres (*on Policy of Metropolis*), vous pourrez vous faire une idée des mœurs si vantées du peuple anglais.

buées par les ministres du culte, les souscriptions annuelles, les ateliers, en un mot, toutes les fondations charitables, la mendicité coûte annuellement à l'Angleterre plus de cent cinquante millions de francs (1). Ainsi donc, en prenant pour base les rapports proportionnels du territoire et de la population, la France devrait finir par dépenser, pour le même objet, plus de quatre cents millions de francs.

Des secours publics très-étendus et très-complets n'exigeront pas assurément le tiers, ni même le quart de cette somme : et j'observe que cela seul répond victorieusement au parallèle injurieux que les mécontents établissent encore tous les jours entre la France et l'Angleterre. Non, malgré les désordres inséparables d'une grande révolution, le peuple n'est point en France dans cette situation violente ; situation qui ne peut, au reste, manquer de produire tôt ou tard, un embrasement général.

Je termine : toute taxe des pauvres est une véritable loi agraire. C'est, à la vérité, celle d'un peuple qui n'est plus dans la barbarie des anciennes républiques : mais elle a presque toute

---

(1) Voyez l'ouvrage de Morton Eden, intitulé : *on the State of the poor*, etc. L'auteur va plus loin dans ses calculs : il porte la totalité de ces différents revenus, qui sont tous dépensés pour des objets de charité publique, à cent soixante millions de livres tournois.

l'immoralité, et elle entraîne presque tous les inconvénients de ce brigandage absurde, auquel certaines personnes ont encore eu, dans ces derniers temps, la bonté de conserver le nom de loi.

CHAPITRE II.

§ Ier.

La mendicité et les grandes richesses ont la même source : elles ne sont, à proprement parler, relativement au corps social, qu'un seul et même fait. Le nombre des misérables, dans chaque pays, dépend du nombre des fortunes colossales, surtout de celles qui ne sont pas le fruit d'une utile industrie (1) : car ces fortunes ne peuvent se former sans réduire à l'indigence une quantité proportionnelle d'individus. En un mot, ce sont les richesses, ou trop immenses, ou ramassées par de faux moyens, qui produisent et qui aggravent la mendicité.

La nature, en nous donnant des facultés inégales, a rejeté d'avance, comme une chimère, l'égalité parfaite des fortunes. Il paraît même que

---

(1) Les richesses accumulées par le moyen des grandes entreprises industrielles et commerciales, bien loin d'augmenter, en se formant, la misère du pauvre, la soulagent au contraire de la manière la plus convenable et la plus efficace. Celles qui servent d'aliment à des entreprises nouvelles ressemblent à ces canaux où l'art a rassemblé des eaux qui seraient perdues sans leur secours, et qui répandent autour d'eux la vie et l'abondance.

leur inégalité qui, lorsqu'elle passe certaines limites, produit de grands désordres, est le mobile le plus puissant, le ressort le plus utile de l'état social.

Il suffit que les lois contiennent dans de justes bornes l'action de ce ressort, ou plutôt qu'elles l'abandonnent à lui-même, en n'ajoutant point à l'ouvrage de la nature. Rien de plus juste que de laisser et d'assurer à l'homme plus fort, plus adroit, plus laborieux, plus économe que les autres, la jouissance paisible de tous les biens que l'exercice de ses facultés lui procure : il est même très-utile, à tous égards, que cela soit ainsi. Sans l'espoir d'améliorer son sort, qui voudrait former les entreprises et exécuter les travaux dont la société recueille le plus d'avantages? Et l'aspect de l'abondance d'un homme devenu riche par l'emploi légitime de ses moyens naturels, n'est-il pas le plus utile encouragement qui puisse être offert à l'industrie? car il n'est personne autour de lui qui ne sente qu'avec le même courage il peut accroître aussi lui-même considérablement son aisance.

C'est sous ce point de vue que les lois de la propriété peuvent être regardées comme également bienfaisantes pour celui qui possède beaucoup, pour celui qui possède peu, pour celui même qui ne possède rien; comme également protectrices et de la tranquillité du riche et des espérances du pauvre. Si elles veillent aux jouissances actuelles de l'un, elles assurent à l'autre, dans l'avenir, le juste fruit de ses efforts. En l'encourageant au travail, elles le rendent heureux dès aujourd'hui, de ce travail même, de la considération attachée à la probité industrieuse, de l'aisance future qu'elle lui promet.

La nature n'a donc véritablement rien, ou presque rien fait qui puisse mettre obstacle au bonheur social. Ses erreurs se corrigent d'elles-mêmes ; leurs effets ne sont jamais ni généraux, ni durables ; et pourvu que les mauvaises institutions ne les aggravent point, tout reprend bientôt l'espèce d'équilibre qui convient au véritable but de la société, au plus grand bonheur des individus. Mais les mauvaises organisations politiques, les mauvaises lois de détail, la manière non moins vicieuse de les mettre en action et de les interpréter, ont défiguré chez tous les peuples, et dans tous les siècles, l'ouvrage de la nature. Ce sont partout les plus forts, les plus habiles et les plus riches, qui ont institué les gouvernements, promulgué les lois. Le plus fort a voulu augmenter sa force ; le plus riche, sa richesse ; le plus habile, l'influence de son habileté : et comme l'ignorance du peuple ne lui permettait pas de voir son intérêt où il était véritablement, et d'employer ses cent mille bras à se défendre convenablement lui-même, l'intérêt du petit nombre a prévalu ; les petites inégalités de la nature, les seules équitables, les seules exemptes de grands inconvénients, ont été remplacées par d'autres inégalités factices, injustes, monstrueuses : toutes les forces, toutes les richesses de la société se sont concentrées dans un petit nombre de mains ; tous les avantages politiques et toute l'influence morale ont suivi la même pente. C'est là ce qui peut excuser quelques imaginations ardentes et mélancoliques d'avoir mis en question, si la société n'est pas, au fond, plus nuisible qu'utile ; si elle n'aggrave pas plutôt qu'elle n'adoucit les maux des individus qui la composent.

§ II.

Mais, il faut le dire, on n'a vu presque nulle part encore ni l'homme, ni la société ; j'entends l'homme et la société tels qu'ils peuvent et doivent être : on n'a guère vu que l'homme dépravé par les mauvaises législations ; on n'a vu que des sociétés sacrifiées à l'intérêt des gouvernements, à l'avidité de leurs agents, de leurs flatteurs, ou d'un petit nombre d'hommes favorisés, chez qui l'habitude d'une supériorité consacrée par les lois elles-mêmes égare toutes les pensées et tous les sentiments.

Ainsi la misère profonde de celui qui ne peut fournir à ses premiers besoins, et l'opulence insultante du riche, dont il faut que la faim et le désespoir respectent les moindres jouissances, ne sont point l'ouvrage de la nature : elles sont uniquement l'ouvrage de l'homme, le résultat des mauvaises institutions. Le mal est produit par art : il suffirait d'écarter les causes accidentelles qui l'enfantent. L'abolition de tous les priviléges de naissance, l'établissement d'un bon mode de répartition et de perception de l'impôt, l'influence de ces lois fraternelles qui appellent également tous les hommes à tous les emplois; celle de ces autres lois qui nous touchent de plus près encore, et qui règlent, d'après les mêmes principes d'égalité, la forme des testaments, des donations, des partages : toutes ces lois, dis-je, rendraient très-difficile l'accumulation durable des grandes richesses : les moyens par lesquelles elles s'accumulent devraient diminuer chaque jour : les causes qui les dispersent devraient acquérir tous les jours, et dans le même rapport, plus d'influence; et, généralement parlant, il deviendrait à peu près impossible que les mêmes familles restassent longtemps, où très-riches, ou très-pauvres.

Une bonne constitution, de bonnes lois, un bon gouvernement, voilà donc le véritable partage des terres ; voilà le seul qu'avouent la justice, la raison et même la nature. N'est-ce pas elle-même en effet qui, dans l'inégale distribution des forces, donne à chacun le droit d'user librement des siennes, de jouir en paix des biens qu'elles peuvent lui procurer? C'est donc ici ce qu'on pourrait appeler la première *aumône* du législateur ; puisque tels sont les moyens de prévenir les désordres qui, dans la suite, rendent la mendicité si redoutable.

Quand les circonstances auront permis de porter la règle dans toutes les parties de la législation, il n'est pas douteux que l'heureuse influence de la liberté ne puisse finir par délivrer presque entièrement le législateur du soin de pourvoir à la subsistance de ce grand nombre d'indigents: A mesure que ce nombre diminue par l'action lente d'une sage administration, l'économie, l'activité, le juste sentiment de l'indépendance naturelle, la pudeur du besoin, ou plutôt celle du rôle de mendiant, agissent de leur côté d'une manière plus intime sur toutes les ames : elles leur font prendre des habitudes plus conformes à la dignité originelle de l'homme. D'autre part, la valeur plus réelle des bras, une plus grande facilité de vivre, moyennant un travail modéré, l'esprit de famille qui répand l'aisance de chaque individu sur tout ce qui l'entoure, enfin la bienfaisance particulière qui s'accroît des bons sentiments que l'ordre développe: toutes ces dispositions morales, et toutes ces circonstances réunies, exercent un tel empire, que le gouvernement semble alors n'avoir presque rien à faire pour la mendicité. A peine même a-t-il à craindre, de la part des individus, les erreurs d'une aveugle compassion. Les lumières, fruit de la liberté, de l'aisance et du bonheur, apprennent à l'homme sensible à régler les élans de l'humanité : chacun sait alors qu'il ne doit de secours gratuits qu'à celui qui est absolument hors d'état de gagner sa vie par le travail; et que le travail ou les encouragements, et les avances nécessaires pour l'entreprendre, sont les seuls secours qui puissent être légitimement offerts.

§ III.

Malheureusement cette époque est encore éloignée. Dans la situation présente des fortunes, même en supposant que le système entier de la législation fût complètement et parfaitement organisé, la loi devrait long-temps encore pourvoir à des besoins que les anciennes mauvaises lois ont créés, et que les désordres inséparables d'une grande révolution ont momentanément aggravés (1). Sous l'ancien gouvernement, la pente naturelle des choses avait été si complètement intervertie, que sur vingt-cinq millions d'hommes, à peine y en avait-il six ou sept de vrais propriétaires : et parmi ceux-là même, à peine la moitié pouvait-elle pourvoir suffisamment à ses besoins. Les dix-huit millions sans propriété menaient, pour la plupart, une vie incertaine et précaire ; sans cesse ils manquaient, ou ils étaient à la veille de manquer. Les individus dont le sort était le

---

(1) Surtout dans les grandes villes; car, dans les campagnes, le sort de la classe indigente est en général amélioré.

moins à plaindre, enchaînés souvent à celui des riches, en dépendaient, même pour leur subsistance journalière. Dégradés par cette dépendance, par le sentiment de leurs besoins, ils l'étaient plus encore quelquefois par le genre des travaux auxquels ils devaient se livrer pour y pourvoir. Et quant à la très-petite classe qui s'était fait le centre de tout, elle n'était peut-être pas moins malheureuse de l'abus de ses jouissances, de l'habitude qui les lui rendait également nécessaires et insipides, de l'incurable ennui qu'elles laissent après elles. Ainsi, le grand nombre mourant de faim ; le très-petit nombre, d'excès ; la classe intermédiaire, presque toujours forcée de partager la bassesse de l'un, ou près de contracter les vices et l'insolence de l'autre : tel était, en abrégé, le tableau de ce qu'on appelait parmi nous l'état social.

Malgré la manière courageuse dont les assemblées nationales ont attaqué presque tous les abus, malgré la destruction de tous les priviléges iniques, le mal, je le répète, est loin d'être réparé. Les bouleversements sanglants, le désordre des finances, les brigandages de toute espèce, dont nous avons été témoins durant le cours de la révolution, peuvent encore aujourd'hui faire prendre à la mendicité des caractères plus effrayants. La quantité des pauvres paraît être plus nombreuse, du moins dans plusieurs grandes communes, et surtout dans celles dont le commerce n'a pu reprendre d'activité : il est devenu presque impossible d'y pourvoir à tous les besoins.

Cependant l'homme n'aime et ne respecte les lois de son pays, qu'autant qu'il trouve dans leur sein la paix et le bonheur, c'est-à-dire, une subsistance facile, et les doux sentiments qui ne sont pas moins nécessaires à l'ame la plus simple, qu'à l'ame la plus cultivée. Nous ne devons donc pas nous flatter que cette classe indigente de la nation puisse, dès ce moment, prendre un intérêt senti, un intérêt de cœur à la rénovation des choses ; que nos plus belles espérances lui soient chères; qu'elle ait véritablement une patrie. Nous devons encore moins penser que ceux qui se sont vu dépouiller de leurs usurpations, même les plus iniques, aient tous renoncé bien sincèrement à la tentation de troubler des réformes, dont ils se regardent comme les victimes. Ces deux classes peuvent être également dangereuses pour l'ordre public. Mais quand la dernière le devient, ce n'est qu'en se servant de la première, qui, par son inquiétude naturelle, et par l'espérance d'améliorer sa situation, est si facilement livrée à tous les projets factieux.

En jetant les yeux sur cette foule d'indigents pour qui les lois et même l'état social n'ont jamais été des bienfaits, masse turbulente qui forme une armée toujours aux ordres des ennemis de la tranquillité publique, comment donc se défendre d'un certain effroi? Ici, la charité nationale, ne fût-elle considérée que comme moyen de police, serait un pressant besoin du gouvernement ; et jamais il ne fut plus nécessaire de bien organiser les secours, pour les faire concourir au maintien de la paix et de l'ordre nouveau.

Nous allons parcourir rapidement les objets de discussion que le législateur nous paraît devoir se proposer, en cherchant les moyens de remédier à des maux si menaçants. Nous présenterons sur chacun de ces objets quelques vues principales, que son examen nous semble devoir faire naître; nous tâcherons de rassembler les données les plus essentielles de chaque question, et nous indiquerons du moins la manière dont elle peut être posée, pour que sa solution offre d'utiles résultats.

CHAPITRE III.

Des ateliers de charité, ou des secours en travail.

§ Ier.

Le travail des individus est nécessaire à la société. L'avantage de la réunion des hommes tient à l'emploi simultané de leurs efforts. L'oisiveté du sauvage ne peut nuire qu'à lui seul : celle de l'homme social nuit à tous les citoyens. Quand il y a, dans un pays, des gens tout-à-fait oisifs, nécessairement il y en a d'autres surchargés de travail; et le principe du bonheur public se trouve plus ou moins altéré, suivant le nombre plus ou moins grand de ces deux classes de citoyens également à plaindre.

Mais le travail n'est pas moins nécessaire à l'individu pour son propre bonheur, que pour la conservation de tous les sentiments qui le lui font goûter. En n'offrant à l'indigent des secours qu'à ce prix, on lui conserve toute sa dignité d'homme, toute son indépendance. Cette manière d'exercer la bienfaisance publique suffirait peut-être pour ranimer, chez le pauvre peuple, la honte salutaire de la mendicité. Car on doit bien se garder de croire qu'en ôtant aux dons de la charité publique le caractère avilissant que l'aumône avait dans nos mœurs, il faille en faire une ressource désirable : il faut, au contraire, faire sentir toujours à l'homme ses propres forces ; l'exciter à se créer lui-même son existence ; le pénétrer peu à peu des douceurs de la propriété conquise sans secours étrangers; le ramener enfin, par ceux même qu'on lui fournit, au désir de s'en passer, et à des habitudes qui les lui rendent superflus. Combien ne sera-t-il pas plus heureux et meilleur en travaillant pour son compte et d'un mouvement spontané !

L'intérêt personnel, ses libres calculs, ses entreprises livrées à la plus entière indépendance, sont ce qu'il y a de plus propre à développer les talents, à perfectionner les moyens, à mettre en action toute l'énergie humaine : non-seulement ils centuplent l'existence ; ils augmentent encore dans la même proportion les avantages que la société doit recueillir de tous les travaux.

Celui donc qui est en état de travailler, et qui ne manque pas de travail, ne doit point obtenir de secours : celui qui manque de pain, et qui demande du travail, doit trouver l'un et l'autre : celui qui refuse de travailler, quoique en état de le faire, non-seulement ne mérite aucun secours public, mais il doit encore être sévèrement surveillé par les magistrats.

§ II.

Ici, se présente cependant une question qu'il est essentiel d'éclaircir.

Dans un pays libre, le gouvernement peut-il, sans léser les droits individuels, forcer le mendiant robuste au travail, lui interdire, s'il s'y refuse, la faculté de continuer ce rôle fainéant et vil?

Certainement tout homme a le droit d'exciter en sa faveur la commisération; il a le droit d'exposer ses besoins, de demander des secours; et nulle loi ne peut empêcher les ames sensibles d'accueillir sa demande. Ainsi donc, à ne considérer l'art d'émouvoir ces ames sensibles et charitables, que comme un don de la nature, dont l'habitude et la réflexion peuvent perfectionner l'emploi, l'on ne voit encore là rien qui puisse être soumis à l'action réprimante de la police : c'est, en quelque sorte, un acteur qui joue sa scène avec plus ou moins de talent; c'est un orateur qui remue, avec plus ou moins de succès, les passions dont il veut tirer parti : des métiers non moins vils sans doute sont accueillis dans le monde, et souvent ils y sont richement salariés.

Mais il est des professions qui portent en elles-mêmes les germes des plus grands abus, et qui, non surveillées par les lois, doivent produire tôt ou tard beaucoup de désordres. Nul doute que la puissance publique ne doive, tantôt les interdire absolument, tantôt les assujettir à certaines formes, ou mesures de sûreté. Or, c'est assurément une cause très-active de dépravation et de malheurs de tout genre pour le peuple, que le vagabondage, la paresse, la mendicité. Le métier de mendiant est presque toujours le premier pas vers celui de voleur; celui de voleur, vers celui d'assassin : et, mettant à part les pertes de travail qu'entraîne la mendicité, quand on se bornerait à la considérer comme une profession analogue à toutes les autres, elle est assurément une profession très-dangereuse (1), dont la société a bien le droit de restreindre la pratique, qui peut même être punie comme un délit, lorsqu'elle sort des limites et viole les règles que lui trace la loi.

Le législateur ne violera donc point lui-même les droits individuels et les principes de la justice,

---

(1) Macfarland, auteur d'un excellent ouvrage sur cette matière (*Researches on the poor*), établit comme règle générale, que les inconvénients attachés à la mendicité sont en raison directe de la grandeur et de la population des communes où elle se pratique. Cette règle peut souffrir des exceptions. Les mendiants deviennent quelquefois aussi dangereux pour les campagnes que pour les villes : par exemple, dans quelques-uns de nos départements, ils ont eu de tout temps l'habitude de faire la loi aux fermiers; et souvent ils y brûlent des fermes, quand ils n'obtiennent pas ce qu'ils ont exigé.

en déterminant dans quel cas et comment on pourra mendier : il peut sans doute, ou retenir dans des maisons de travail, ou rejeter du sein de la nation tous les pauvres évidemment en état de travailler, et qui, demandant des secours, refuseraient en échange l'usage de leurs bras : le séjour de certains cantons, ou de certains endroits, peut être interdit à ces mendiants, si leur présence y devient un sujet de trouble, ou même simplement, s'ils ont la prétention coupable d'y vivre sans rien faire. Il n'est pas injuste alors de les regarder comme des êtres malfaisants qu'on écarte ou qu'on enchaîne pour les empêcher de nuire : et rien n'est plus légitime, rien même n'est plus véritablement humain que d'employer la force pour les ramener à la vraie condition de l'homme ; c'est-à-dire, de les contraindre au travail, soit dans des ateliers sévèrement contenus, soit même dans des maisons de réclusion et de correction.

§ III.

Quand on recherche les moyens de secourir la classe nécessiteuse qui demande de l'ouvrage, la première idée qui vient s'offrir à l'esprit, est de former de grands ateliers où tout individu puisse être admis, et trouver, à chaque instant, un travail facile. On sent que ce travail doit être de nature à ne demander que des bras : c'est, par exemple, un canal à creuser, une montagne à couper, des terres à transporter, un sol à niveler, toutes choses qui n'exigent aucun exercice préliminaire, du moins de la part des ouvriers inférieurs. Pour les sujets faibles, on sent encore que l'ouvrage doit, tout à la fois, être facile, et n'avoir pas besoin de grands efforts. De ce dernier genre, sont des laines à carder, des cotons à filer, au moyen de machines dont il suffit d'entretenir le mouvement; ou des denrées et des marchandises à trier, à mettre en paquets, etc. Mais l'humanité des administrateurs est quelquefois allée plus loin, et trop loin, il faut bien le dire : elle les a portés à recevoir des hommes faibles pour des ouvrages qui demandaient de la force; ils ont fait plus, ils ont haussé le prix des journées; ils les ont portées beaucoup au-dessus des journées ordinaires du lieu : enfin, dans certains endroits, on a construit de grands bâtiments pour des travaux sédentaires; et l'on a fait d'énormes dépenses inutiles, en voulant et croyant ne faire que des aumônes.

Avouons-le donc sans détour, tous ces établissements sont vicieux : ils produisent toujours des effets directement contraires à leur but. 1° Toute grande réunion d'hommes est une chose mauvaise en soi, surtout lorsque ces hommes ne sont point soumis à la surveillance active de l'intérêt personnel; car sans doute l'autorité que donne à des chefs d'ateliers un marché conclu librement, dans lequel ils se sont engagés à fournir telle somme d'argent, moyennant telle somme de travail, est bien plus efficace pour y maintenir l'ordre, que tout l'appareil de la force publique. 2° Dans les ateliers de bienfaisance, la vigilance des inspecteurs est sans activité, leur ascendant sur les ouvriers presque nul. Ils remplissent presque tous leur devoir lâchement et mal ; ils n'y mettent qu'un faible intérêt, leur tâche étant tout à la fois dégoûtante et pénible. 3° Les ouvriers n'ont aucun intérêt à presser l'ouvrage ; ils en ont même dans certains cas, ou ils pensent en avoir un tout contraire. Bien loin de tenir compte des secours qu'ils reçoivent, ils regardent en général ce bienfait comme une dette; et ceux même d'entre eux qui ne sont pas sans quelque morale, ne balancent point à se croire tout-à-fait dispensés du travail dont ils reçoivent le salaire. 4° Enfin, plus les ouvriers sont réunis en grand nombre, moins ils font de besogne. Les plus mauvais gâtent les bons; et souvent, afin de cacher leur paresse dans l'inaction générale, ils les empêchent avec menaces de travailler.

Il résulte de là plusieurs inconvénients. Les ouvrages projetés ne se font pas : le patrimoine des pauvres se dissipe sans fruit : des hommes, auparavant utiles, prennent toutes les habitudes de la fainéantise; ils peuvent même devenir dangereux pour la société. D'ailleurs, ces grands ateliers, où l'on gagne sa vie à ne rien faire, enlèvent à la culture des bras que les propriétaires auraient utilement employés. Celui qui gagne vingt sous en dormant, ou jouant toute la journée, en refuse trente pour remplir une tâche véritable. Ainsi, la main-d'œuvre renchérit, et les travaux nourriciers languissent.

§ IV.

Ces inconvénients sont bien plus graves si l'humanité malentendue des administrateurs élève le prix des journées de charité. Alors, les ouvriers accourent de toutes parts, souvent de très-loin ; ils abandonnent les pays auxquels ils étaient nécessaires, où le prix plus bas des denrées permettait de donner à moins de frais des secours aussi réels, et où, par conséquent, il serait le plus avantageux de fixer les hommes, et de former des manufactures, ou d'autres entreprises industrielles. Il arrive enfin que les lieux dans lesquels on établit ces ateliers, pour l'emploi des ouvriers surabondants, s'en surchargent encore davantage ; que les vagabonds des départements les plus lointains et des pays étrangers venant s'y réunir en foule, la police a besoin, pour maintenir la sûreté publique, de prendre une activité extraordinaire, toujours dangereuse, et quelquefois funeste à la liberté.

J'ai dit ailleurs (1) que les travaux fournis par

---

(1) Observations sur les Hôpitaux.

le public pourraient servir, s'ils étaient bien dirigés, à maintenir sur un pied convenable le prix de la main-d'œuvre. Cela est vrai, surtout pour les pays où les bras abondent, et où l'industrie est dans la langueur. Mais il ne s'ensuit pas que les administrateurs d'ateliers de bienfaisance doivent élever ce prix au-dessus du taux commun, dans la vue de favoriser les manouvriers. Il est évident que les propriétaires, par lesquels doit passer presque toujours le bien qu'on veut faire à ceux qui ne le sont pas, en éprouveraient de grands dommages; et la reproduction y ferait de grandes pertes. Des travaux qui sont toujours ouverts, et qui présentent, dans les saisons les moins favorables, un sûr moyen de subsistance à tous les nécessiteux, ne doivent pas être salariés comme ceux que fournissent les particuliers dans le temps où l'agriculture emploie beaucoup de bras. En donnant un peu moins, le public donne effectivement davantage. En effet, nous avons vu que le public ne peut jamais faire surveiller les travaux commandés en son nom, comme le font des particuliers actifs : il ne choisit pas comme eux les saisons; il ne choisit pas non plus les ouvriers, puisqu'il les reçoit tous indistinctement, qu'il les reçoit inégaux en force; en industrie, en bonne volonté.

Tant que les ateliers publics resteront dans l'état où les présente encore presque toute l'Europe, il ne sera donc ni juste, ni convenable, que le prix des journées y soit le même que celui des travaux particuliers.

§ V.

Mais les désordres qu'on a vu résulter d'une conduite contraire ne sont point les seuls; ils ne sont pas même les plus funestes.

Presque tous les établissements publics, formés en grand, sont vicieux par leur grandeur même. Beaucoup d'hommes ne s'entassent pas impunément dans un même lieu. La multitude des détails lasse le zèle des supérieurs, même de ceux qui ont de la probité : elle fournit de dangereuses occasions à ceux qui se respectent moins.

Les grands bâtiments destinés à des travaux de charité sont peut-être ce qu'il y a de plus mauvais en administration publique. Les dépenses qu'ils exigent, la facilité avec laquelle les hommes qu'on y réunit s'y corrompent; l'impossibilité de rendre cette multitude, prise au hasard, propre au même genre de travaux, et par conséquent la perte considérable de temps et de travail; l'inconvénient dont j'ai parlé plus haut, d'attirer un trop grand nombre d'ouvriers, par le double appât du gain et de la paresse; l'insalubrité de ces lieux clos où l'on rassemble beaucoup d'êtres vivants; les contagions dont ces mêmes lieux deviennent le foyer, et qui se répandent avec plus ou moins de fureur dans les environs : toutes ces considérations, dis-je, et plusieurs autres qui s'offrent d'elles-mêmes, semblent proscrire de si dangereux établissements.

Il n'est cependant peut-être pas absolument impossible d'en prévenir ou d'en diminuer les abus : mais, pour cela, le législateur et l'administrateur ont besoin de se dépouiller de certains préjugés que nourrit et propage, comme nous l'avons remarqué plusieurs fois, l'instinct même de la commisération. Le temps et l'expérience nous feront connaître des pratiques de détail auxquelles on ne songe même pas aujourd'hui. En attendant, on peut indiquer certains moyens généraux, et surtout le genre d'esprit qui doit en diriger l'emploi.

§ VI.

Mais il faut d'abord rappeler un principe fondamental, dont beaucoup de lois et de mesures d'administration ne doivent être que des applications pratiques.

L'homme, quoique essentiellement sociable, est cependant fait, avant tout, pour exister individuellement. Son existence individuelle précède son existence civile et politique ; elle doit lui servir de base, et même, en quelque sorte de modèle. Celle-ci doit, à son tour, tendre à perfectionner la première : tel est le véritable but de l'état social.

Il faut donc faire d'abord agir l'homme individuel, en employant des mobiles qui lui soient propres : c'est sur le point d'appui du *moi*, que doivent porter tous les leviers sociaux. Les mouvements imprimés aux nations résultent toujours de ceux dont les individus sont animés ; et l'intérêt particulier peut seul garantir avec certitude la prospérité publique. Ainsi, plus cet intérêt est immédiatement consulté, plus aussi les choses marchent avec l'ordre, l'aisance et la simplicité qui caractérisent tous les phénomènes résultants des véritables lois de la nature.

C'est un grand vice de la plupart des institutions publiques, d'avoir beaucoup trop besoin des qualités particulières de leurs agents. Il faut le dire et le répéter sans cesse, il n'est qu'un surveillant qui ne s'endorme point ; un seul ressort dont l'action soit toujours également active, un seul aiguillon qui ne s'émousse jamais ; c'est l'*intérêt particulier*, ce principe qu'une philosophie bornée et fausse regarde comme celui de tout mal. C'est au contraire par lui que tout va bien. Si quelquefois il s'égare, c'est par ignorance ; et, quand on a su le lier étroitement à l'intérêt public, il suffit de l'éclairer pour l'y ramener, et le forcer à s'y confondre.

Mais l'action de ce principe n'est complète et bien ordonnée, que lorsque chacun se trouve placé dans sa sphère propre ; lorsque chacun peut n'obéir qu'à des impulsions personnelles, s'isoler dans le but de ses travaux, et disposer à son gré de leurs fruits.

Quoique les forces de l'homme augmentent prodigieusement par leur réunion et par leur combinaison avec celles de ses semblables, cette réunion et cette combinaison doivent exister plutôt dans des rapports inaperçus, que dans un rapprochement matériel, ou dans une confusion chimérique d'intérêts. Toutes les fois qu'on peut diviser et individualiser ces forces dans leur emploi, en se bornant à les diriger vers un terme commun, il en résulte de grands avantages économiques et moraux. Il s'agit donc d'unir les hommes entre eux, mais non de les enchaîner au même joug; de les placer assez près les uns des autres pour s'assister mutuellement, mais non de les entasser pour se heurter et se corrompre. C'est du sein de la vie privée, ou d'ailleurs ils sont le plus heureux, qu'ils concourent encore le plus efficacement au bonheur public.

§ VII.

De ce qui précède, on peut donc tirer ces deux conséquences générales: 1° que la meilleure manière d'occuper les pauvres, est de les laisser isolés, en leur fournissant du travail à la tâche, dont ils rendent compte et reçoivent le salaire, à mesure que le travail se trouve fait; 2° que lorsqu'on ne peut éviter de former de grands ateliers, il faut, autant qu'il est possible, en charger, par entreprise, des hommes industrieux qui en fassent leur affaire propre, et qui, soumis seulement à la surveillance continuelle des magistrats, puissent se considérer comme des entrepreneurs spéculant sur les produits d'une manufacture.

Tant qu'il est possible de donner du travail au pauvre, sans le tirer de chez lui, sans le sortir de cette espèce de solitude qui conserve les mœurs, et du sein d'une famille où tous les rapports le perfectionnent, c'est un bien véritable qu'on opère, un bien sans mélange. On doit donc chercher à rendre générale, autant qu'il est possible, cette forme de bienfaisance, en diversifiant les travaux à l'infini, suivant les lieux, les saisons, le sexe, l'âge, ou les forces des personnes qui les réclament. Il est évident qu'on pourrait créer partout des travaux dont les produits seraient d'un débit facile. D'ailleurs, comme les établissements de bienfaisance devront souvent eux-mêmes faire des achats de matières fabriquées, pourquoi cette fabrication ne servirait-elle point directement à occuper, et son prix, évalué raisonnablement, à nourrir les ouvriers sans travail ? Enfin, des administrateurs actifs et zélés pourraient quelquefois acheter les ouvrages des artisans dans la détresse ; par exemple, les souliers du cordonnier, les chapeaux du chapelier, la toile ou l'étoffe du tisserand, etc. Du moins faut-il tâcher d'employer chacun dans le métier qu'il sait le mieux : car vouloir réduire tous les pauvres à des occupations uniformes, c'est perdre à la fois le temps de l'ouvrier, et le travail dont on le charge; c'est se priver d'une production qui s'obtiendrait promptement et bien, pour en avoir une qui s'obtient lentement et mal.

Tel est le but auquel devrait tendre l'administration : procurer au fabricant dans le besoin le débit des objets déjà manufacturés; faire manufacturer de préférence ceux dont l'administration peut elle-même faire usage, soit pour les hôpitaux, soit pour tout autre établissement public; fournir à chaque individu, le genre de travail auquel il est propre; payer le travail réel qui se fait, et non les journées qui s'y emploient; enfin, ne jamais réunir un grand nombre d'hommes, lorsqu'on peut les laisser isolés.

§ VIII.

L'impossibilité de tirer véritablement un bon parti des grands ateliers publics paraît suffisamment démontrée par la connaissance réfléchie du cours naturel des choses, et surtout par les expériences faites dans différents pays. Mais lorsque l'isolement des travaux et l'excitation directe de l'intérêt personnel dans l'ouvrier lui-même ne peuvent avoir lieu, le devoir du gouvernement est de chercher un remède à des inconvénients inévitables : or, ce remède, on peut le trouver, jusqu'à un certain point, dans la mesure très-simple de faire de chaque atelier une entreprise à forfait. Il y a, par exemple, un canal à creuser dans un département : les experts feraient l'estimation des travaux ; l'administration en conclurait le marché avec un entrepreneur ; et celui-ci s'engagerait à recevoir tous les ouvriers pauvres des différentes communes du département, sur le pied convenu pour chaque journée, sauf à régler d'avance, dans son marché même, l'augmentation de prix convenable pour couvrir ses pertes éventuelles. D'après ce plan, on n'enverrait aux ateliers que des hommes en état de faire un véritable travail. Les femmes, les vieillards, les enfants, les gens faibles, seraient réservés pour d'autres ouvrages sédentaires et particuliers. Et si, malgré leur bonne volonté reconnue, certains individus valétudinaires ne pouvaient évidemment gagner leur vie, il faudrait bien les regarder, à peu de chose près, comme des malades, et les aider d'une charité gratuite : mais on ne leur accorderait jamais comme salaire, que le prix exact d'un travail actif.

Et quant aux hôpitaux, où l'on reçoit des pauvres valides, hommes, femmes, ou enfants, ces asyles ne devraient jamais être considérés que comme de vrais ateliers de charité. Quiconque vient s'y réfugier et solliciter le pain de l'aumône, renonce par cela même à faire usage pour son compte de ses facultés; il donne à la puissance publique le droit de les employer comme elle le juge à propos. Il ne s'agit donc plus que de trouver le moyen d'occuper tous ces nécessiteux sans ressources, chacun suivant son âge, ses forces et ses talents.

D'après les mêmes motifs, c'est-à-dire, dans la vue de substituer la vigilance active de l'intérêt particulier à la vigilance trop souvent refroidie du zèle, on pourra quelque jour, et moyennant les précautions convenables, donner également à forfait l'entretien des hôpitaux de pauvres valides, ainsi que le débit des objets manufacturés, ou le salaire des bras employés dans leur sein (1); mais toujours sous la surveillance des administrations centrales et municipales, à l'instar des autres ateliers publics.

On sent combien il serait facile, avec un peu d'intelligence et d'activité, de créer par là, dans chaque canton, de nouveaux genres d'industrie,

---

(1) En déterminant d'une manière précise la nature et la quantité de tous les objets reçus ou livrés; en réglant comment chaque pauvre sera nourri, vêtu, couché, etc.; en convenant de la nature et de la quantité du travail, ce système ne peut avoir aucun inconvénient. Cependant il ne doit être adopté qu'avec beaucoup de réserve dans les grandes communes : les hospices des malades sont ceux où son exécution présente le plus de difficultés, et peut éprouver le plus de résistance.

appropriés aux circonstances locales, et même d'y seconder les travaux des manufactures actuellement existantes. En effet, pourquoi des manufacturiers ne deviendraient-ils pas les entrepreneurs de ces différents ateliers ? Pourquoi ne serviraient-ils pas encore à débiter les productions de tous les travaux isolés qui seraient exécutés çà et là par les indigents? La bienfaisance sociale, exercée de cette manière, ou dans cet esprit, n'est pas seulement un grand devoir, rempli généreusement et avec sagesse; elle devient encore une utile mesure politique, propre à compenser l'immoralité de l'ancienne aumône, et faite surtout pour hâter le moment où l'aumône elle-même doit cesser d'être indispensable.

§ IX.

Parmi les moyens généraux proposés par plusieurs écrivains qui traitent des secours publics, il en est un qui mérite une attention particulière : je veux parler du projet d'emprunts à tontine, où les manouvriers pourraient porter chaque semaine, chaque mois ou chaque année, le fruit de leurs petites économies, et par là, s'assurer un asyle et des ressources pour leur vieillesse. Aucun établissement de bienfaisance ne semble plus conforme aux principes d'ordre social. Car s'il faut aider le faible, c'est surtout en l'encourageant à se servir de ses moyens personnels; en prévenant la dissipation des petites épargnes qu'il peut faire chaque jour; en transformant un nécessiteux en petit propriétaire, ou en petit rentier (ce qui revient au même); en ranimant ainsi, dans toutes les classes, l'esprit d'indépendance, d'activité, de parcimonie, unique source de l'aisance particulière et publique.

Cependant, en y réfléchissant davantage, on trouvera que ce moyen n'est bon que parce qu'il est, en quelque sorte, inévitable. Il faut partir de l'état présent des choses. Or, dans cet état, l'industrie de la classe indigente s'élève à peine au-dessus des plus informes essais. Les petits gains sont presque nuls entre les mains du menu peuple. L'art de faire fructifier un petit pécule lui est entièrement inconnu; et ses épargnes, lorsqu'elles ne vont pas au cabaret, restent oisives au fond du coffre. Mais quand le pauvre saura faire, pour son compte, de petites entreprises, ou s'associer à celles d'un voisin industrieux, on ne tardera pas à s'apercevoir qu'il est beaucoup plus utile de laisser, même les plus modiques fonds, suivre cette route. Alors les emprunts tontiniers se trouveront avoir, pour la classe pauvre, les mêmes inconvénients qu'ont aujourd'hui les emprunts viagers pour les classes plus riches. On a beau faire, en effet, ce genre de ressource isole toujours l'homme, engourdit l'industrie, et fait prendre une fausse route aux capitaux.

§ X.

Pleins d'égards pour le malheur, et de respect pour la liberté individuelle, quelques philosophes ont mis en question si la société pouvait forcer au travail le pauvre qui mendie. Supposons un homme qui ne trouve point à tirer parti de ses bras dans le pays qu'il habite : sa profession n'y peut être exercée ; les matériaux qu'elle exige ne s'y recueillent pas, ou ses productions n'y sont recherchées de personne. Cet homme veut aller dans un autre endroit où son travail pourra devenir une ressource véritable. N'est-il pas juste de le laisser passer librement et de l'assister ? N'est-ce point ici l'un de ces cas rares où le rôle de mendiant tient à l'exercice même de la liberté naturelle, et par conséquent où la loi ne peut lui refuser son autorisation ?

Un étranger demande l'aumône et refuse de l'ouvrage : il préfère de retourner dans son pays natal. D'après ces mêmes principes, ne doit-on pas lui fournir des secours, ou du moins le laisser mendier sans trouble jusqu'à la frontière ? Le législateur, descendant jusqu'aux soins les plus délicats envers le pauvre, et se prêtant avec indulgence à toutes les misères de l'humanité, ne se présenterait-il pas ainsi sous l'image la plus touchante ?

Quoi qu'il en soit, au reste, de la justesse et de l'équité de ces vues, ce sont des cas bien rares, que ceux où l'on peut s'écarter du principe général qui proscrit absolument la mendicité. La faculté de mendier semblerait du moins devoir être presque toujours bornée à l'arrondissement du territoire dans lequel l'individu a reçu la naissance, ou fixé depuis long-temps son domicile. Il y a plus : celui qui sort d'un pays, en refusant d'y gagner le pain qu'il demande, ne doit certainement avoir la faculté d'y rentrer que sous certaines conditions qui répondent de sa conduite à venir.

Quant aux permissions expresses de mendier, leur effet ne doit jamais s'étendre au-delà d'un espace de temps très-court : et pour rendre les permissions moins abusives, il conviendrait peut-être que, dans chaque département, les administrations municipales et centrales tinssent des notes fidèles de tous les mendiants tolérés sur leur territoire, ainsi que de ceux qui passent avec la recommandation de quelque autre département : car, encore une fois, le mendiant ne cesse pas sans doute de mériter les égards dus au caractère d'homme malheureux; mais il mérite en même temps la surveillance soupçonneuse du magistrat, et même, on peut le dire, la sévérité particulière du législateur.

CHAPITRE IV.

Des Prisons (1).

§ Ier.

En parlant des ateliers publics et des hôpitaux de pauvres valides, on ne peut se dispenser de jeter un coup-d'œil sur les travaux qui pourraient s'exécuter dans les prisons. D'ailleurs, les prisons renferment, pour l'ordinaire, des individus qui ne sont devenus malfaiteurs qu'après avoir été mendiants. Les considérations d'après lesquelles elles doivent être organisées et surveillées; le but que doit se proposer le législateur dans leur organisation, je veux dire celui d'en faire des *hospices de correction*, et, si l'on peut s'exprimer ainsi, des *maisons de traitement pour le vice*; enfin, l'état de dénuement et de misère où sont plongés presque toujours les prisonniers : tous ces motifs, dis-je, et plusieurs autres qu'il est inutile de rappeler maintenant, lient de la

---

(1) Thouret, mon ancien collègue à la commission des hôpitaux, maintenant tribun et directeur de l'École de Médecine de Paris, a fait sur le régime des prisons un travail très-beau et très-complet.

manière la plus étroite ces établissements à ceux des secours publics.

On connaît les essais faits depuis quelque temps en Angleterre et dans les États-Unis de l'Amérique, pour opérer la *cure du crime*, comme on opère, dans certains hospices, celle des autres espèces de folie. Le moyen le plus efficace paraît être d'isoler les prisonniers ; de leur imposer un travail fixe ; de ne les rendre à la société de leurs camarades *convalescents*, qu'autant qu'ils donnent des preuves d'un amendement notable. Il serait sans doute superflu d'ajouter que tout cela doit se pratiquer, en traitant toujours avec l'humanité la plus attentive, des êtres infortunés qui, le plus souvent, n'ont été corrompus que par les vices mêmes des lois. Les succès déja obtenus en font espérer de plus grands ; et l'utilité de cette vie solitaire et laborieuse, pour ramener les hommes à des habitudes d'ordre, de bon sens et de vertu, se trouve constatée par beaucoup de faits curieux.

Ainsi donc, les avantages d'économie qui résultent directement de cette pratique se joignent à d'autres avantages moraux bien plus importants. Pourrions-nous dédaigner plus long-temps un si bel exemple? Nos prisons infectes font reculer d'effroi : trop souvent les malheureux prisonniers ont à peine pour lit un peu de paille malpropre, répandue sur un sol humide ; leurs vêtements tombent en lambeaux ; une nourriture insuffisante ou malsaine, un air que l'homme le plus robuste ne supporte pas sans danger durant le court intervalle d'une simple visite, viennent bientôt mettre le comble à tant de calamités en développant d'affreuses maladies inconnues partout ailleurs : enfin, ces maladies sont traitées dans des infirmeries, presque toujours plus malsaines encore, et qui augmentent l'activité de toutes les contagions.

Le génie bienfaisant du législateur supprimera ces peines inutiles; car la prison ne doit être un châtiment que par la réclusion qui forme, en quelque sorte, son essence. Les aliments qu'on y distribue seront suffisants et sains. Les maladies pestilentielles et contagieuses qui désolent ces funestes asyles, prévenues par le bon air, par la propreté, par des soins bien entendus, n'existeront plus chez nous que dans les ouvrages des observateurs. Et cette réforme se complètera par l'usage du *remède moral* que nous venons d'indiquer. Nos prisonniers travaillant, le produit de leur travail entretiendra leurs gardiens et eux-mêmes; il fournira peut-être, quelquefois, de quoi réparer les dommages dont ils auront été la cause : et sans doute les prisons pourront aussi en France rendre à la société des citoyens redevenus bons et dignes de la servir utilement.

De cette manière, elles seront transformées, sous les rapports économiques, en de véritables ateliers, en espèces de manufactures; et, sous le point de vue moral, en maisons publiques d'amendement, dont l'aspect pourra faire oublier enfin au philosophe ami de l'humanité la barbarie des anciens usages et des anciennes lois (1).

§ II.

Le public connaît, et les penseurs ont apprécié, l'excellent écrit de Montlinot sur la déportation. Je ne dirai rien ici de l'utilité dont pourrait devenir ce genre de peine, plus régulièrement et plus légalement organisé : ces avantages paraissent aujourd'hui généralement reconnus. Nos

---

(1) Les lois nouvelles exigent différents genres de prisons, qui ne sont point encore organisées : il faut espérer qu'on pourra s'occuper enfin de tout ce qui tient à cette intéressante partie du système social. Mais dans l'état même où sont les choses, il est possible de commencer beaucoup de bien.

Une grande difficulté qui se présente quand on veut fournir du travail aux prisonniers, est la nature des outils que ce travail exige. Les travaux les plus communs et les plus simples s'exécutent avec des instruments de fer ou de bois, presque toujours assez forts pour servir d'armes. Il est absolument nécessaire de proscrire ces instruments. On doit donc préférer les travaux qui ne demandent que de faibles outils, ou du moins que des outils peu propres à être transformés en armes dangereuses. Il faut cependant faire en sorte que le travail puisse contribuer, par un exercice convenable, à la conservation de la santé; et il ne faut occuper les hommes à des métiers de femme, que lorsqu'on ne peut faire mieux.

malfaiteurs, transportés sur un sol lointain, environnés de forces suffisantes pour les contenir, pourvus d'instruments aratoires pour établir une culture, de vivres, pour exister tranquillement durant un espace de temps déterminé, pourraient devenir bientôt des citoyens honnêtes et laborieux; apprendre à se gouverner eux-mêmes; en un mot, former une véritable colonie : et leur *patrie-mère*, après avoir été forcée de les bannir de son sein, ne tarderait peut-être pas à lier avec eux des relations profitables de commerce et d'amitié.

C'est une vue également humaine et sage que de chercher à régénérer ainsi les malfaiteurs par une nouvelle vie sociale, surtout par un régime dont ils soient eux-mêmes les surveillants. Le projet de créer une colonie de vagabonds, de bandits, de criminels même, n'est point aussi absurde qu'il pourrait le paraître au premier coup-d'œil; et l'espoir d'en faire des citoyens, en les contenant les uns par les autres, en les mettant dans une situation qui leur fasse sentir à tous la *nécessité de la morale*, nécessité non moins pressante pour des êtres réunis, que celle des premiers objets de subsistance; cet espoir, dis-je, n'est pas moins fondé sur la connaissance du cœur humain, que digne des vues paternelles qui doivent toujours animer le législateur.

On ne peut nier cependant qu'il se présente ici, dans l'exécution, des difficultés et des inconvénients sans nombre (1). Jusqu'à ce que les idées soient bien mûries à cet égard, peut-être vaut-il mieux, et dans l'intérêt de la société, et dans celui des coupables eux-mêmes, se borner à des établissements tels que ceux que présentent certaines maisons de force d'Angleterre et des États-Unis (2).

---

(1) Quand on crée des colonies de déportation, le premier soin doit être de les éloigner de toute peuplade civilisée. Ce serait un bien mauvais voisinage pour des hommes paisibles. « Si vous nous envoyez des voleurs et des brigands dans « notre Amérique, disait Franklin au ministère anglais, nous « vous enverrons des cargaisons de serpents à sonnette. »

(2) La relation de Collin, ou l'histoire de l'établissement de Botany-Bay, depuis le moment de sa formation en 1787, jusqu'au retour de l'auteur dans son pays en 1796, donne une idée complète des obstacles ou des inconvénients que les établissements de ce genre rencontrent, et des moyens de les surmonter.

CHAPITRE V.

Des Enfants-trouvés.

§ Ier.

Le nombre des enfants trouvés est toujours dans un pays en raison directe des mauvaises mœurs et de la misère. Or, la misère et les mauvaises mœurs tiennent en grande partie à la même cause, à cette grande disproportion des forces sociales, que nous avons dit être le ver rongeur des états. Ainsi donc, à mesure que, par l'effet de meilleures lois, et par celui d'un bon système de finances, que la paix seule peut amener, ces forces reprendraient doucement leur équilibre naturel, l'on pourra voir, avec les fortunes excessives, disparaître l'excessive pauvreté. C'est alors que les hommes se trouveraient enfin placés dans cet état d'indépendance mutuelle, qui les rendant également nécessaires les uns aux autres, n'établit entre eux que des rapports de bienveillance, ou du moins d'égards réciproques, et qui, cependant, faisant sentir à chacun sa propre dignité, ne laisse aucune prise à l'insolence et à la domination. Dans cet état, tous les sentiments de la nature, toutes les vertus privées et publiques, prendraient une élévation et une énergie qui nous sont encore peut-être entièrement inconnues. Et pense-t-on qu'alors les pères et les mères, qu'un penchant si doux attache à leurs enfants, ne rejetassent pas avec horreur l'idée de s'en séparer. D'un côté, la subsistance serait si facile pour tout individu laborieux, pour toute famille bien réglée! de l'autre, l'influence des habitudes nationales et celle de l'opinion qui devient à la longue toute-puissante sur des hommes égaux entre eux, auraient tant de moyens de ramener, d'abord les actes extérieurs, et, par degrés, les sentiments eux-mêmes à la règle bienfaisante du devoir! Et tout ce qu'il y a de bon dans le cœur humain ne pourrait manquer de se développer également dans toutes les classes de la société.

Ajoutez encore que la flétrissure, beaucoup trop sévère, attachée à l'erreur d'un moment, ferait bientôt place à des opinions plus justes, c'est-à-dire, plus humaines et plus utiles au bonheur de la société; et qu'en rendant le mariage dissoluble, le législateur a rendu ce lien beaucoup moins redoutable. Ainsi, non-seulement aucun prétexte plausible ne pourrait excuser une mère qui délaisserait son enfant né hors du mariage; mais, en outre, le mariage n'étant plus un joug tyrannique, les commerces secrets deviendraient de jour en jour plus rares, et toutes les ames apprendraient à mieux goûter un bonheur avoué par les lois, et couvert du respect public. Dès lors, la subsistance et l'éducation d'une foule de créatures humaines ne sont plus abandonnées, soit aux rigueurs presque inévitables de la charité nationale, soit au hasard des secours particuliers.

§ II.

Ces causes devraient, dis-je, nécessairement diminuer bientôt le nombre des enfants trouvés. Une bonne législation des secours publics peut concourir efficacement à cet heureux résultat, amener l'époque où ce désordre, qui ne pourra de long-temps encore être radicalement détruit, ne sera plus du moins que l'ouvrage immédiat et nécessaire de la nature même des choses. Il ne faut pas d'ailleurs regarder comme si difficile de faire des changements avantageux dans les habitudes les plus intimes de la classe pauvre. Les hommes simples sont énergiques dans leurs vertus comme dans leurs vices; ils peuvent se pénétrer aussi fortement que les classes plus cultivées du sentiment de la dignité humaine : plus heureux et mieux élevés, ils se familiariseraient bientôt avec les vraies idées de la liberté. Or, assurément ils ne deviendront pas meilleurs citoyens sans devenir parents plus tendres; et si leurs enfants étaient encore alors délaissés quelquefois, ce serait seulement par la plus dure nécessité que des cœurs paternels pourraient être poussés à ce sacrifice douloureux.

Au reste, en attendant ces jours prospères, la société doit principalement ses secours à des êtres faibles et délaissés, dont tous les moyens d'existence sont dans la pitié qu'ils inspirent. Mais, avant tout, s'il se présente quelque mesure d'administration propre à diminuer leur nombre, on doit la saisir avec empressement : car, quoi qu'on fasse, l'éducation de la charité laissera toujours des traces fatales dans leurs ames ; et les soins les moins vigilants d'un père ou d'une mère seront difficilement remplacés.

C'est uniquement pour cet objet particulier qu'il paraît convenable de tirer les secours du local où l'enfant a été délaissé, et de les considérer comme une dépense spécialement imposée à ses habitants. Quoique persuadé que ce système d'aumône est en général vicieux, il me paraît néanmoins avantageux de laisser directement à la charge des cantons l'éducation de tous les enfants exposés sur leur territoire. L'intérêt commun, plus directement senti, produirait une surveillance qu'on n'obtient pas aisément d'une administration lointaine : l'opinion de déshonneur qui poursuit les parents dénaturés, tirant une force nouvelle du surcroît de dépenses et de soins imposés à la commune, ferait redouter ses flétrissures jusque dans les chaumières les plus indigentes ; et vraisemblablement cette seule précaution réduirait de beaucoup, et dans assez peu de temps, le nombre des enfants trouvés.

Quant à ceux qui sont déja dans les hôpitaux, on ne peut se dissimuler combien il est urgent de réformer, à tous égards, l'administration des secours et l'éducation qu'ils reçoivent. Les secours ne sont ni économiques ni bien entendus; l'éducation est très-mauvaise, surtout très-impropre à former des citoyens.

Il est inutile d'entrer dans le détail des abus dont ces établissements fourmillent : ces abus ont été déja retracés dans plusieurs écrits pleins d'un zèle éclairé pour les vrais intérêts du pauvre. On sait que, malgré des dépenses énormes, sur quinze, ou même dix-huit enfants exposés dans les deux premières années de la vie, à peine en reste-t-il *un*, dix ans après, c'est-à-dire, à l'âge de dix, onze ou douze ans. Et pour peu qu'on observe le langage et les manières de ces malheureuses victimes, on s'aperçoit bientôt que ce sont des êtres tout-à-fait à part, pour qui les idées les plus simples du bon sens, les sentiments les plus directs de la morale, n'existent véritablement point. Étrangers aux doux rapports qui les font naître et qui les développent, est-il étonnant que ces sentiments et ces idées, qui caractérisent la supériorité de notre nature, n'aient point germé dans leur cœur ?

§ III.

Ainsi donc, sans nous arrêter aux motifs des réformes qu'exige cette partie de la bienfaisance publique (1), voyons, en peu de mots, quels seraient les moyens de remédier promptement aux plus graves abus (2).

---

(1) Les maisons des Enfants-trouvés, que nous devons à Vincent de Paul, ont été, jusqu'à ces derniers temps, desservies par les ci-devant sœurs de la Charité, dont cet homme respectable fut également le fondateur et le père. Le régime intérieur de ces maisons ressemblait beaucoup à celui d'une grande famille : c'était une gestion de confiance. Un système d'administration régulière ne saurait tolérer des formes dont je crois qu'en général la probité de ces filles n'abusait pas; mais qui peuvent couvrir des dilapidations sans nombre et des désordres de tout genre. Aujourd'hui l'esprit de la République doit pénétrer partout : il faut que celui de réforme et d'ordre y marche à sa suite; il faut que tout cède et se conforme aux vues régénératrices, dont les circonstances actuelles rendent l'exécution si facile. Replacées dans la vie commune et sociale, les ci-devant sœurs de la Charité doivent, suivant mon opinion, être employées de préférence pour soigner les malades et les enfants; une longue habitude et leur zèle charitable, que je regarde comme vrai, les en ont rendues dignes : mais elles doivent songer qu'avant tout, elles appartiennent à la chose publique, et que la bienfaisance est leur première religion.

(2) Par la manière dont les registres se tiennent, et dont on place les enfants au loin dans les campagnes, leur nombre véritable est difficile à constater; il y a nécessairement, à cet égard, de graves erreurs. La rectification de ces erreurs, qui peut-être serait impossible aujourd'hui sans beaucoup de dépenses, est cependant le préliminaire indispensable de tout plan d'économie et de comptabilité régulière. Quand Montlinot fut chargé de vérifier, sous l'ancien régime, le nombre des enfants trouvés répandus dans la généralité de Soissons,

Et d'abord, est-il bon de conserver de grands hôpitaux d'Enfants-trouvés?

Tous les grands hôpitaux, sans exception, sont vicieux; ils le sont tous par le seul effet de leur étendue : mais les plus vicieux doivent nécessairement être ceux où l'on élève des enfants. La raison en est très-simple. Si des hommes faits, sains ou malades, qui peuvent se plaindre et souvent s'aider eux-mêmes, sont pourtant si mal soignés lorsqu'ils se trouvent réunis en grand nombre, qu'espérer pour des enfants, dont les premières années exigent les soins de la propreté la plus attentive; qui sont incapables de se passer un seul moment de la vigilance de leur nourrice ou de leur garde, et qui n'expriment leurs besoins que par des larmes et des cris, dont la tendresse apprend seule à deviner le sens?

En second lieu, des asyles destinés exclusivement aux enfants trouvés sont-ils nécessaires?

J'avoue que je penche encore pour la négative. Tant que l'on croira devoir conserver des hôpitaux de pauvres valides, il serait bien facile d'y placer un dépôt pour recevoir ces enfants : mais

---

ses recherches lui découvrirent des fraudes qu'il était impossible de soupçonner. Les résultats d'un semblable relevé, fait en grand et pour toutes les parties de la République, seraient fort utiles sous plusieurs points de vue : mais peut-être faut-il des temps plus calmes et plus de fonds disponibles pour le faire exécuter.

peut-être est-il encore plus convenable de les faire transporter directement dans un *hôpital-infirmerie*, où les officiers de santé seraient tenus de les recevoir, de les examiner avec attention, et de les garder tout le temps qu'ils jugeraient convenable, soit pour ce premier examen, soit pour les traitements dont ils auraient pu reconnaître la nécessité. L'état de ces enfants étant constaté, l'on en ferait la séparation et le choix. Ils seraient divisés en trois classes. La première comprendrait les enfants évidemment infectés de vices vénériens, de gales, dartres, teignes, etc.; toutes maladies qui sont plus ou moins contagieuses. Dans la seconde seraient placés tous ceux qui présenteraient seulement quelques apparences suspectes. Enfin, les enfants parfaitement sains composeraient la troisième. La première classe serait, sans aucun retard, soumise à un traitement approprié. On nourrirait ces enfants avec du lait de vache, de chèvre, de brebis, ou bien on les confierait à des nourrices infectées elles-mêmes, et qui, traitées méthodiquement au moyen des frictions ou des sels mercuriels, se guériraient à la fois, et guériraient encore leurs nourrissons. Après le temps nécessaire pour constater la cure, ceux-ci seraient mis dans la troisième classe, c'est-à-dire, qu'il n'en resterait plus alors que deux, sur lesquelles on prendrait les arrangements suivants.

Les enfants sains et les enfants suspects seraient

les uns et les autres confiés à des particuliers, et de préférence à des habitants de la campagne, pour être élevés sous leurs yeux jusqu'à l'âge de sept ans. Mais on ne négligerait pas de prévenir ces bonnes gens du danger qu'il pourrait y avoir à faire nourrir par leurs femmes ceux de ces enfants sur lesquels il resterait des doutes. On les engagerait à les nourrir avec le lait de leurs animaux, en y joignant les autres aliments simples appropriés à cet âge tendre; et s'il venait à paraître quelques symptômes plus caractéristiques, on se hâterait de mettre en usage le traitement requis. Quant aux autres, on se contenterait d'exiger qu'il en fût rendu compte au magistrat deux ou trois fois par an. La pension qu'on paierait pour eux serait proportionnée au prix des denrées dans le pays. Il paraîtrait juste qu'elle fût un peu plus forte pour les enfants dont la santé serait mauvaise; car, indépendamment des risques, à la vérité bien légers, que peut courir une famille en vivant tous les jours avec des personnes attaquées ou menacées de certaines maladies, les enfants mal portants demandent plus de soins, et leur éducation devient plus dispendieuse.

A sept ans révolus, on retirerait les enfants des mains qui auraient veillé sur leur premier âge; on les transporterait dans un hôpital de pauvres valides, pour y recevoir l'éducation analogue à leur situation malheureuse; et dès ce moment, ils seraient assujettis au travail que leur âge et leurs forces pourraient comporter.

Les voilà donc dans le cas des autres nécessiteux : sains, ils travailleront dans l'atelier ; malades, on les soignera dans l'infirmerie de l'hôpital. Si les personnes qui les ont élevés veulent les garder auprès d'elles, pour s'en faire des aides dans leurs travaux particuliers, on pourrait, après s'être bien assuré qu'ils ne recevront entre leurs mains aucun mauvais traitement, les leur confier pour tout le temps de la première jeunesse, et leur accorder sur eux tous les droits paternels jusqu'à l'âge de vingt-un ans.

A cette dernière époque, tout Français devient membre de la société. Il est inscrit sur le registre civique ; il est majeur ; il ne peut plus dépendre que de lui-même. A cette époque donc, si les enfants voulaient quitter la famille à laquelle ils ont donné leurs premiers travaux, ils en seraient les maîtres : et dans ce cas, la famille serait tenue de leur rendre en dot tout ce qu'elle aurait reçu pour l'éducation de leur première enfance, ou l'équivalent, s'ils n'en avaient pas été chargés eux-mêmes d'abord. Supposé que les enfants préférassent de rester, ils en seraient également les maîtres : mais une convention quelconque entre eux et toute autre personne ne pourrait plus avoir lieu sans leur consentement libre et formel.

Les engagements et les devoirs de l'administration hospitalière seraient les mêmes envers les enfants trouvés, lorsqu'ils resteraient soumis à sa vigilance, c'est-à-dire, qu'à l'âge de vingt-un ans, la plus entière liberté leur serait rendue avec une dot égale au prix qu'aurait coûté leur éducation jusqu'à la fin de leur septième année.

Toutes ces vues sont simples : elles ne paraissent pas offrir de grandes difficultés dans l'exécution.

§ IV.

Les hommes éclairés avaient reconnu depuis long-temps la grande utilité de l'adoption (1); ils

---

(1) C'est là sans doute un article de législation bien important. L'adoption peut et doit être considérée sous plusieurs points de vue nouveaux. Mais l'amélioration des mœurs domestiques est le but vers lequel elle devait tendre particulièrement. On ne reproduira plus sans doute l'idée de l'adoption nationale, mise en avant par les démagogues de 1793. La nation donnera des secours et de l'instruction aux enfants délaissés; mais elle ne les adoptera point. On ne voudra pas créer un nouveau genre d'aristocratie, une récompense honorifique qui s'obtiendrait avant d'avoir pu être méritée par des services personnels. Que si la patrie voulait s'attribuer ce droit si touchant de l'adoption, ce ne pourrait être qu'en faveur des grands talents, des grandes vertus, des grands services. C'est dans la vieillesse, ou lorsque les forces décroissantes condamnent au repos l'homme long-temps utile, que cette honorable consolation pourrait venir dignement répandre encore des douceurs sur une vie qui s'échappe, et dont trop souvent d'affligeantes privations flétrissent le déclin.

Mais la rigueur de ces principes n'empêche pas qu'on ne

avaient senti quelle heureuse influence cette institution pourrait exercer dans un gouvernement libre sur l'ensemble des habitudes nationales. Quoique la loi qui la consacre ait été rédigée presque au hasard, elle a déjà fait quelque bien (1) : elle peut en faire dans la suite bien davantage. Elle a déjà rendu plusieurs fois à des enfants délaissés leurs véritables pères; elle a donné des pères à ceux qui n'en avaient pas. Mais cette loi semble être encore inconnue aux classes indigentes. Or, elle peut sans doute y faire autant de bien que dans les autres classes : et, pour rentrer dans l'objet particulier qui nous occupe, l'expérience a déjà prouvé que les ouvriers et les habitants des campagnes, après avoir élevé dès son bas âge un enfant dans lequel ils auront rencontré les sentiments d'un fils, voudront souvent lui en donner le titre, et qu'ils le lui donneront en effet presque toujours, quand ils le pourront,

---

pût choisir, parmi les enfants trouvés, ceux qui montreraient des dispositions plus heureuses, et les faire élever avec soin aux frais et pour le service de la République. Il y aurait au contraire à cela plusieurs avantages : mais il semblerait juste que ces enfants de prédilection appartinssent plus particulièrement à la patrie, et que, sans lui faire le sacrifice de leur liberté, ils lui fissent du moins celui de leurs talents et de leurs travaux, durant un temps proportionné à la nature et aux avances de leur éducation.

(1) On parle ici de l'ancienne loi, non de celle qui fait partie du nouveau Code civil (an XI).

sans faire aucun tort à leur famille. Il faut même observer que, soit qu'ils aient d'autres enfants, soit qu'ils n'en aient pas, cette adoption serait ordinairement, pour les familles laborieuses, une acquisition lucrative plutôt qu'une charge nouvelle.

Les motifs et le but d'un plan si simple se manifestent encore assez d'eux-mêmes.

Il s'agit d'économiser les secours de la charité publique, de prévenir les désordres des grands hôpitaux : il s'agit de former des hommes sains et vigoureux, de donner d'utiles citoyens à la patrie, de fondre par degrés la classe indigente dans celle des propriétaires : il s'agit enfin de se servir, pour la régénération des mœurs du peuple, de ces mêmes circonstances d'infortune, qui sont maintenant tout à la fois et la cause et l'effet de leur dégradation.

CHAPITRE VI.

Des secours à donner aux pauvres malades.

§ 1er.

Parmi les malades qui réclament les secours publics, il en est qui, sans être en état de se faire soigner chez eux, ont pourtant une demeure, ou même une famille; il en est qui n'ont qu'une demeure, et qui sont d'ailleurs tout-à-fait isolés; enfin, les plus malheureux de tous sont privés à la fois de parents qui veillent à leurs besoins, et d'asyle où la bienfaisance puisse venir les consoler et les soulager.

Ces derniers doivent nécessairement être envoyés dans les hôpitaux dont il sera question ci-après : et c'est pour eux seuls que les infirmeries publiques deviennent nécessaires.

Quant aux deux autres classes de malades, l'esprit de la vraie bienfaisance, la conservation de la morale, la saine politique, paraissent exiger également qu'on les secoure chez eux par le ministère de leur famille elle-même, ou par celui des gardes-malades, prises parmi les ouvrières à la charité des communes. On remplirait de la sorte plusieurs objets qui méritent tous une grande attention.

D'abord, plus on fait soigner de malades en particulier, et moins on a besoin de grands hôpitaux : or, il est assez prouvé que les grands hôpitaux sont vicieux à tous égards.

En second lieu, c'est par les soins mutuels que l'esprit de famille se conserve, que la bonté se cultive, que les mœurs se perfectionnent. Un malade à garder, à servir, est un spectacle utile, une leçon vivante d'humanité : c'est le moyen de réveiller efficacement dans le cœur une foule de sentiments précieux. Quand ce malade est un père, une mère, un frère, une sœur, un fils, une fille, combien les soins qu'on lui rend ne resserrent-ils pas les liens naturels! Presque toutes les vertus humaines sont fondées sur la bienveillance réciproque : et c'est par le malheur surtout que les hommes se rapprochent; c'est en recevant ou en donnant des secours, qu'ils apprennent à se chérir. Une créature aussi faible devait trouver dans sa faiblesse même, et dans les maux qui en découlent, la source de sa principale force et de ses plus douces affections.

En troisième lieu, la honte et le dégoût que l'indigent éprouve la première fois qu'on lui parle d'aller à l'hôpital, sont des impressions bonnes en elles-mêmes, salutaires dans leurs effets. Il faut éviter, le plus qu'on peut, de les affaiblir par l'exemple et par l'habitude. L'activité dans les travaux, et l'économie dans les dépenses, tiennent presque également l'une et l'autre au désir de se soustraire soi-même et les siens, pour le temps de la vieillesse et des infirmités, à l'humiliation de l'aumône publique. Sans ce désir, et sans les inclinations indépendantes et laborieuses qu'il fait naître, point de bonheur pour les individus, point de prospérité générale. Toutes les institutions devraient donc tendre à rendre ce mobile plus énergique : elles doivent, à plus forte raison, se bien garder d'en affaiblir le ressort, en offrant au peuple un moyen banal et facile de pourvoir à tous ses besoins.

Enfin, et sans parler de plusieurs autres considérations moins importantes, quand on ne ferait que dérober un certain nombre de pauvres malades au mauvais air d'un hôpital, à la médecine trop souvent précipitée et négligente qui s'y pratique, à l'état d'isolement et de mélancolie qui les assiége, à la corruption morale qu'ils y respirent trop souvent dans leur convalescence, les sacrifices faits pour perfectionner les secours à domicile seraient loin d'être perdus.

Pour les individus qui auraient une famille, la famille servirait donc de garde, administrerait les remèdes, donnerait le bouillon, et profiterait de la viande que le malade ne consommerait pas. Pour les malheureux tout-à-fait isolés, mais qui pourtant auraient une demeure, on emploierait les femmes auxquelles la commune fournirait des travaux sédentaires et portatifs, tels que les filatures à la quenouille ou au rouet, les tricots, etc.

D'autres femmes charitables, nommées par l'administration, s'informeraient partout des besoins, inspecteraient les gardes. Des chirurgiens feraient les saignées, panseraient les plaies, les vésicatoires, etc., distribueraient les secours et les remèdes : le tout sous la double surveillance des administrations municipales, et des médecins remplissant dans chaque arrondissement les fonctions d'officiers publics de santé.

Il ne serait peut-être pas impossible que les femmes charitables, établies dans chaque commune, pour le soin des malades, fussent en même temps chargées de l'instruction des jeunes filles, à qui elles enseigneraient à lire, écrire, calculer, coudre, filer, tricoter, etc. Avec cette double destination, bien loin d'être à charge, leur établissement dans les campagnes ne serait pas moins économique que bienfaisant.

§ II.

J'expose dans mes Observations sur les Hôpitaux une partie des raisons qui doivent faire préférer les femmes aux hommes pour le service et le soin des malades : j'y rends justice au zèle et aux vertus hospitalières des ci-devant sœurs de la Charité : je dis combien il peut être encore utile de les employer dans toutes les infirmeries publiques. Mais, je le répète, il faut absolument que ces filles, d'ailleurs si respectables, en quittant leur costume, dépouillent aussi leur esprit de confrérie, et qu'elles apprennent à voir dans le règne de l'égalité celui des maximes les plus pures de cette même religion, qu'osent invoquer dans leur révolte les chefs hypocrites des mécontents.

Quant à l'organisation intérieure des infirmeries nationales, je n'entrerai point maintenant dans de grands détails à ce sujet. Ces détails sont étrangers aux vues qui doivent diriger le législateur, et aux règles générales que la loi doit tracer. Je m'en tiens donc à ce que j'ai dit sur ce sujet dans l'écrit déjà cité.

Réduire à de petits hospices tous les grands hospices de malades; séparer leur régime économique de ce qui tient au traitement médical; donner les fournitures en adjudication, sous l'inspection des magistrats, et sauf expertise; confier l'administration de leurs revenus (1) à des hommes

---

(1) On a proposé plusieurs fois la vente des biens des hôpitaux. Leur administration, si mauvaise sous tous les rapports, et si peu susceptible de devenir meilleure; l'intérêt public, qui sollicite puissamment et la division des propriétés, et leur transmission de main en main; enfin les avantages qui résulteraient pour les surveillants supérieurs, d'une comptabilité simple et non morcelée : tant de considérations, dis-je, ont fait désirer à beaucoup de bons esprits cette vente, qui leur paraissait d'ailleurs devoir doubler sur-le-champ les fonds de l'aumône nationale. Mais des craintes non moins fondées et des ménagements non moins nécessaires n'ont pas

d'affaires salariés et responsables; donner l'autorité la plus absolue aux officiers de santé dans tout ce qui concerne le régime des malades; exiger d'eux les histoires exactes, tant des maladies individuelles que des constitutions géné-

---

tardé à faire sentir qu'il fallait encore en reculer l'exécution. D'abord la dépréciation des différents papiers-monnaie a réduit à rien le produit des ventes effectuées en vertu des lois relatives aux différents domaines nationaux. En second lieu, le désordre du trésor public, qui, sans doute, est loin d'être entièrement réparé, n'a plus permis ni d'y faire des placements, ni de compter sur ceux qui s'y trouvaient faits. Et même, en général, quelle espèce de placements substituer à des fonds de terre, à des bois, à des maisons? Comment leur donner la même solidité réelle? D'ailleurs, quand cela ne serait pas impossible, comment le persuader au pauvre, que son ignorance rend si susceptible de prévention et de terreur, et qui regarde, avec raison, les propriétés hospitalières comme son patrimoine? N'a-t-il pas toujours vu les gouvernements engloutir toutes les richesses sur lesquelles ils mettaient la main?

Il reste donc à chercher si l'on ne pourrait pas combiner les mesures que l'économie impose, avec les précautions que les craintes, malheureusement trop fondées, du peuple commandent. Voici peut-être une manière de résoudre ce problème : 1° Vendre ces biens par petites portions, et moyennant une redevance en nature; 2° en étendre l'hypothèque sur une partie plus ou moins considérable des autres biens de l'acquéreur, dans le cas où l'on pourrait le juger nécessaire; 3° déclarer que cette redevance ne serait rachetable que sur un acte particulier du Corps législatif, qui déterminerait en même temps l'emploi des fonds.

rales et de leurs traitements; créer, autant qu'il sera possible, dans tous les hôpitaux des écoles cliniques (1), les seules que rien ne supplée, et les seules qui puissent former des médecins capables de guérir; enfin, par l'influence de l'intérêt particulier et de l'opinion publique, par des formes habiles de gestion et de comptabilité, forcer tous les employés quelconques à se surveiller mutuellement, et à remplir leur devoir avec ferveur.

Tels sont les objets principaux que les réformateurs devront avoir particulièrement en vue: tel est le but vers lequel devront se diriger tous leurs efforts.

Mon intention n'a pu être d'exposer ici les vues médicales, ni les méthodes d'enseignement, au moyen desquelles on pourrait voir sortir tout à la fois du sein des écoles cliniques le système complet de la science, et beaucoup d'élèves dignes d'en rendre la pratique véritablement utile à l'humanité. Mais avant de finir, je crois devoir entrer dans quelques détails particuliers, relatifs aux maisons publiques de fous.

---

(1) Ce n'est pas ici le lieu de parler des hôpitaux militaires ambulants ou fixes, ni de ceux de la marine. Malgré leur nom d'hôpitaux, ils ne rentrent point dans les secours publics; ils font partie de la dépense ou de la dette, et non de la bienfaisance nationale. Cependant un bon système d'infirmeries publiques leur serait également applicable.

CHAPITRE VII.

Des maisons publiques et charitables de fous.

§ Ier.

La forme d'admission des pauvres dans les différents hôpitaux, particulièrement dans ceux de la commune de Paris (1), est une des causes directes de l'engorgement que ces établissements éprouvent; elle est la cause éloignée de leur défaut de police; elle est l'occasion ou le prétexte de beaucoup de gaspillages. Pour pouvoir porter l'ordre dans les maisons de bienfaisance, il faut d'abord que la pauvreté véritable, la pauvreté sans ressources, sans moyen de subsistance, soit le seul titre pour y être admis. En recevant presque au hasard les individus qui se présentent, on se met hors d'état de secourir tous ceux qui sont dans un besoin réel. L'examen de ces maisons prouve que le salut même des personnes qu'on y reçoit, indépendamment de toute vue

---

(1) Je n'ignore pas que quelques-unes des observations consignées dans cet écrit ne sont plus applicables aux hôpitaux du département de la Seine; et c'est un témoignage que j'ai besoin de rendre à l'administration qui les régit maintenant.

économique, exige des réglements propres à limiter leur nombre, et qu'une humanité plus éclairée ordonne d'écarter, pour leur propre intérêt, la plupart de ceux qui viennent y solliciter un asyle et du pain.

Ce principe, applicable à toutes les maisons d'indigents et d'infirmes délaissés, semble acquérir une nouvelle force, quand on l'applique aux établissements charitables pour le traitement des fous. Les formes de réception, si peu sévères en général, se relâchent encore d'une manière étonnante à l'égard de cette classe d'infortunés. Les portes des hôpitaux s'ouvrent pour eux, en quelque sorte, à la première réquisition des parents, des amis, des voisins. On ne s'avise presque jamais de prendre des renseignements un peu circonstanciés sur les familles, qui souvent sont en état de fournir du moins à leur subsistance. Or, rien n'est plus absurde et plus odieux que de priver la classe évidemment pauvre d'une portion des secours qui lui appartiennent, pour la transporter à la classe qui vit dans l'aisance, et pour laquelle certainement ils n'ont jamais été destinés.

Les administrations départementales peuvent remédier, en partie, à ces inconvénients. Sans doute elles sont armées d'une force suffisante pour établir dans l'étendue de leurs territoires respectifs les formes qu'elles croient les plus convenables pour constater les vrais besoins; elles sont très en droit d'exiger tel genre d'attestation qu'elles jugent à propos de tous ceux qui réclament, ou pour qui l'on vient réclamer les secours publics; elles peuvent leur imposer les conditions sans lesquelles ils ne seront point inscrits sur les registres de l'aumône nationale. Les réglements à faire sur cet objet seraient simples et d'une facile exécution.

§ 11.

Mais une autre considération bien plus importante encore appelle ici l'attention du législateur; car, c'est à la liberté, c'est à la sûreté des personnes qu'il faut pourvoir avant tout. En exerçant la bienfaisance, il ne faut pas violer les règles de la justice. Les hôpitaux sont faits pour soulager la misère, et non pour la créer. L'asyle qu'on y donne à l'infortune, s'il n'est pas une récompense, ne doit point être un châtiment. Les *départements de force*, qui se rencontrent dans quelques-uns (1), sont absolument contraires à l'esprit de ces établissements; ils ne leur sont associés que par un abus qui ne saurait être plus long-temps toléré.

Mais, indépendamment de ces lieux de déten-

---

(1) Bicêtre, que je prends pour exemple, renferme des pauvres libres et des prisonniers : la bienfaisance et le châtiment, le malheur et le crime, y sont placés à côté l'un de l'autre.

tion, dont l'aspect contraste si cruellement avec celui de l'indigence secourue, ou de l'infirmité soulagée, nous avons trouvé, au sein même des asyles charitables, un autre genre de prison, d'autant plus odieux qu'on y a trop souvent renfermé et retenu des individus, sans aucune forme régulière; qu'il fournit tous les prétextes, ou qu'il offre toute l'apparence de l'utilité publique, et que ses inconvénients tombent sur des infortunés qui, lors même qu'ils ne peuvent être confiés à leur propre direction, n'ont mérité que la protection plus spéciale de la loi.

Quand les hommes ont atteint l'âge où leurs facultés suffisent à leur conservation, la nature a voulu qu'ils ne fussent plus soumis à aucune autorité coercitive : la société doit respecter et remplir cette sage dispositon. Quand les hommes jouissent de leurs facultés rationnelles, c'est-à-dire, tant qu'elles ne sont pas altérées au point de compromettre la sûreté et la tranquillité d'autrui; ou de les exposer eux-mêmes à des dangers véritables, nul n'a le droit, pas même la société tout entière, de porter la moindre atteinte à leur indépendance; et ses forces doivent, au contraire, si les circonstances l'exigent, se déployer avec appareil pour en protéger l'exercice.

Mais sitôt qu'un homme est dans un état de démence qui le rend, non-seulement impropre aux offices de la vie, mais capable de porter le désordre ou l'alarme autour de lui, il n'y a pas de doute que la famille, les amis, les voisins, sont en droit de requérir l'autorisation de la puissance publique pour s'assurer de sa personne, et le mettre dans l'impossibilité de nuire; ou les secours de la même puissance, pour le faire admettre dans les lieux entretenus pour cet objet, aux frais de la nation. Que cet homme reste entre les mains de sa famille, ou qu'il soit remis en d'autres mains particulières pour être soigné, surveillé, traité ; dans les deux cas, on ne peut le priver de son indépendance qu'en suivant certaines formes légales : il est du devoir du magistrat de ne pas le perdre un instant de vue, et de se tenir toujours prêt à révoquer cette suspension de l'état civil et politique, au moment où les médecins, seuls juges compétents en ce cas, ne la trouvent plus nécessaire. Voilà pourquoi les lieux où les fous sont retenus doivent être sans cesse soumis à l'inspection des différentes magistratures, et à la surveillance spéciale de la police : car, sans cela, des cachots pourraient s'ouvrir encore au gré des vengeances domestiques, remplacer, sous une forme plus révoltante, les donjons du pouvoir arbitraire, ou prolonger des détentions, peut-être originairement motivées, au gré du despotisme et de l'avidité des familles.

Mais les fous n'appartiennent pas toujours à des personnes assez riches pour qu'elles puissent les soigner convenablement sous leurs yeux;

et, parmi nous, les établissements particuliers, pour la garde et le traitement de cette espèce de malades, sont encore assez rares. Pauvres, on les envoie sur-le-champ dans les hôpitaux qui leur sont affectés ; plus riches, après quelques essais infructueux, c'est aussi presque toujours là, qu'en définitif, on les dérobe aux regards. Moyennant une modique pension, les familles s'imaginent être quittes envers l'humanité ; elles croient avoir rempli les obligations qu'imposent les liens du sang ; et souvent leur dure vanité s'empresse d'ensevelir dans ces abymes de pénibles souvenirs, et d'y cacher des spectacles importuns et douloureux.

Ici commencent les devoirs des administrateurs d'hôpital. Celui des tribunaux est de faire constater l'état de démence, avant d'accorder, sur la réquisition des familles, le moindre de ces actes judiciaires qui la supposent, et qui lui donnent une existence légale. Lorsqu'aux interdictions qui sont les premiers de ces actes se trouvent joints des ordres de détention, ces ordres ne peuvent être considérés que comme des mesures provisoires, exigées pour la conservation d'un individu, pour la paix d'une maison, pour la sûreté publique. Ils sont essentiellement révocables de leur nature; ils le sont, pour ainsi dire, à chaque instant, parce qu'à chaque instant la raison qui les motive peut cesser. En général, la folie n'est pas plus une maladie à termes fixes, qu'une maladie incurable : en conséquence, ces ordres ne peuvent pas plus avoir leur effet pour des intervalles de temps déterminés, qu'un effet perpétuel.

Je suppose donc qu'un fou soit conduit dans un hôpital : je viens de dire que là commence le devoir des administrateurs de cette maison. Que feront-ils ? que doivent-ils faire ? le cas peut se présenter sous deux aspects très-différents : il est indispensable de le considérer dans les deux hypothèses. La première, peut-être la plus ordinaire, est en même temps environnée d'incertitudes ; elle exige la plus sévère attention. Le malade arrive, conduit par sa famille, par des amis, par des voisins, ou par des personnes charitables : ces personnes attestent qu'il est véritablement fou. En outre, elles sont, ou ne sont pas munies de certificats de médecins : les apparences confirment ou semblent contredire leur récit.

Quelque opinion qu'on puisse avoir alors touchant l'état du malade, si d'ailleurs les preuves de sa pauvreté sont authentiques, il faut toujours le recevoir provisoirement : il faut le soumettre au régime et aux précautions coercitives, que les faits allégués par ses conducteurs doivent naturellement prescrire. Mais, sans perdre de temps, on l'observera sous tous les rapports ; on le fera observer par les officiers de santé ; on le fera surveiller par les gens de service les plus intelligents et les plus habitués à observer la folie dans toutes ses variétés, à la reconnaître dans toutes ses nuances. S'il en donne des signes manifestes, toute incertitude s'évanouit : on peut le retenir sans scrupule ; on doit le soigner, le mettre à l'abri de ses propres erreurs, et continuer courageusement l'usage des remèdes indiqués. Si, au contraire, après un temps convenable, on ne découvre aucun symptôme de folie ; si des perquisitions faites avec prudence n'apprennent rien qui laisse soupçonner que ce temps de calme n'a été qu'un intervalle lucide ; enfin, si le malade demande à sortir de l'hôpital, il serait inique et barbare de le retenir de force : il faut, sans retard, le rendre à lui-même et à la société. Que, s'il demandait alors un asyle dans quelque maison de pauvres valides, il se trouverait dans le cas de tous ces infortunés ; il resterait soumis aux mêmes règles pour son admission.

Dans la seconde hypothèse, un tribunal a prononcé l'interdiction du malade, et donné l'ordre de sa détention dans une maison publique de fous. L'interdiction sert, pour ainsi dire, de base à l'ordre ; elle lui imprime un caractère légal. Dans le premier moment, son exécution doit être religieuse. Il faut donc recevoir le malade sans balancer, et se servir même, pour le retenir, si cela devient nécessaire, de tous les moyens d'empire et de force. Mais l'emploi de ces moyens ne peut être autorisé que pour un temps. Au moment où les administrateurs ont pu s'assurer, par des recherches faites avec soin, du véritable état du malade, leur conduite, à son égard, ne peut plus être tracée par une autorité étrangère. Si cet état se trouve tel que le jugement du tribunal l'indique, ce jugement doit avoir son effet dans toute sa teneur : le malade ne saurait être remis à sa propre garde. Si le malade, au contraire, ne présente aucune apparence de folie, on doit supposer qu'après avoir eu lieu pendant l'instruction de l'affaire, la maladie s'est dissipée dans la suite : et l'on peut, l'on doit même le mettre en liberté, nonobstant toute considération relative au mode de son entrée à l'hôpital, et sans être tenu de remplir aucune nouvelle formalité judiciaire. Dans un instant on va voir pourquoi.

Maintenant on pourrait demander si le droit de retenir de force un insensé dans une maison de traitement ou de détention, ne suppose pas toujours un ordre du magistrat, et tous les préliminaires sur lesquels cet ordre doit être fondé.

On peut se demander encore si, ayant été reçu suivant des formes légales, les portes peuvent se rouvrir pour lui autrement qu'en vertu d'un jugement régulier ? En un mot, la loi, ou celui qui l'applique, n'est-il pas la seule autorité compétente, soit pour enlever, soit pour restituer à un individu la portion la plus précieuse de ses droits d'homme et de son existence civile, la liberté ?

Mais en y réfléchissant, on trouve, 1° qu'il y a de grands inconvénients à transformer en prisons judiciaires les hôpitaux de fous, qui, dans le fait, doivent être de simples infirmeries. Les moyens coercitifs y sont absolument du même genre, et ont uniquement le même objet que les liens, les menaces, ou les bras des serviteurs employés à contenir les malades pendant le cours des fièvres avec délire furieux. A l'égard d'un frénétique, c'est au médecin qui le traite, c'est à l'infirmier qui le surveille, d'estimer la nécessité de ces moyens, la durée de leur emploi, le moment précis où le malade peut être renvoyé sans crainte. 2° Les interdictions juridiques sont des actes conservatoires des propriétés, et ne peuvent être rien de plus : la détention des fous n'est point une exécution de sentence, mais une pure précaution de police ; et les administrations départementales étant chargées à la fois et de la haute police, et de la grande administration des hôpitaux, c'est bien véritablement à elles, ou aux administrations particulières qui les remplacent pour cet objet, de prononcer sur tout ce qui est relatif au régime de ces maisons. 3° Il pourrait quelquefois résulter d'assez grands abus d'un conflit de juridiction établi entre des tribunaux, souvent prêts à empiéter sur les droits de toute autorité publique quelconque (1), et une administration qu'ils fatigueraient de leurs entreprises,

---

(1) On sent que je parle ici en général ; car assurément une pareille assertion serait bien peu applicable au moment actuel.

qui serait forcée de se défendre contre eux, et qui, dans cette lutte, se laisserait détourner ou désintéresser de ses travaux. D'ailleurs, ce serait confondre, sans le moindre avantage réel, des fonctions absolument distinctes, et séparer d'autres fonctions qui, par leur essence, doivent rester réunies dans les mêmes mains. 4° La folie n'étant, comme nous l'avons déja dit, nullement permanente de sa nature, elle ne peut être constatée que pour l'instant même où se fait l'examen du malade. Un insensé, d'un moment à l'autre recouvre souvent l'usage de sa raison; et il doit rentrer, dès lors, dans toute la plénitude de son existence civile. Si les personnes auxquelles il est confié ne croient pas devoir le rendre sur-le-champ à lui-même, ce ne peut être que par un reste de crainte qu'une longue expérience a trop motivée. Mais il arrive un instant où son désir, formellement prononcé, et l'opinion réfléchie des gens de l'art, joints au jugement unanime des personnes qui l'approchent, ne permettent plus de le retenir de force. On sent bien qu'alors les lenteurs des formalités judiciaires pourraient prolonger des détentions arbitraires (1).

Ainsi donc, aucun tribunal, aucun juge ne peut avoir d'influence durable sur la détention

---

(1) Un fou doit être considéré sous trois rapports : comme malade, comme capable de nuire, et comme interdit. Les deux premiers rapports sont, relativement aux soins et aux

des fous dans les hôpitaux : l'administration de ces établissements doit pouvoir prononcer dans cette matière, et déterminer les formalités qu'exigent, pour ses décisions, la justice et l'utilité. Elle doit pouvoir admettre, retenir, renvoyer, qui, et comment il lui semble juste, nécessaire et convenable. Mais comme, en recevant un individu à titre d'insensé, elle n'exerce, par cet acte, aucune juridiction sur son droit de propriété, lequel est uniquement du ressort des tribunaux; de même, en lui rouvrant les portes de l'hôpital, elle n'annule point par là les interdicfions juridiques qui peuvent avoir été prononcées : c'est à lui de recourir, pour les faire révoquer, aux moyens ordinaires prescrits par la loi.

§ III.

Les questions les plus épineuses, et touchant lesquelles il peut, en même temps, résulter de la plus légère erreur les plus fâcheuses conséquences, sont assurément celles qui se rapportent à la liberté individuelle. Le droit d'user de ses forces, d'en user comme il plaît, de les diriger vers le but quelconque qui peut promettre de

---

précautions qu'ils indiquent, du ressort de la médecine, ou de la police; c'est le dernier seulement qui est du ressort des tribunaux.

nouvelles jouissances, est tellement inhérent à la nature humaine, que c'est principalement pour en assurer l'exercice que la société s'est formée; c'est pour l'étendre par cette sécurité que la vie sociale s'est perfectionnée peu à peu par la suite des âges. Ce premier motif de l'association doit toujours être présent au législateur. Toutes les institutions doivent en montrer le respect, en faire sentir l'importance, et sans cesse ramener l'opinion publique au culte sacré de la première loi, de la loi qui sert de base à toutes les autres. Mais, quoique la liberté et la sûreté de chacun soit incontestablement l'objet qui le détermine à réunir ses volontés et ses forces à la masse commune, il n'en est pas moins vrai que la sûreté, que la liberté de tous sont le suprême devoir des lois et des gouvernements. Ainsi, toutes les fois que l'exercice des droits particuliers met en péril ceux sur lesquels repose l'existence publique, la société peut restreindre les uns pour la conservation des autres; elle peut non-seulement punir la violation des lois par les châtiments, par les mesures réparatoires, par les précautions que la nécessité suggère, mais encore enchaîner les forces des individus qui menacent la tranquillité générale, réprimer tous les actes qui pourraient lui porter de graves atteintes; c'est-à-dire, en d'autres termes, mettre le plus grand nombre de libertés individuelles au-dessus du plus petit, et ne pas asservir tous les citoyens, ou plusieurs, aux caprices ignorants de quelques-uns ou d'un seul.

Mais si l'on veut fixer le terme précis en deçà duquel il serait injuste d'arrêter l'essor des individus, au-delà duquel il serait dangereux de lui permettre de se déployer : si l'on veut déterminer, à la rigueur, ce qui distingue une action coupable ou menaçante pour l'ordre public, d'une action indifférente dont la surveillance nationale n'a pas droit de s'occuper; une action raisonnable, ou qui du moins rentre dans l'ordre commun, d'une action évidemment folle, évidemment produite par un esprit égaré, faite pour exciter l'attention d'une police vigilante, et pour justifier des mesures répressives : alors, on sera souvent peut-être assez embarrassé; et l'on voit bien clairement qu'en ce point, comme en beaucoup d'autres, la loi doit laisser quelque chose à la sagesse et à la conscience de ceux qui l'exécutent. C'est aussi pour cela qu'il faut exiger d'eux des talents et des vertus.

Les formes relatives à l'admission des fous dans les établissements publics sont donc d'une grande importance, et les questions qui y sont relatives méritent d'être discutées très-sérieusement. Le point le plus essentiel est de savoir, non pas quelles mesures générales seront tracées et prescrites pour s'assurer de l'existence de la folie, car là-dessus il ne peut y avoir beaucoup de doutes; mais à quel pouvoir ou à quel genre de fonctionnaires sera confié le soin d'exécuter ces mesures, de constater cette existence, et surtout de donner les ordres en vertu desquels un individu pourra momentanément être privé, sur ce motif, de sa liberté et de l'exercice de tous ses droits.

Les imputations de folie ont plus d'une fois servi de prétexte à de cruelles vexations : nous en avons trouvé quelques exemples aux loges de la Salpétrière (1). L'administration nouvelle fit promptement réparer ces injustices; mais d'infortunées victimes avaient long-temps gémi dans la plus désolante captivité.

Voici un autre abus moins grave, mais qui tient encore au despotisme et à l'avarice des familles. Parmi les folles que ce même hôpital renferme, plusieurs tiennent à des parents riches, ou qui du moins vivent dans l'aisance : quelques-unes leur ont laissé même des biens auxquels, dans cet état déplorable, leurs droits ne restent pas moins étendus ni moins sacrés. Il s'en manque beaucoup que toutes paient une pension proportionnée à leur fortune : il en est même peu pour qui les parents se soient engagés à payer une pension quelconque : enfin, et c'est une chose plus odieuse encore, il en est très-peu qui reçoivent pour elles-mêmes quelques faibles secours.

---

(1) En 1791 : c'étaient, à la vérité, des restes du système royal.

A cela je vois une double injustice. D'abord, il est injuste qu'un accident qui rend des soins assidus plus nécessaires, serve de motif pour dépouiller un individu des moyens de se les procurer. Il est, en second lieu, bien injuste encore, bien scandaleux, bien contraire à toute bonne administration, de souffrir que les revenus affectés à l'entretien des pauvres soient employés à celui des riches, et qu'un grand nombre des premiers reste dans l'abandon, parce qu'un grand nombre des autres, par l'impudeur des parents, vient partager leur patrimoine. L'administration des hôpitaux, en 1791 et 1792, a fait de vains efforts pour réformer ces abus (1) : ils paraissent même ne pouvoir être attaqués d'une manière efficace que par une administration générale revêtue d'une grande autorité.

Jusqu'ici nous n'avons parlé que des vexations auxquelles les détentions forcées, dans les maisons de fous, peuvent donner lieu : c'était l'objet le plus important ; il fallait d'abord faire sentir combien il mérite d'attention.

Mais si, d'un côté, l'indigent et l'infirme se trouvent souvent, par une inique distribution, privés

---

(1) Les fous enfermés dans les hôpitaux de Paris appartiennent, ou peuvent appartenir à tous les départements de la République : il faut donc, pour la réforme dont nous parlons ici, une autorité qui puisse atteindre partout également ces familles dénaturées.

des secours que la munificence publique leur assigne ; si, plus souvent encore, par l'effet même de ces secours, ils se trouvent accablés de nouvelles calamités : d'un autre côté, l'on ne voit pas moins fréquemment la bassesse et la fainéantise feindre l'indigence ou la maladie. Combien de faux pauvres dans les infirmeries de charité !

Partout et chaque jour des vagabonds jouent l'épilepsie et les autres maladies nerveuses convulsives. Dans les temps d'ignorance, ils se prétendaient possédés du démon ; ils provoquaient des exorcismes accrédités par l'avidité des prêtres ; ils donnaient au peuple un spectacle dont la terreur et la pitié rendaient l'effet irrésistible : et dans cet état factice qu'ils se procuraient à plaisir, ils finissaient quelquefois par se fasciner eux-mêmes, et par croire sérieusement à leurs propres impostures. Mais un effet assez commun est l'altération qu'occasione, dans le système nerveux, la répétition fréquente de ces mouvements désordonnés. J'ai vu, chez nos campagnards, plusieurs de ces fainéants qui, d'abord, avaient commencé par jouer les plus horribles convulsions, et dont bientôt les accès, en se répétant, étaient devenus involontaires et totalement incoercibles. Aujourd'hui, principalement dans les grandes villes, ces misérables ne se disent plus possédés : mais ils feignent encore différents genres de mouvements convulsifs, qu'ils attribuent, tantôt à des coliques, tantôt à l'épilepsie. Il n'est pas jusqu'à la folie qu'ils n'aient jouée quelquefois pour exciter la commisération et tâcher d'obtenir de plus abondants secours. Quoique ce soit une bien déplorable ressource, et d'autant plus déplorable que la perte de la liberté, et la réclusion dans les asyles les plus hideux, est toujours le résultat inévitable de ce manége, des faits constants apprennent qu'il a plus d'une fois été mis en pratique. Plusieurs femmes enfermées à la Salpétrière nous parurent en offrir des exemples évidents (1). Après un séjour peu long elles s'étaient trouvé guéries ; elles jouissaient, en effet, de toute leur raison : mais, disaient-elles, quel moyen de subsistance leur resterait-il si elles étaient renvoyées ? Elles avaient perdu leurs familles de vue ; elles étaient devenues étrangères à tout : à qui pouvaient-elles recourir ? Par quel genre de travail pouvaient-elles gagner leur pain ? En conséquence, elles demandaient à rester dans la maison en qualité de ce qu'on appelle *bons pauvres*, et avec la liberté dont y jouit cette dernière classe d'infortunés. On ne peut guère douter que l'espoir d'obtenir une si triste faveur, n'eût été la véritable cause de cette folie passagère.

Sans doute la fraude est alors difficile à reconnaître, et toute erreur encore plus difficile à éviter : il faut bien s'en rapporter là-dessus à la

---

(1) En 1791.

sagacité des surveillants, des gens de service, et beaucoup à celle des officiers de santé.

§ IV.

Mais ce qui remédie à presque tous ces inconvénients ou prévient toutes ces erreurs, c'est le travail. Un travail (1) convenable bien dirigé, bien approprié aux forces et aux dispositions présumées de chaque individu, non-seulement diminuera sur-le-champ et d'une manière directe la dépense des hôpitaux, mais, de plus, les délivrera par degrés, d'une manière paisible, de ce surcroît de faux pauvres qui les surcharge. A l'égard des fous, le travail offre même des avantages particuliers : il fera partie de leur traitement. Pour les guérir de leur maladie, il faut souvent commencer par les guérir de leur oisiveté; c'est-à-dire ceux qui sont capables d'une occupation quelconque (2).

---

(1) L'observation faite ci-dessus, relativement aux prisonniers, s'applique également aux fous : on ne doit mettre, entre les mains des uns et des autres, que des instruments dont ils ne puissent abuser en aucune manière.

(2) En France, il n'existe point encore de véritables maisons de traitement pour la folie chronique. Dans plusieurs hôpitaux, tels que l'Hôtel-Dieu de Paris, on traite les fous par les moyens généraux, par les bains tièdes ou froids, par les saignées, les purgatifs drastiques : mais au bout de quelque temps, si ces moyens n'ont produit aucun effet utile, les

En effet, tant que des fous peuvent travailler, il faut leur fournir du travail. Toutes les bizarreries de l'imagination prennent une force singulière dans l'oisiveté; et même, par cette seule circonstance, elles peuvent se transformer en véritable folie. Une occupation soutenue, en fournissant une pâture à l'activité de tous les organes, de ceux de l'esprit, autant que de tous les autres, maintient les facultés dans un état d'équi-

---

malades sont abandonnés à leur destinée malheureuse; on les enferme dans des hôpitaux de fous; ou, quand les parents consentent à les garder chez eux, on les remet entre leurs mains.

La commission des hôpitaux de Paris, voulant réparer la négligence de l'ancien gouvernement sur cet important objet, avait formé le plan d'une grande infirmerie d'insensés des deux sexes. Mais il fallait des essais pour juger de ce qui était possible; il fallait, surtout, faire sur-le-champ ce que les circonstances permettaient, et ne pas remettre à des époques éloignées les petites améliorations dont cette branche de la charité nationale était susceptible. Les premiers essais ont été commencés à la Salpêtrière, sur les femmes qu'elle renferme : les désordres révolutionnaires empêchèrent d'y mettre la suite convenable.

C'est une belle partie de la médecine que l'histoire et le traitement de la folie : des faits bien choisis sur cette matière éclaireraient singulièrement l'étude de l'homme *.

* Depuis le temps où l'auteur écrivait ceci, Pinel a publié ses belles observations, et celles du respectable Pussin, son digne collaborateur. *Voyez* le Traité de la Manie, et les Mémoires de la Société médicale d'Émulation.

libre : or, cet état constitue la santé du cerveau, comme celle des autres parties du système vivant. Ainsi donc, on occupera les fous dans tous les lieux publics destinés à les traiter ou à les garder ; on employera même, s'il est nécessaire, un certain degré de terreur pour forcer au travail ceux qui s'y refuseraient, et qu'on en jugerait capables.

Parmi les personnes tombées en démence, toutes ne le sont pas au même degré. Il en est qui sont très-paisibles et qu'on peut, sans inconvénient, laisser libres au sein de la société, ou du moins dans l'intérieur de leurs familles : plusieurs même sont en état de remplir certains offices de la vie. L'humanité, la justice et les vues de la bonne médecine, ordonnent de ne renfermer que les fous qui peuvent nuire véritablement à autrui ; de ne resserrer dans des liens que ceux qui, sans cela, se nuiraient à eux-mêmes. Les violences inutiles aggravent singulièrement la folie : la difficulté de la guérison augmente singulièrement quand les malades sont enfermés à part et garrottés.

En Angleterre, toutes les fois qu'on est forcé d'employer la force pour les contenir, on le fait, non par le moyen des cordes qui meurtrissent toujours les parties qu'elles pressent, encore moins par celui des chaînes avec lesquelles ces malheureux se frappent d'une manière effrayante, se blessent, se disloquent, et souvent se cassent les os des bras et des jambes (1) : on se contente de les enfermer dans un gilet étroit de coutil ou de toile forte, qui serre et contient les bras. L'expérience a prouvé que nul moyen coercitif n'est plus efficace. Après s'être débattus en vain pendant quelque temps, ces malades restent bientôt calmes. Cette pratique prévient tous les inconvénients, tous les dangers ; et l'administration des autres remèdes en devient à la fois plus commode et plus utile (2).

Dans nos hôpitaux, et même dans les hôpitaux anglais beaucoup mieux tenus, les fous sont placés trop près les uns des autres. Il y en a toujours plusieurs qui ne dorment pas, et qui, troublant le sommeil de leurs voisins, mettent le plus grand obstacle à la guérison de ces derniers.

---

(1) Dans les loges de Bicêtre, on a vu souvent les fous furieux s'arracher les testicules ; et, ce qui est digne de remarque, on a vu qu'il ne survenait ni hémorragie, ni aucun autre accident grave. Au bout de quelques jours, cette plaie violente est guérie ; il n'y paraît plus. Cette circonstance n'influe d'ailleurs en rien sur la marche de la maladie. Ainsi donc, on peut assurer, d'une part, que la castration ; quand les testicules et le cordon spermatique sont sains, est en soi peu dangereuse pour l'ordinaire ; et de l'autre, que certains praticiens, en la conseillant comme un moyen curatif dans le traitement de la folie, ne se sont appuyés que sur de vaines hypothèses.

(2) La commission des hôpitaux a fait introduire cet usage dans ceux de Paris.

D'ailleurs, quoique les maladies des nerfs ne soient pas contagieuses, dans le sens qu'on attache ordinairement à ce mot, il est sûr que rien n'est plus dangereux pour tous les sujets dont le système cérébral est faible, que l'aspect des personnes en démence ; à plus forte raison cet aspect l'est-il infiniment pour des malades dont la moindre secousse peut réveiller les maux, et qui, particulièrement enclins aux excitations vicieuses, se livrent d'autant plus facilement à celle des états convulsifs dont ils sont témoins, que ces états ont toujours quelques traits d'analogie avec leurs propres accidents. Les cris, le voisinage d'un fou, son idée seule que ce voisinage rappelle, empêche ou retarde beaucoup leur rétablissement : et rien n'est plus nécessaire que de dérober ces tableaux aux regards d'un infortuné qui peut y reconnaître sa propre image, et qui, dans ses premiers intervalles lucides, en gémira doublement sur son malheur.

§ V.

Nous avons observé qu'une constitution politique fondée sur la nature de l'homme et sur les règles éternelles de la justice, doit à la longue effacer presque entièrement les traces de la misère, et distribuer sans secousses, d'une manière plus égale, tous les moyens de jouissances. Faisant disparaître et les richesses colossales, et l'extrême pauvreté, cette constitution peut beaucoup diminuer le nombre des crimes qui se commettent. Dans un régime véritablement libre, le nombre des pauvres auxquels il faut fournir du travail, des pauvres à nourrir, des malfaiteurs qu'il faut châtier, des enfants orphelins qu'il faut élever aux frais du public, doit nécessairement aussi diminuer d'année en année : et le nouvel ordre de choses, en supposant la législation tout entière digne des grands principes établis parmi nous, doit rendre par degrés l'aumône publique moins indispensable, et même laisser moins de choses à faire à la bienfaisance des particuliers.

J'oserai ajouter que, par l'effet des institutions sages qui constituent une véritable république, la démence et tous les désordres de l'esprit doivent également devenir plus rares. La société n'y dégrade plus l'homme; elle n'enchaîne plus son activité; elle n'étouffe plus en lui les passions de la nature, pour y substituer des passions factices et misérables, propres seulement à corrompre la raison et les habitudes, à produire des désordres et des malheurs. Les autorités révoltantes, les préjugés tyranniques, cessent de lui faire la guerre; les mœurs de l'ignorance, de la déraison, de la misère, ne l'environnent plus de leur contagion dès le berceau. Soumis aux seules douleurs qui sont inséparables de sa nature, il ignorera toutes les altérations de l'esprit que produisent directement les désordres d'un mauvais état social, et par suite, les funestes penchants que développe son influence. Enfin, le moment viendra peut-être où la folie n'aura d'autre source que le dérangement primitif de l'organisation, ou ces accidents singuliers de la vie humaine qu'aucune sagesse ne peut prévenir.

CONCLUSION.

En rassemblant ces idées, je n'ai point, encore une fois, la prétention de faire un traité complet des secours publics. Il faudrait pour cela remonter à toutes les causes qui peuvent produire, aggraver et perpétuer la mendicité; il faudrait exposer en détail, et discuter tous les moyens propres à l'empêcher de naître, ou qui peuvent arrêter ses progrès, et réparer ses funestes suites.

Or, la mendicité, comme les autres grands désordres politiques, a des rapports nécessaires avec toutes les parties de l'institution sociale : elle naît, croît et se développe sous l'influence, non d'une seule mauvaise loi, mais d'un ensemble d'erreurs législatives; non par l'effet d'une ou de quelques mauvaises pratiques d'administration, mais par une suite de fautes qui se rapportent à tous les vices du système administratif, considéré dans son ensemble : elle est subordonnée à l'état de l'opinion, et à toutes les habitudes publiques, lesquelles résultent à leur tour de l'action des lois et du gouvernement. On ne peut détruire la mendicité que par des remèdes qui frappent à la fois et sur les causes qui la produisent, et sur les circonstances qui l'accompagnent, c'est-à-dire qu'il faut, pour atteindre ce but, une entière régénération du système législatif. L'histoire de la mendicité n'est en effet que l'histoire de l'*inégalité*, en prenant ce mot dans son sens le plus étendu.

L'égalité politique et civile, fondée sur des bases solides, et maintenue par tous les actes législatifs et administratifs, amène bientôt par degrés l'égalité des jouissances, autant du moins que la nature le comporte, et que l'intérêt social l'exige. Établie et protégée par les lois, bientôt cette dernière égalité peut concourir efficacement avec elles à la régénération des mœurs.

S'il est d'autres causes de la mendicité que celles qui tiennent aux vices des lois et aux erreurs des gouvernements, ces dernières seules exercent une action étendue et puissante. Celles qui sont liées aux fléaux de la nature sont ordinairement passagères, et ne laissent pas de profondes traces. Indépendantes de la volonté des hommes, leurs effets se réparent presque sans secours étrangers; et les remèdes qu'elles exigent ne doivent être que passagers comme elles-mêmes. Quant aux calamités qui dépendent des erreurs et des vices des individus, le législateur ne pouvant les prévenir que par des moyens généraux, il ne doit s'en occuper qu'autant que ces vices et ces erreurs seraient un effet immédiat de certaines mauvaises lois. Enfin, tout ce qui change brusquement l'ordre, la distribution et la valeur des travaux; tout ce qui établit des proportions nouvelles et soudaines entre les valeurs représentatives et les différents objets de consommation; tout ce qui fait tomber inopinément le prix de certaines marchandises, et par conséquent aussi celui des travaux qui concourent à leur fabrication; tout ce qui peut entraver les communications du commerce et l'échange des denrées les plus nécessaires à la vie : tous ces circonstances, dis-je, aggravent le sort des pauvres manouvriers, et leur enlèvent souvent tout moyen de subsistance.

Parmi ce dernier genre de causes, quelques écrivains ont cru pouvoir compter certaines découvertes, qui cependant sont presque toujours elles-mêmes le fruit et le signe de la prospérité publique, puisqu'elles ne peuvent naître que du progrès de l'industrie et des connaissances humaines. Il y a des machines qui simplifient tellement le travail, que le nombre des mains qu'il exige en est extrêmement diminué. Aussi donc, disent-ils, si, par exemple, dans un pays de petite culture, où la terre occupe presque tous les habitants, quelques propriétaires trouvaient une machine qui fît exécuter à peu d'hommes l'ouvrage de plusieurs, il en résulterait dans le prix des journées une réduction funeste aux manouvriers cultivateurs; et les suites de cette réduction seraient d'autant plus graves, que la quantité des bras, rendus tout à coup oisifs, serait plus considérable, ou leur emploi plus difficile par la diminution de la quantité proportionnelle des travaux, relativement à la masse de la population.

Mais d'abord de telles découvertes sont rares; et elles doivent être considérées comme un de ces cas fortuits, dont les calculs politiques ne peuvent point tenir compte d'avance. En second lieu, c'est ordinairement lorsque les journées ont une grande valeur, lorsque le prix des bras employés absorbe les profits des différentes entreprises, lorsque l'industrie prospère et se signale dans tous les genres, que le génie, cherchant à remplacer des instruments ruineux par des agents purement mécaniques, devient capable de bien diriger ses efforts pour cet objet, et de s'assurer d'avance qu'ils ne seront pas infructueux. Enfin, tout nouveau moyen de richesse établit bientôt à côté de lui de nouveaux courants de consommations et de besoin : des routes nouvelles s'ouvrent à l'industrie; et les bras qui sollicitent du travail ne restent pas long-temps dans l'inaction.

Il est donc encore inutile de s'occuper des inconvénients passagers que ces découvertes pourraient produire dans un canton.

Au reste, comme nous l'avons déja dit plusieurs fois, les causes générales et fixes de la mendicité doivent être combattues par la législation même : les causes particulières, locales et fugitives, doivent l'être par une administration active, vigilante et sage.

Mais il ne suffirait pas que le législateur tarît les sources de la mendicité, s'il ne remédiait en même temps aux désordres qu'elle peut avoir occasionés, s'il ne réparait les maux qui en sont la suite, et qui deviennent à leur tour un nouveau ferment corrupteur. L'humanité le demande, une sage politique l'ordonne. Ce devoir, sacré pour tout gouvernement, l'est encore plus, je le répète, pour celui de la France libre et républicaine. Le négliger, ce serait compromettre la sûreté publique; ce serait abandonner au hasard l'un des résultats les plus précieux qu'on puisse attendre de notre liberté, le perfectionnement et le bonheur domestique de la classe indigente.

Dans l'état où se trouvait l'Amérique du Nord, lors de sa révolution, les secousses intérieures n'étaient pas beaucoup à craindre. Les contre-révolutionnaires et les démagogues manquaient également du grand levier avec lequel tantôt on renverse violemment et tumultueusement, mais tantôt aussi l'on crée, ou l'on relève le despotisme : j'entends que là n'existait point une grande masse d'hommes sans propriété, sans instruction, prêts à se livrer au premier acheteur ou au premier charlatan. Chez ce peuple encore neuf, la terre avait moins de valeur que les bras; chacun était ou devenait facilement propriétaire; des bras étaient une propriété. Les hommes qui vivaient de leur travail pouvaient tous vivre dans l'aisance; par conséquent ils pouvaient s'instruire; ils en avaient le temps et les moyens : un intérêt direct et senti les liait au maintien de l'ordre, au respect des lois.

La France ne s'est pas trouvée dans des circonstances aussi favorables. Les rapports de la population au territoire, et du nombre des non-propriétaires aux propriétaires, étaient bien différents. La population de la France, sans être portée à son dernier terme, était proportionnellement très-considérable; ce qui donnait plus de prix aux propriétés foncières, et beaucoup moins aux différents moyens industriels, surtout à ceux de la classe indigente. D'autre part, les privilèges de toute espèce avaient amené de grandes inégalités dans la répartition du territoire, c'est-à-dire qu'il y avait beaucoup d'habitants et peu de vrais propriétaires. De là, l'invincible nécessité d'un changement dans l'état des choses : car, les droits convenus se trouvant en opposition avec les forces réelles, ou, pour mieux dire, les forces ne voyant dans les droits convenus que des ennemis cruels, bien loin de s'exercer pour les maintenir, elles devaient, par une suite inévitable de toutes les passions humaines, s'irriter profondément contre ces iniquités légales, et se réunir enfin pour opérer leur anéantissement. De là résultaient aussi des dangers particuliers qui n'avaient point existé pour l'Amérique. Les premiers, et les plus respectables partisans de la révolution n'en ont pas assez tenu compte. Il est trop tard maintenant pour énoncer les considérations politiques que ces circonstances devaient faire naître dans leur esprit, et les mesures préservatrices qu'elles eussent dû suggérer.

Les erreurs de la révolution ont aggravé passagèrement quelques-uns des maux produits par l'ineptie et les excès du despotisme : de ce nombre est la mendicité; mais ce mal peut s'effacer rapidement; et l'on ne saurait nier que l'aisance du peuple manouvrier ne soit déja plus grande. Je dis plus : si les besoins se sont accrus instantanément à différentes époques, c'est autant peut-être par la mauvaise application des secours que par les malheurs et les pertes véritables. Mais la nécessité d'organiser un bon système d'aumône nationale n'en est pas moins pressante : le législateur doit se hâter de remplir un si grand devoir.

Je termine en revenant encore sur une réflexion que j'ai déja indiquée ci-dessus.

Les pauvres de la République appartiennent à la République entière; les secours que les lois leur assurent sont votés en son nom : ils doivent être fournis par l'universalité de ses contribuables. Il y aurait, je pense, de grands inconvénients pour la liberté individuelle à charger chaque canton de ses pauvres respectifs : ce serait enchaîner un grand nombre de manouvriers dans des lieux qui souvent ne leur promettraient aucune ressource; ce serait étouffer plusieurs genres d'industrie, qui ne peuvent se développer que dans certains endroits particuliers, et dont les travaux, plus ou moins productifs et faciles, appellent souvent de très-loin les bras qui s'y livrent; ce serait enfin rétablir *la taxe des pauvres*, dont les vices ne peuvent plus maintenant être méconnus, puisque les lois qui chargent exclusivement les communes de l'entretien de leurs indigents, amènent inévitablement cet impôt désastreux.

Le système des secours publics doit être un, les règles de leur distribution doivent être uniformes dans tous les départements. Il faut donc une administration centrale dont l'autorité se fasse sentir partout, ou plutôt qui dirige et surveille, sous l'inspection du ministre de l'intérieur, toutes les administrations inférieures chargées de cet objet important.

FIN.

OBSERVATIONS
SUR
LES HOPITAUX.

AVERTISSEMENT.

Ce petit écrit (1) n'est que l'exposé rapide des principaux motifs qui doivent faire préférer les hospices aux grands hôpitaux, et des vues les plus importantes qu'il me paraît convenable de porter dans leur réforme. Pour tout développer, il faudrait des volumes. Si l'on veut connaître plus en détail les vices des grands hôpitaux de Paris, on peut lire l'ouvrage de M. Tenon, dont le zèle et l'attention scrupuleuse sont connus, et qui joint à ces deux précieuses qualités toutes les lumières propres à les rendre utiles. D'un autre côté, M. Lachèze, mon confrère et mon ami, se propose de publier un mémoire dans lequel il discute plusieurs questions dont je n'ai fait qu'énoncer les résultats, entre autres celle des écoles-pratiques. Si quelque chose pouvait me faire mettre du prix à mes idées, ce serait la conformité qu'elles se trouvent avoir presque toujours avec les siennes.

Dans ce moment où la nation réunie s'occupe

---

(1) Il a été publié dans l'hiver de 1789 à 1790.

avec ardeur de tout ce qui peut assurer le bonheur public, il est impossible qu'elle ne porte pas ses regards sur des désordres qui trompent les vues charitables de la société, et qui viennent aggraver les maux du pauvre jusque dans le sanctuaire de la bienfaisance. Quelques bailliages ordonnent à leurs représentants d'examiner avec attention l'état des hôpitaux, et d'y faire exécuter les réformes convenables. Cet objet intéresse les ames sensibles, puisque le sort de la classe la plus malheureuse en dépend : mais il n'intéresse pas moins le puissant et le riche, puisque la sûreté de leurs jouissances est toujours en raison inverse des souffrances et des mauvaises mœurs du peuple.

Quoique les observations suivantes paraissent n'avoir en vue que les hôpitaux de Paris, elles sont applicables à ceux de toute la France. Je ne parle point de leur régime économique : cela n'était pas de mon objet. Je dirai seulement qu'il me paraît absolument nécessaire d'en confier le soin aux assemblées administratives des provinces (1).

---

(1) La chose vient d'être déterminée par l'Assemblée nationale.

Ce premier point réglé, l'on examinera sans doute s'il ne serait pas plus avantageux d'employer à la régie de chaque hôpital un homme d'affaires gagé, dont les comptes seraient révisés avec exactitude, que des administrateurs, qui peuvent cacher, sous l'apparence du désintéressement, et soustraire aux justes réprimandes du pouvoir public, la négligence la moins pardonnable, ou l'improbité la plus odieuse. On examinera s'il n'est pas indispensable de changer la forme des dotations faites en argent, lesquelles deviennent tous les jours, par l'augmentation naturelle du prix des denrées, plus insuffisantes à remplir les intentions des fondateurs. Enfin, l'on examinera si l'on doit laisser la gestion des biens-fonds des hôpitaux entre les mains des supérieurs qui maintiennent leur police intérieure, ou de gens d'affaires chargés d'en surveiller et d'en calculer les dépenses; si la culture de ces biens, susceptible d'amélioration comme celle de toutes les autres terres, ne devrait pas être confiée de préférence à des intérêts plus éclairés, plus constamment actifs; et s'il ne serait pas utile de remplacer toutes les fondations de ce genre par des rentes en grains, dont la valeur réelle est toujours la même, quelle que soit la dépréciation des monnaies.

Touchée du sort des pauvres malades, l'Assemblée nationale, ou, d'après ses ordres, les assemblées provinciales et municipales chercheront aussi tous les moyens d'adoucir celui des malfaiteurs et des infortunés qui gémissent dans les prisons; en attendant que des lois sages, l'influence d'un meilleur gouvernement et de meilleures formes judiciaires, tant pour le civil que pour le criminel, diminuent, autant qu'il est possible, le nombre de ces malheureuses victimes de la société (1).

―――――――――――

(1) On vient de faire dans cet esprit une belle expérience en Angleterre. D'après la conviction que les prisonniers achèvent de se dépraver dans la société les uns des autres; que non-seulement leur oisiveté tarit une source de productions, mais empêche qu'ils ne reviennent à la vertu quand ils sont vraiment coupables, et les corrompt par degrés quand ils sont innocents, ou n'ont commis que des fautes légères, le comté d'Oxford a fait construire des chambres isolées et sans communication entre elles, où les prisonniers sont traités humainement, bien vêtus, bien couchés, respirent un air pur, ont des aliments sains. Là, ils exercent un métier quelconque; et garantis, par ce moyen, de l'ennui de la solitude et des mauvais effets de l'oisiveté, ils fournissent encore un

bénéfice supérieur aux frais de l'établissement. Ce bénéfice a été l'année dernière de cent guinées; et, ce qui sans doute est bien plus précieux, quelques prisonniers ont mérité par leur bonne conduite qu'on abrégeât le temps de leur captivité. Ce sont aujourd'hui d'honnêtes gens, des artisans utiles, qu'on a rendus à la chose publique.

Ainsi, en remplissant des vues d'humanité, de raison, de politique parcimonieuse, l'on est, d'un autre côté, parvenu à créer de vraies infirmeries du crime; et l'on a découvert la méthode curative, au moyen de laquelle on pourra le traiter désormais comme les autres espèces de folie (1789).

La même expérience a depuis été répétée plus en grand, et avec plus de succès encore, dans les États-Unis d'Amérique : l'on a tenté quelques essais du même genre dans nos maisons de détention (an II).

OBSERVATIONS

SUR

LES HOPITAUX.

> L'aumône mal faite est un fléau de plus pour le pauvre : l'aumône faite avec discernement et charité, est la sauve-garde du riche.

Les hôpitaux sont peut-être, par leur nature, des établissements vicieux : mais dans l'état présent des sociétés, ils sont absolument nécessaires. On objecte contre eux, qu'ils ne remplissent point leur destination de secourir les malades, ou qu'ils la remplissent d'une manière barbare; qu'ils aggravent toutes les maladies; qu'ils en produisent plusieurs nouvelles; qu'ils sont des magasins d'air empesté, toujours prêt à répandre les contagions dans les grandes villes; enfin, qu'ils détruisent l'esprit d'économie dans la dernière classe, qu'ils encouragent sa paresse, et qu'on les a vus constamment augmenter le nombre des indigents par une influence funeste et inévitable.

Presque tout cela est vrai. On pourrait même

ajouter plusieurs autres choses contre les hôpitaux : par exemple, qu'ils relâchent les liens des familles, et qu'en dégradant les mœurs du peuple, ils portent à la société les plus cruelles atteintes.

Mais il y a des pauvres ; et la pauvreté est, en général, l'ouvrage des institutions sociales (1) : c'est donc aux exécuteurs de la volonté publique, aux personnes armées de la puissance nationale, à veiller sur des besoins qui sont la censure la plus amère des lois et de l'administration.

Mais le pauvre est souvent malade; il l'est même, quoi qu'on en dise, plus souvent ou plus que le riche. Or, celui qui est déja nécessiteux en santé, l'est doublement en maladie. Il est donc de l'humanité, il est de la justice de le faire soigner, de le faire guérir.

---

(1) Les grandes richesses sont le produit des mauvaises lois, ou de leur administration vicieuse; la pauvreté l'est aussi, par conséquent. L'égalité parfaite n'est pas dans la nature. Tous les hommes ne naissent pas également forts, également adroits, également intelligents; rien n'est plus vrai. Mais si les législateurs et les gouvernants n'avaient pas favorisé de tout leur pouvoir la mauvaise distribution des fortunes, s'en serait-il formé de si monstrueuses ? la terre eût-elle jamais été couverte de cette foule d'indigents, dont les plaintes accusent la nature qui les a fait naître, et les puissants qui les avaient dépouillés avant leur naissance ? Il serait injuste, autant qu'impolitique, de vouloir prévenir ou faire cesser toute inégalité : mais il est encore plus impolitique, il est encore plus injuste de la produire par art, et de la pousser jusqu'à des proportions qui ne sont pas de la nature.

Mais la plupart du temps le pauvre est sans asyle : il faut donc pouvoir lui en offrir qui soient convenables, et employer la voie la plus économique, afin de répandre les secours sur plus de têtes.

Il est donc nécessaire d'avoir des maisons de charité : il est donc avantageux qu'elles soient assez considérables pour que tout s'y fasse à moins de frais.

D'ailleurs, plusieurs maladies exigent un certain appareil pour être traitées; plusieurs opérations ne peuvent être faites par tous ceux qui se mêlent d'exercer la chirurgie. Il est impossible de faire traiter ces maladies dans des maisons particulières; il est impossible d'y faire faire ces opérations par les maîtres de l'art, dont le nombre est toujours borné, et qu'on ne pourrait enlever à une pratique plus lucrative, qu'en leur offrant des dédommagements auxquels la charité publique ne saurait suffire.

Ainsi, quelque forme qu'on adopte d'ailleurs, pour la distribution des aumônes et des secours, une administration bienfaisante ne peut se passer d'hôpitaux.

Mais tous les abus qu'on reproche à ces établissements, en sont-ils réellement inséparables? Est-il impossible de les réformer ou de les prévenir? Les uns ne tiennent-ils pas à la grandeur excessive des hôpitaux, à la mauvaise distribution des bâtiments, à l'entassement des malades, à des règles générales de régime, ou d'administration des remèdes, qu'on est forcé d'adopter (mais qui sont loin de convenir dans tous les cas et chez tous les individus), à la manière dont on y pratique la médecine : les autres, aux vices de l'administration intérieure, à la multiplicité des objets que les chefs ne sauraient toujours surveiller, aux occasions continuelles de gaspillage, dont les sous-ordres profitent avec d'autant plus d'activité, qu'ils en mettent moins à remplir leurs devoirs? Je dis plus : les vices qui paraissent tenir davantage à la nature même des hôpitaux, ne dépendent-ils pas de causes qui agissent sur la société entière, et qui ne dépravent les établissements particuliers qu'après avoir fait sentir leur influence à toute la masse des hommes réunis par les mêmes lois? Ces derniers vices ne peuvent-ils pas être corrigés par les réformes générales qu'amèneront, sans doute, les progrès de la raison et les justes réclamations de l'humanité?

Les autres, tenant à des circonstances que l'autorité peut changer promptement, disparaîtront bientôt quand des ministres éclairés, humains et fermes, le voudront tout de bon. Le seul but qu'on doive se proposer dans une pareille entreprise, c'est le plus grand avantage des malades : l'économie elle-même ne doit être considérée que comme un moyen de mieux remplir ce but.

Depuis que l'on fait des expériences sur les

airs, et qu'on observe avec attention les changements que celui de l'atmosphère éprouve en passant par les poumons des animaux les plus sains, on a jugé de quelle importance il était de ne point entasser les hommes dans des lieux fermés. Depuis qu'on a mieux étudié la marche effrayante que suivent dans les prisons et dans les grands hôpitaux des maladies qui partout ailleurs sont généralement les plus simples et les plus douces; enfin, depuis que personne n'ignore les effets que produit sur l'économie animale un air respiré par un grand nombre de malades, et chargé de leurs exhalaisons putrides, on demande unanimement que les hôpitaux soient relégués hors des villes, et transportés, ainsi que les cimetières, dans des lieux où les vents soufflent sans obstacle et de toutes parts.

Ce vœu public est dicté par la raison; il mérite d'être écouté : et l'on doit des actions de graces aux commissaires de l'Académie des Sciences, qui l'ont exprimé et motivé avec une éloquence si persuasive.

Tout le monde commence à sentir également que la grandeur des hôpitaux est la principale source des abus qui y règnent; qu'elle y rend l'ordre très-difficile à établir; et qu'on pourrait, en les divisant, se mettre à l'abri des effets du mauvais air. En conséquence, les commissaires de l'Académie ont proposé de diviser l'Hôtel-Dieu de Paris en quatre hôpitaux, qui tous ensemble ne recevraient qu'une quantité de malades très-peu au-dessus de celle qu'il reçoit lui seul maintenant.

On gagnerait sans doute quelque chose à ce changement : mais, j'ose le dire, on y gagnerait peu. Les quatre nouveaux hôpitaux seront trop considérables, pour que, dès leur création même, ils n'aient pas une partie des inconvénients de l'Hôtel-Dieu, et pour qu'on ne doive pas craindre d'y voir reparaître presque tous les autres, par le laps du temps. Il n'y a de grands établissements qui réussissent que ceux qui sont confiés à l'intérêt personnel. Tous ceux qui exigent dans les supérieurs un grand zèle et des soins attentifs, dépérissent promptement. Les hommes passent, ou le zèle s'use; et les soins diminuent. Il faudrait que les choses allassent, pour ainsi dire, d'elles-mêmes, et qu'elles n'eussent pas besoin du concours d'une créature aussi passagère et aussi sujette à s'attiédir sur ses devoirs les plus sacrés. On doit du moins faire en sorte que les abus ne puissent se cacher dans la multitude des détails, et qu'ils soient aisés à corriger; c'est-à-dire, en d'autres termes, ne former que des établissements d'une étendue bornée, comme le sont toujours les moyens de ceux qui doivent y maintenir le bon ordre.

Dans les grands hôpitaux, on est obligé d'adopter certaines règles générales, sans lesquelles le service sera impossible : par exemple, les aliments et les remèdes se distribuent aux mêmes heures pour tout le monde. A l'Hôtel-Dieu, il y a des jours où l'on purge; il y a des jours où l'on ne purge pas. Qui ne voit au premier coup d'œil combien une pareille pratique entraîne d'inconvénients? L'heure de l'administration des remèdes ne doit sûrement pas être la même dans toutes les maladies; et si la règle rencontre juste pour quelques malades, c'est un pur effet du hasard. Dans les fièvres avec redoublements, c'est-à-dire, dans les neuf dixièmes des maladies fébriles, le moment de donner du bouillon est déterminé par la marche même de la fièvre : ce moment ne peut être changé sans nuire beaucoup au malade, et souvent sans rendre son état mortel. Le temps de donner des remèdes est également déterminé : c'est violenter la nature que de vouloir la soumettre à un ordre qui n'est pas le sien; c'est troubler tout le traitement, et tromper les efforts de l'art, auquel il est bien injuste alors d'imputer ses mauvais succès.

Les maladies sont infiniment plus variées que ne le croit le commun des hommes, et même le commun des médecins. Celles qui se ressemblent le plus en apparence, offrent à l'observateur attentif des phénomènes particuliers qui les distinguent : et si la manière de les traiter n'est pas aussi variée que les maladies mêmes, c'est-à-dire, si, à telle nuance de maladie, on n'applique point la nuance correspondante de remèdes, la médecine fait infailliblement plus de mal que de bien. Or, comment pourrait-on, dans des hôpitaux de mille et de douze cents malades, comme on les propose, se promettre de donner à chacun tel genre d'aliments, tel genre de remèdes, dans telle combinaison, à telles heures précises? Comment pourrait-on avoir pour chacun d'eux ces attentions délicates qui font presque tout le succès des traitements?

Je ne parlerai pas du mauvais air, dont il serait toujours difficile, ni du bruit, dont il serait impossible de se garantir. On sait que l'un et l'autre empêchent ou troublent la guérison de toutes les plaies d'un genre grave, et de presque toutes les maladies fébriles (1).

Il me semble que les considérations morales doivent entrer pour beaucoup dans le choix de la forme des hôpitaux. Ce n'est qu'à des gouvernements en délire, qu'il peut sembler indifférent de se jouer des mœurs du peuple. Les hommes ne se réunissent et ne cherchent à augmenter ainsi leurs forces, que pour accroître leur bonheur. C'est le but de toutes leurs démarches; c'est celui de la société. Mais s'il est vrai que chaque individu perd de son bonheur, toutes les

---

(1) Le bruit peut, dans quelques cas, être employé comme moyen curatif, même lorsqu'il y a fièvre: mais ces cas étant très-rares, on ne doit point y avoir égard dans la réforme des infirmeries publiques.

fois qu'il sort de l'ordre, et qu'il dénature ses rapports avec ses semblables; il est encore plus vrai que la somme des vertus d'une nation, prise en masse, est la mesure de la félicité publique : il est également vrai que chaque vice est une menace, et chaque crime un attentat contre elle. Joignez à cela que les classes supérieures sont celles qui se ressentent le plus en bien ou en mal des bonnes ou des mauvaises mœurs de la dernière classe. Si ces mœurs sont mauvaises, elles pèsent sans doute sur toute la société : mais comme le riche, l'homme puissant, l'homme considéré, ont une existence plus étendue, et qu'ils donnent plus de prise sur eux, ils ont beaucoup plus à redouter de l'improbité du pauvre; et les gouvernements dont elle est l'ouvrage, y trouvent souvent des obstacles insurmontables aux intentions les plus bienfaisantes et aux plus utiles projets.

Si les grands hôpitaux ont une influence si funeste sur les individus qui vont y chercher des secours, c'est par les désordres qui y règnent; c'est par les gaspillages dont ces individus y sont témoins; c'est parce que les gros travaux y sont confiés à des gens perdus, pour la plupart, de débauches et de dettes, à des fripons dont l'exemple ne peut rester long-temps sans effet. On ne croira pas sans doute que je parle ici de ces filles respectables que la religion et l'humanité dévouent au service des malades, sous les regards de ce

Dieu auquel elles ont fait le sacrifice le plus sublime : la vénération publique leur est due sans doute à tous égards. Mais il est de fait que l'Hôtel-Dieu (1), Bicêtre et la Salpêtrière, sont le refuge d'une foule de bandits qui vont y faire le métier de domestiques, pour se dérober aux poursuites de la police. Ce métier est si dégoûtant dans des maisons aussi nombreuses, qu'il est impossible de mettre aucune sévérité dans le choix de ceux qui doivent le remplir, et qu'on est forcé de tolérer ou d'ignorer le désordre de leur conduite, lequel est d'autant plus grand que les chefs se trouvent, comme je l'ai déja dit, trop loin des abus pour pouvoir les surveiller et les réprimer. Je me suis demandé quelquefois s'il y avait un spectacle plus affligeant, et qui dégradât plus à nos yeux la nature humaine, que celui de la dépravation portée au milieu des actes de bienfaisance. A coup sûr, il n'en est pas de plus propre à corrompre la morale mobile de la plupart des hommes, surtout de ceux qui, n'ayant point cultivé leur raison, sont plus susceptibles de la contagion de l'exemple.

Les commissaires de l'Académie, en proposant les quatre hôpitaux, se fondent sur deux raisons

---

(1) Je ne prétends pas non plus dire que tous les domestiques de ces hôpitaux sont des hommes sans probité : il y en a de fort honnêtes, sans doute; mais ceux-ci se trouvent souvent en mauvaise compagnie.

principales qu'ils paraissent regarder comme décisives.

La première est la nécessité d'avoir, dans une ville telle que Paris, des asyles pour tous les malades indigents de quelque pays, de quelque religion, de quelque état qu'ils puissent être, de quelque maladie qu'ils soient attaqués; asyles dans lesquels ils trouvent une libre entrée en tout temps, et sans aucune recommandation.

La seconde est l'impossibilité de soigner les plaies graves, et de faire les grandes opérations ailleurs que dans de vastes infirmeries, confiées à des mains habiles, où la multiplicité des cas recule chaque jour les limites de l'art, et tourne au profit de ceux mêmes qui sont le sujet des expériences.

On ajoute encore que toute bienfaisance doit être fondée sur l'économie, et que de petits hospices coûteraient beaucoup plus, tant pour les premières avances des bâtiments, que pour l'entretien journalier des malades. On dit enfin qu'il serait impossible d'y recevoir les maladies contagieuses; difficile d'y traiter les affections maniaques (1) furieuses, ou toutes autres qui exigent

---

(1) Les maniaques incurables doivent être gardés dans des maisons toujours soumises à l'inspection publique; et l'on doit en confier le soin à des personnes humaines, qui n'emploient envers ces infortunés que le degré de sévérité nécessaire pour les empêcher de se nuire à eux-mêmes ou aux

des soins particuliers; enfin, peu convenable d'en faire le refuge de cette multitude de femmes enceintes dont l'Hôtel-Dieu cache tous les jours les faiblesses, et souvent prévient les crimes. Il est facile de répondre à tout cela.

Je ne vois pas d'abord comment la quantité des lits étant déterminée, il peut être plus avantageux de les réunir dans une grande maison, que de les disperser dans plusieurs petites. S'il y avait à cet égard quelque différence importante, elle serait en faveur de la dernière méthode, où les secours se trouveraient plus à portée des nécessiteux. Objectera-t-on qu'alors quelques-unes de ces maisons pourront être toujours pleines, et forcées de refuser beaucoup de malades, tandis que d'autres seront souvent presque vides? Mais il faut les placer de manière que cette inégalité n'ait point lieu, ou du moins qu'elle ne soit que

---

autres. Les maniaques, susceptibles encore de guérison, seraient mieux traités dans de petits hôpitaux, que dans ceux où la complication du service interdit les soins particuliers, et force le médecin de se réduire à deux ou trois formules de traitement, bonnes sans doute dans quelques cas, mais souvent insuffisantes, ou même nuisibles, lorsqu'elles sont indistinctement appliquées à tous. Peut-être, cependant, trouvera-t-on convenable de construire un ou plusieurs hôpitaux destinés pour ces malades seuls. En prenant ce parti, qui me paraît en effet le meilleur, on fera bien de consulter ce que M. Tenon dit là-dessus, et le plan qu'il propose dans son ouvrage.

passagère. D'ailleurs, il serait aisé de remédier à ce faible inconvénient, en instruisant chaque jour le public du nombre des lits vacants dans chaque maison de charité de Paris.

Dans les grands hôpitaux, les plaies les plus simples deviennent graves, les plaies graves deviennent mortelles, et les grandes opérations ne réussissent presque jamais. Voilà des faits reconnus de tous ceux qui ont vu avec leurs yeux, et qui parlent avec leur conscience. Pendant près de cinquante ans que M. Moreau a rempli la place de chirurgien en chef de l'Hôtel-Dieu, l'opération du trépan n'a réussi qu'un très-petit nombre de fois. Aujourd'hui l'on n'y trépane plus; et si l'issue, le plus souvent funeste, des autres opérations suffit pour les proscrire, il ne s'en fera bientôt aucune importante dans cet hôpital.

Sans doute il est digne de la charité publique de ne confier le soin des pauvres qu'à des chirurgiens habiles : mais c'est avec une pratique modérément étendue, qu'ils deviennent et demeurent tels, et non dans le tumulte d'une pratique immense, où l'observateur n'a pas le temps de voir, et où les choses s'effaçant les unes les autres de sa mémoire n'y laissent que des images confuses. Qui ne sent d'ailleurs que, pour augmenter le nombre des grands artistes, il n'y a qu'à multiplier les objets de leurs espérances et les théâtres de leurs talents ?

Les maladies contagieuses sont infiniment plus rares qu'on ne pense. On impute souvent à la contagion les effets de l'air souillé d'émanations putrides, et ceux des altérations épidémiques de l'atmosphère. Au reste, les véritables contagions ne déploient toute leur fureur que dans des lieux où les hommes sont entassés. Comme elles exigent une communication assez immédiate pour se propager, elles ne sauraient acquérir un certain degré d'énergie, quand on peut isoler convenablement les maladies; quand ceux qui servent les malades n'en ont pas un trop grand nombre à soigner, et ne sont point forcés d'approcher trop souvent des lits suspects; surtout s'ils ont le temps de mettre dans leur service toutes les attentions de la propreté; enfin, si l'air peut être tenu ou rendu aussi pur que celui des infirmeries ordinaires. Dans les hôpitaux tels que l'Hôtel-Dieu, les maladies contagieuses aiguës font des ravages effrayants, et les chroniques sont indestructibles. Ces maisons deviennent des foyers où les unes et les autres développent une activité inconnue partout ailleurs : de là, elles se répandent sans cesse, ou menacent de se répandre dans le public. Il sera donc encore avantageux de traiter les maladies contagieuses dans de petits hôpitaux.

Il est vrai que l'Hôtel-Dieu recèle et cache une grande quantité de grossesses illégitimes, et que peut-être il épargne par là beaucoup d'attentats au désespoir. Mais la multitude de femmes en couche qu'il dévore pour ainsi dire chaque jour, efface aux yeux de l'humanité un avantage qui peut se trouver également partout ailleurs. On peut sans doute les recevoir, les dérober aux regards du public, les accoucher, les guérir dans des maisons de charité moins vastes : et c'est là seulement que ces femmes, malheureuses de leur indigence ou de leur faute, doivent compter sur des soins attentifs et sur un air respirable (1).

Les raisons d'économie qu'on allègue en faveur des quatre grands hôpitaux ne me paraissent pas mieux fondées. Ils coûteront, à ce qu'on dit, en frais de construction ou d'établissement, de six à huit millions; et le nombre total des lits qu'ils doivent contenir ne passera pas quatre mille huit cents. Je suis autorisé à penser qu'on peut se procurer, avec cinquante mille écus, un petit hôpital propre à contenir cent cinquante lits, et tout ce qui est nécessaire au service d'un nombre égal de malades. Or, avec six millions, on aurait quarante hôpitaux de la même grandeur, lesquels, pris ensemble, renfermeraient six mille lits. On imagine bien qu'il faudrait pour cela bannir toute espèce de décoration, et ne rien se per-

---

(1) L'hospice des femmes en couches de Vienne, fondé par l'empereur philosophe et philanthrope Joseph II, est un modèle dans ce genre.

mettre au-delà des besoins et de la commodité réelle des malades (1).

Quand aux charges annuelles, je prends pour mes deux points de comparaison l'Hôtel-Dieu, qui dépense vingt-sept sous par jour pour chaque malade, et l'hospice de Vaugirard (2), qui n'en dépense que dix-huit. Cependant, pour ne pas faire un calcul trop favorable à mon opinion, je conviendrai qu'il faut peut-être retrancher quelque chose de la première somme, et ajouter quelque chose à la seconde. Je me fixerai donc, si l'on veut, à vingt-deux sous et demi, qui sont le terme moyen entre l'un et l'autre. Mais j'ose affirmer qu'avec une administration vigilante on peut, dans de petits hôpitaux, rester au-dessous de ce terme, et que, dans les quatre qui ont été proposés, on le dépassera presque toujours.

En voyant ce que les hommes économisent de forces, de temps et d'argent, lorsqu'ils font leurs travaux en commun, et ce qu'ils perdent de tout cela, lorsque leurs efforts sont isolés, on est

---

(1) La première loi qu'on doit s'imposer, c'est de ne pas construire des bâtiments, mais d'acheter des maisons toutes bâties, et d'y faire les distributions intérieures que leur forme permettra.

(2) Nous devons cet hospice et l'ordre qui règne dans son administration au zèle d'une femme respectable, dont le nom, dans ces temps orageux, est toujours resté cher à la nation française.

porté à croire que la réunion de beaucoup de bras, dirigés par la même tête ou vers le même but, est la vraie solution de presque tous les problèmes sociaux. En effet, il y a plusieurs avantages à faire les choses en grand ; cela ne peut être contesté. Mais il s'en faut de beaucoup qu'on y trouve dans la pratique tous ceux que présente la spéculation ; et dans une infinité de cas, ils sont bien compensés par les inconvénients.

Toutes les fois qu'on rassemble des hommes, on altère leurs mœurs ; toutes les fois qu'on les rassemble dans des lieux clos, on altère à la fois leurs mœurs et leur santé. De tous temps, les officiers de morale se sont plaints du voisinage des grandes manufactures; de tous temps, on a observé qu'elles dégradaient l'espèce humaine dans les pays qu'on avait prétendu vivifier en les y établissant. Les petites entreprises sont plus immédiatement et plus constamment surveillées par l'intérêt individuel, qui est toujours d'autant plus éclairé qu'il s'exerce sur un plus petit théâtre, et qui, seul, avec sa parcimonie et ses soins de détail, sait transformer en jardin fertile le petit champ délaissé par un gros propriétaire. Dans les grandes entreprises, surtout dans celles qui sont aux frais du public, il y a trop de mains intermédiaires entre celles qui gouvernent, et celles par qui les ordres doivent être définitivement exécutés. La multitude des affaires empêche d'en examiner attentivement aucune. Nul des sous-ordres n'a d'intérêt à bien faire ; la négligence et le zèle sont traités avec la même indifférence. Les occasions de gaspillage renaissent à chaque instant : avec elles se multiplient les causes qui doivent les faire saisir avec avidité : et si le chef lui-même n'est pas soumis à la censure de l'opinion ; si l'exactitude de son administration n'est pas nécessaire à son existence; en un mot, s'il n'a pour nourrir son zèle et son activité d'autres motifs que le saint amour de son devoir, une malheureuse expérience nous apprend qu'il cessera bientôt de le remplir. Voilà des faits certains en général ; voilà ce qu'il faut regarder comme la règle commune. La rareté des exceptions qu'on peut y trouver sans doute, bien loin d'en rendre douteuses les conséquences pratiques, ne fait que confirmer la nécessité de prendre cette règle pour base de tout calcul en ce genre.

Mais quand les grands établissements seraient sujets à moins d'abus, il ne s'ensuivrait pas que leurs avantages fussent en raison directe de leur grandeur. Leur grandeur est déterminée par la nature même de leur objet ; et conséquemment elle ne peut être la même pour tous. Par exemple, l'étendue d'un atelier dont les travaux se font en plein air peut être plus considérable ; celle d'un hôpital demande à être resserrée dans des limites étroites qu'on ne dépasse jamais impunément.

Il est donc bien nécessaire de réduire à leurs dimensions naturelles tous ces grands monuments d'une aveugle bienfaisance. Mais le motif le plus urgent de hâter cette réforme, c'est l'impossibilité d'y faire convenablement la médecine, et, quoi qu'on en dise, la chirurgie; c'est-à-dire, d'y remplir le but pour lequel ils ont été fondés. Il n'est pas douteux que ce but ne soit de soulager et de conserver des malades, trop pauvres pour se faire soigner dans leurs asyles, ou qui même n'ont pas d'asyles dans lesquels la charité publique puisse les assister. Or, je soutiens que les malades ne sont point soulagés dans les hôpitaux, et que, bien loin d'y être conservés, ils y viennent chercher de nouvelles causes de destruction. Cette vérité n'est assurément pas nouvelle : mais, puisqu'elle doit suffire seule pour réformer des établissements aussi vicieux, et qu'elle a été répétée tant de fois inutilement, il faut bien y revenir encore, et ne point se lasser de la redire.

Pour que la médecine se fasse d'une manière utile aux malades et à l'art de guérir (car ces deux objets sont remplis par les mêmes moyens), il faut que le médecin et le chirurgien agissent toujours de concert quand leur concours est nécessaire. Il faut que le premier ait les connaissances chirurgicales, et que le second porte les vues médicales dans ses traitements ; qu'ils aient l'un et l'autre un intérêt clair, direct, toujours présent à leurs yeux, de bien traiter, de guérir leurs malades; qu'ils puissent se donner le temps de voir tous les cas avec la plus grande attention; et de faire plusieurs visites par jour lorsque cela est utile; qu'ils soient autorisés à régler le régime aussi-bien que l'application des remèdes; c'est-à-dire, à déterminer la quantité, la qualité des aliments, le moment de les donner. Il faut enfin que les malades respirent un air convenable, qu'ils aient des lits commodes et propres, et qu'ils soient servis par des personnes qui joignent à un caractère compatissant, l'adresse (1), sans

---

(1) Les hommes ne sont nullement propres à servir les malades. La nature semble avoir réservé aux femmes seules cette honorable fonction, de même que le soin de l'enfance; et ce n'est pas le motif le moins touchant de notre respect pour elles. Voyez un homme auprès d'un malade : s'il veut lui parler, il l'étourdit; s'il veut le remuer, il le secoue; s'il lui donne à boire, il verse dans les draps la moitié de la boisson. Son émotion est toujours tardive, et ses secours n'arrivent jamais à temps. Mettez une femme à sa place : sa tendre pitié devine, prévient les besoins; elle fait tout à propos et sans précipitation; elle est à tout, et ne paraît occupée que d'une seule chose. Avec quelle adresse elle remue un corps douloureux! quelle propreté dans les détails du service! on sent que cette main délicate est faite pour soulager nos maux, comme cette imagination mobile et tendre pour nous consoler dans nos peines.

Avant que l'Assemblée nationale fît espérer que nous verrions enfin tomber les fers des religieuses, qui paient du bonheur de leur vie l'imprévoyance de leur jeunesse et l'illusion d'un moment, j'ai quelquefois pensé qu'il y aurait un moyen

laquelle on aigrit la douleur qu'on veut soulager.
N'est-il pas impossible d'obtenir tout cela dans

bien simple d'arracher au désespoir, aux remords et aux
aliénations d'esprit qui en sont la suite, les filles infortunées
qui, dans le fond du cœur, réclament contre des vœux imprudents. L'association libre des Sœurs de la Charité est, sans
contredit, la meilleure institution pour le service des malades. Il est à désirer que le gouvernement leur confie le soin
des hôpitaux de malades, et qu'il cherche les moyens naturels et justes d'augmenter le nombre de ces respectables hospitalières. Ce qui contribue peut-être le plus à nourrir leur
ferveur, c'est qu'elles ne s'engagent que pour un an, et qu'au
bout de ce terme, elles peuvent rentrer dans le monde. Sentant qu'il est en leur pouvoir d'être libres, elles ne désirent
point d'autre liberté. Il en est peu qui veuillent abandonner
un état dont tous les travaux sont des bienfaits, et qui leur
est devenu d'autant plus cher, que leur vie entière est le sacrifice le plus sublime qu'il soit donné à l'homme de faire à
la vertu. J'aurais voulu, dis-je, que toute religieuse qui s'est
trompée, ou qu'on a trompée sur sa vocation, pût quitter le
cloître, en passant chez les Sœurs de la Charité. Avec le sentiment d'une indépendance, dont la possibilité suffit ordinairement au cœur humain, elle y aurait puisé presque toujours
le désir de ne pas la rendre plus complète : ou si le monde
l'eût rappelée impérieusement, du moins elle aurait cessé
d'être malheureuse; elle aurait cessé de maudire des lois qui
l'avaient immolée, en autorisant cette aliénation sans retour,
de sa personne et de sa vie, dans un âge où il lui était défendu de disposer de ses biens ; et sa défection même eût été
consacrée par des actes héroïques de charité chrétienne.

Ce moyen me paraissait devoir être également approuvé
par la religion, par la raison et par l'humanité.

les grands hôpitaux? N'est-il pas facile de l'obtenir dans les petits?

La nécessité de renouveler l'air dans les salles de malades est aujourd'hui généralement reconnue. Celle de donner à chacun d'eux un lit où il puisse changer commodément de situation, et prendre celle que demande la nature ou le siége de ses souffrances, est victorieusement démontrée dans le rapport de l'Académie. Quelle ame assez indifférente oserait encore, après cette lecture, excuser la barbarie de ces lits à quatre, à cinq, ou même à six personnes !.... Il ne suffit pas de les éloigner, comme on vient de le faire, des regards du public.... Gardons-nous d'observer combien il a fallu de recherches, de raison et d'éloquence pour faire sentir ce qui est évident ; pour prouver ce qui est démontré ; pour forcer au silence des esprits faux, ou des cœurs pervers qui semblent regarder les erreurs et les abus comme leur patrimoine ; pour exciter les réclamations des hommes contre ce qui outrage le plus l'humanité. Évitons surtout de remarquer que lorsqu'on a fait tout cela, l'on n'a rien fait encore, et que ces mêmes abus, reconnus de tout le monde, contre lesquels toutes les voix s'élèvent, ont des fauteurs secrets qui savent les défendre de manière souvent à lasser le courage des gens de bien. Nous gémirions trop amèrement sur le sort des sociétés humaines où l'on rencontre à chaque pas le même tableau.

Mais il est dans notre sujet, auquel je m'empresse de revenir, d'autres vérités aussi simples, et qu'il n'est pas moins important de rendre populaires. Je me contenterai, d'après le plan que j'ai suivi, de les exposer succinctement, laissant à quelque plume éloquente, comme celle de M. Bailly (1), le soin de les développer et de leur donner toute la puissance de la persuasion. Le bon sens peut devancer l'opinion publique ; il peut la diriger de loin : mais c'est au talent seul qu'il est donné de hâter sa marche, et de rendre son influence irrésistible.

Je ne saurais trop le répéter, on exécuterait en vain les changements les plus utiles dans les hôpitaux, si l'on ne commençait par en diminuer la grandeur. Ce premier pas fait, tout le reste devient possible et même facile.

Il est en effet très-aisé de voir qu'alors la salubrité et la propreté des salles pourront s'obtenir sans peine ; que le service deviendra très-simple dans tous ses détails. Alors aussi l'on peut laisser aux médecins le droit de déterminer tout ce qui regarde le régime : on peut exiger d'eux qu'ils fassent des journaux détaillés de leurs traite-

---

(1) Ces observations sont écrites depuis plus d'un an : M. Bailly n'était alors qu'un simple particulier; la voix d'un grand peuple ne l'avait pas encore chargé des importantes fonctions qu'il remplit avec tant de zèle, de lumières et de vertus (1789).

ments, et par cette seconde mesure, les forcer à se surveiller eux-mêmes sans cesse, en leur faisant redouter de loin la censure sévère de leurs rivaux ; tandis que la première leur enlève une excuse dont ils se serviraient plus souvent, s'ils en sentaient tout le poids.

Qu'il me soit permis de dire encore un mot sur ces règles générales de régime dont j'ai déja fait entrevoir les fâcheuses conséquences : l'importance du sujet doit me faire pardonner quelques répétitions. Je n'examinerai pas, en détail, la distribution des aliments solides : le moment où la plus petite erreur peut devenir fatale, est ordinairement passé quand on commence à les permettre. Ce n'est pas qu'il n'y eût plusieurs observations à faire sur leur usage, sur leur choix, sur leurs effets, si différents dans les différentes maladies, et suivant l'époque, ou le degré de chacune. Mais pour ne rien laisser à désirer là-dessus, il faudrait donner un corps complet de diététique, et nous jeter dans plusieurs discussions médicales étrangères à notre principal objet. Voyons donc seulement ce qui concerne la diète sévère, ou le temps pendant lequel les malades sont réduits au bouillon.

Dans les hôpitaux, on distribue le bouillon de quatre en quatre heures, et à tout le monde à la fois. A la Charité, de même qu'à l'Hôtel-Dieu, ce bouillon est assez concentré : la quantité qu'on en donne à chaque malade est considérable ;

elle est la même pour tous ; et, généralement parlant, ils sont trop nourris, quand le genre, ou le temps de la maladie exige ce que j'appelle la diète sévère.

Le bon bouillon de viande convient dans quelques cas ; il en est d'autres où la raison et l'expérience le proscrivent. Mais alors il peut être remplacé par des décoctions de graines farineuses, de racines, de fruits pulpeux, de plantes succulentes. Il convient toutes les fois qu'il s'agit de soutenir les forces, ou de les relever ; quand il faut nourrir le malade, et cependant ne pas lui faire dépenser dans l'estomac une grande somme d'action vitale : par exemple, dans les épuisements simples, dans les fièvres malignes nerveuses, à la suite des grandes hémorragies, ou de toute autre importante évacuation. On doit l'interdire toutes les fois qu'il est nécessaire de tenir les mouvements dans un état de faiblesse ; quand les premières voies sont farcies de restes d'aliments, ou d'humeurs corrompues ; quand on redoute des altérations putrides générales : par exemple, dans les maladies éminemment inflammatoires, dans les grandes plaies accompagnées de douleurs vives et de pyrexie violente ; dans les fièvres saburrales, mésentériques, bilieuses, putrides. Il réussit fort bien dans certaines épidémies ; dans quelques autres, on le trouve constamment nuisible. Toutes choses égales d'ailleurs, il réussit mieux dans les saisons froides, ou sèches, que pendant les grandes chaleurs, ou dans les temps humides et tièdes.

Les maladies aiguës offrent, à leur début, plusieurs symptômes qui sont communs à presque toutes : c'est alors surtout qu'il faut de la sagacité pour ne pas les confondre. Dans la suite, leurs phénomènes deviennent plus saillants, et leur génie se caractérise. Il en est comme des jeunes plantes et des jeunes animaux, qui n'ont rien de bien distinct d'abord, soit dans leur saveur, soit dans leurs autres qualités sensibles; mais dont le temps développe la nature, l'instinct et la physionomie particulière. Le talent de reconnaître la maladie naissante, à quelques traits fugitifs qui la décèlent, est sans doute la première qualité du médecin. Sans ce talent, on commet tous les jours des fautes graves : car il ne faut pas croire avec le vulgaire, qu'en restant spectateur et donnant de la tisane, on puisse dire qu'on ne prend encore aucun parti ; c'est en prendre réellement un, que de se déterminer à ne rien faire. L'issue de la plupart des traitements dépend de la conduite qu'on a tenue les premiers jours. Or, pour ne pas sortir de notre sujet, si dans un grand nombre de maladies il faut imposer d'abord le régime le plus sévère; s'il faut le plus souvent attendre l'approche des crises pour augmenter l'activité de l'estomac et pour chercher à rendre, par son influence sur les organes principaux, les déterminations critiques plus complètes et plus régulières : dans d'autres cas (1), où l'invasion de la fièvre n'est accompagnée que de peu d'altération des forces digestives, on doit mettre les moments à profit, nourrir le malade, tandis qu'on le peut encore, et faire une espèce de provision de forces pour les temps les plus orageux, où l'on sera peut-être dans la nécessité de supprimer presque tout aliment. Voilà ce qu'Hippocrate, qui, le premier a donné de bonnes règles de régime pour les fébricitants, avait observé, non-seulement dans le climat de la Grèce, mais dans les divers pays où l'avaient conduit le besoin de s'instruire et l'ambition louable d'exercer son art avec plus d'éclat. Il remarque aussi qu'un vieillard (2) ne doit pas être nourri comme un jeune homme,

---

(1) A la vérité, ces cas sont rares.

(2) La règle qu'il établit là-dessus peut être regardée comme générale. Plus les animaux sont près de leur origine, et plus ils ont besoin d'aliments; plus ils avancent vers leur dernier terme, et plus long-temps ils peuvent supporter l'abstinence. Un homme fait la supporte mieux qu'un jeune homme, un vieillard plus facilement que l'un et l'autre, un enfant point du tout. Cette règle souffre cependant plusieurs exceptions : quelques vieillards ont besoin d'une nourriture abondante, et de faire plusieurs repas dans le jour, comme les enfants. Quand les forces viennent à se concentrer dans l'estomac, l'action de cet organe est d'autant plus nécessaire, que c'est alors lui seul qui, par l'étendue de ses sympathies, entretient ou ranime le jeu de la vie dans tous les autres.

un homme mûr comme un enfant ; que les habitudes de la santé doivent être prises en considération pendant la maladie ; et qu'il faut leur accorder quelque chose, ainsi qu'au climat, à l'âge, à la saison, au tempérament ; en un mot, à toutes les circonstances capables d'influer sur le caractère de chaque maladie en particulier.

Ce que je viens de dire suffit sans doute pour prouver combien il est essentiel que le médecin d'hôpital ait le droit de régler tout ce qui concerne le régime des malades.

Mais en lui fournissant les moyens de rendre son art plus utile, on doit s'assurer qu'il remplira toujours ses devoirs. Et pour cela, qu'on ne s'en rapporte point à la surveillance particulière des chefs. Quoi qu'on fasse, il n'aura pour juge que sa conscience, à moins qu'on ne l'oblige à faire connaître ses traitements, dans des journaux bien circonstanciés, destinés à devenir publics. La conscience d'un homme de bien est sans contredit le meilleur de tous les aiguillons : mais des intérêts d'amour-propre, ou de fortune, sont malheureusement d'un effet plus général, plus constant et plus sûr. Au reste, la manière de faire ces journaux est très-simple : Hippocrate nous en a laissé le modèle dans ses épidémies. Ce que les découvertes modernes peuvent ajouter à la précision de quelques détails se réduit à peu de chose : et quant au talent du grand peintre, c'est encore dans ses écrits immortels qu'on ira toujours le puiser avec le plus de fruit. Je conviens que, de son temps, la matière médicale étant dans l'enfance, il n'a pu nous laisser que des indications générales de remèdes : le plus souvent même, il peint la marche de la maladie, sans parler du traitement; et il semble n'avoir été que le contemplateur du travail de la nature. Mais les observations de ce genre sont peut-être les plus précieuses. On y voit bien plus clairement, que dans celles où l'action des remèdes doit être mise en ligne de compte, quels sont les phénomènes qui précèdent les crises heureuses; quels sont les mouvements dont la terminaison est constamment funeste : on en conclut bien mieux dans quelles circonstances il est avantageux d'abandonner la nature à elle-même, ou de ne faire que la seconder; et dans quelles circonstances contraires, il faut arrêter ses efforts égarés, ou leur faire prendre une autre direction. Nous ne pouvons plus imiter Hippocrate à cet égard; nous ne le devons même plus : l'administration des remèdes est trop perfectionnée, pour qu'il nous soit permis de rester aussi souvent oisifs; et l'on ne saurait nier que l'histoire de leurs effets ne rende encore plus complète l'histoire des maladies. On doit à la vérité commencer par bien étudier cette dernière : mais le médecin ne serait point utile, sans la connaissance de l'action des médicaments.

De bons journaux d'hôpital doivent donc offrir

d'abord, en forme de préliminaire, le tableau rapide de la dernière constitution ; c'est-à-dire, des généralités historiques concernant l'état de l'air et les maladies qui ont régné l'année d'auparavant : et le corps du journal ne doit être que le même tableau de l'année qu'on veut décrire, mais plus développé, plus circonstancié, jour par jour, maladie par maladie. Il faut qu'on y trouve notées les moindres variations de l'atmosphère, concernant le froid, le chaud, la légèreté, la pesanteur, l'humidité, la sécheresse. Les instruments que les physiciens ont imaginés pour mesurer ces différents états ne doivent pas être les seuls consultés : les vrais instruments des expériences médicales sont les corps vivants. Ainsi, par exemple, après avoir déterminé le degré du froid d'après le thermomètre, on examinera si la sensation qu'il fait éprouver aux corps, et les effets qu'il produit sur eux, correspondent exactement à la dilatation et à la condensation des liqueurs. Or, on trouvera souvent qu'ils n'y correspondent pas ; et, pour le dire en passant, on en tirera des conséquences dont il est aisé de sentir l'utilité pratique.

Mais ce qui sans doute est le plus important, c'est que chaque maladie soit décrite avec la plus grande exactitude. Non-seulement on peindra son invasion, son accroissement, son état, son déclin, la convalescence ; non-seulement le médecin dira par quelles indications il s'est laissé guider dans l'administration des remèdes, et quels ont été leurs effets; mais, de plus, il rendra compte de l'âge du malade, de son tempérament, du pays qu'il habite, de sa profession, des maladies auxquelles il a été sujet, de ses goûts, de ses mœurs.

Hippocrate décrit les phénomènes de la maladie; il ne la nomme presque jamais. Pourquoi ne l'imiterait-on pas encore en cela? Les dénominations s'emploient ordinairement au hasard; ou l'on s'en sert pour déguiser l'ineptie des traitements. Tous les hommes d'ailleurs n'attachent pas les mêmes idées aux mêmes mots : ce que l'un appelle fièvre catarrhale, l'autre l'appelle fièvre péripneumonique, ou putride, ou maligne. Mais qu'un médecin dise : « Le malade toussait; il avait une douleur de côté; son pouls était tendu, fréquent; son visage était rouge, ses yeux larmoyants, son sang couvert d'une couenne blanche, ou jaunâtre, ou verdâtre: » tout le monde l'entend; tout le monde est d'accord sur ce qu'il a voulu dire. Si de l'ensemble de ces symptômes, du degré de chacun, de l'enchaînement dans lequel ils se sont montrés, il cherche à déduire quel est le désordre de la santé qu'ils indiquent; on peut juger de son talent, de sa sagacité, de la bonté de son esprit. Enfin, s'il ajoute» : « D'après tous ces signes, d'après telle indication qui m'a paru en résulter, je me suis décidé pour tel et tel remède; il s'en est suivi tel et tel effet: » nous avons alors un tableau très-clair, qui ne peut être sujet à nulle interprétation vicieuse; et nous pouvons en tirer des inductions très-probables pour l'effet de ces mêmes remèdes, dans les mêmes circonstances. Il me semble que des journaux faits dans cet esprit, par des praticiens éclairés et prudents, seraient le recueil le plus précieux de l'art (1). Au bout de vingt ans, ils auraient passé presque tous les cas en revue : ils encourageraient, ils nécessiteraient une foule de travaux utiles : et tandis que, d'un côté, ils rendraient les plus importants services à la médecine, de l'autre ils engageraient, comme je l'ai déjà dit, les médecins à traiter les pauvres malades avec plus de zèle et d'attention.

Mais il est un autre moyen qu'on pourrait faire concourir plus efficacement encore à ce double

---

(1) Toutes les sciences naturelles s'enrichissent de faits; et les systèmes, où les principes généraux de chacune, ne doivent être que le résultat direct et précis de tous les faits qui s'y rapportent. En médecine surtout, il n'y a presque de lecture vraiment instructive que celle des observateurs : et même si chaque homme pouvait tout voir par ses propres yeux, peut-être serait-il avantageux de fermer les livres, et de ne consulter que la nature seule, afin de recueillir ce qu'elle offre exempt du mélange des opinions humaines. Les peintures les plus parfaites la défigurent toujours à quelques égards. Si l'on veut tout décrire, on se perd dans les détails; si l'on se borne à saisir les grands traits, on néglige des choses importantes. Il est impossible de donner, dans une

but : c'est l'établissement d'un certain nombre d'écoles-pratiques, regardées avec raison maintenant, par tous les gens sensés, comme seules propres à réformer les études de médecine. Les médecins de Cos et de Cnide menaient leurs disciples au lit des malades. Ceux qui depuis enseignèrent à Rome suivirent cet exemple ; témoin Symmaque, contemporain de Martial, que ce poète accuse de lui avoir donné la fièvre, en le faisant tâter en hiver par cent mains toutes gelées.

*Me centum tetigére manus aquilone gelatæ :
Non habui febrem, Symmache ; nunc habeo.*

Dans l'Amérique septentrionale, les jeunes gens qui se destinent à la médecine se mettent d'abord chez un apothicaire. Ils apprennent à connaître, à préparer les remèdes. Ils les portent aux ma-

---

description, l'idée nette d'une odeur à celui qui ne l'a pas sentie ; il ne l'est pas moins de lui faire voir une maladie qu'il n'a jamais vue, ou dont il ne connaît pas les analogues par lui-même. Mais la vie est trop courte, l'art est trop étendu, pour qu'on ne soit pas forcé de recourir à l'expérience des autres : et si nous en avons assez nous-mêmes pour retrouver dans notre mémoire les images partielles dont l'ensemble forme le tableau qui nous est offert, elle ne sera pas en effet entièrement perdue pour nous (1789).

Le vœu de l'auteur, pour la création des écoles cliniques en France, a été rempli ; et les écoles de médecine forment aujourd'hui de vrais médecins (an II).

lades, dont l'aspect les habitue ainsi par degrés à distinguer toutes les infirmités du corps humain par les signes qui les caractérisent : et en même temps ils recueillent une foule d'observations précieuses sur l'efficacité des moyens que l'art emploie pour les combattre.

En Italie, quelques universités exigent, avant d'accorder le bonnet de docteur, que les jeunes candidats aient suivi, pendant deux ou trois ans, un praticien connu dans toutes ses visites.

Les universités d'Édimbourg et de Vienne sont, à cet égard, au niveau des écoles de Cos et de Cnide. Il y a, dans l'une et dans l'autre, un professeur de médecine clinique. C'est dans les salles mêmes d'un hôpital que se donnent les leçons ; ce sont les différentes maladies qui leur servent de texte. Si le professeur a du talent, il indique à ses élèves l'ordre dans lequel les objets doivent être observés, pour être mieux vus, et pour mieux se graver dans la mémoire : il leur abrége le travail ; il les fait profiter de son expérience. S'il est sans talent, ses fautes sont bientôt dévoilées par la nature elle-même, qui parle à tous les sens des spectateurs, et dont il est impossible d'étouffer ou d'altérer le langage. Souvent même elles leur deviennent plus utiles que ses succès, en rendant plus ineffaçables des images qui, sans cela peut-être, n'eussent fait sur eux que des impressions passagères. Aussi les jeunes gens qui sortent de ces universités se distinguent-ils facilement de tous les autres. Leurs connaissances plus nettes, mieux classées; leur raison plus ferme, leur tact plus sûr et plus fin, sont une assez bonne apologie de cette forme d'instruction.

Un célèbre praticien, enlevé dans la force de l'âge à la médecine, dont il étendait tous les jours le pouvoir par ses travaux, et qu'il faisait honorer par la noblesse de sa conduite; aux malheureux, dont il était le père; à ses amis, auxquels il n'est resté, pour se consoler de sa perte, que le souvenir de ses vertus : M. Dubrueil, que je m'honore d'avoir eu pour maître, et dont l'amitié tendre et courageuse manque bien plus encore à mon cœur, que ses lumières à mon instruction, avait fondé quelques années avant sa mort, sous les auspices de M. le maréchal de Castries, une école pratique dans l'hôpital de la marine de Brest. Il était convaincu que tous les arts qui demandent la culture immédiate des sens, et dans lesquels les combinaisons de l'esprit ne peuvent jamais suppléer l'habitude et l'exercice, doivent être étudiés directement dans la nature même; et que, par conséquent, les meilleurs professeurs de médecine sont les malades. Il croyait que le professeur en titre doit se borner à mettre ses élèves dans la bonne route; à leur présenter les tableaux, de la manière qui les éclaire le mieux les uns par les autres, et qui rend les impressions plus durables en les rendant plus distinctes. Il pensait que celui qui veut faire plus, au lieu d'abréger pour eux les difficultés, leur fait perdre le fruit de toutes celles qu'ils peuvent avoir vaincues. Ainsi, quoiqu'il ne prétendît pas avoir donné à son établissement toute la perfection dont il eût été susceptible dans d'autres circonstances, M. Dubrueil est mort dans la douce persuasion qu'il avait fait un présent utile à notre art : et cette persuasion était d'autant mieux fondée, qu'il laissait à la tête de l'école de Brest un excellent esprit, incapable de mettre des préjugés acquis à grands frais à la place de sa raison naturelle et de l'expérience.

Aujourd'hui tous les jeunes gens parlent d'écoles-pratiques : ils les demandent à grands cris; et la partie la plus saine des vieux médecins les désire également.

Je n'entrerai dans aucun détail sur leur nécessité, sur les avantages qu'on doit en recueillir, ni sur la forme qu'il serait convenable de leur donner (1).

Leur nécessité ne saurait être mise en question : elle résulte clairement de l'état actuel des études dans les écoles de médecine, et de la nature même de l'esprit humain, ou de la manière dont nous acquérons nos connaissances.

Leurs avantages ne sont pas moins évidents; l'on peut assurer qu'ils sont incalculables.

---

(1) C'est l'objet principal du Mémoire de M. Lachèze.

Quand à leur forme, j'avoue que je ne la regarde pas comme une grande affaire (1). Ici, comme dans beaucoup d'autres choses, on fera d'autant mieux qu'on réglera moins. Si l'on se bornait à déterminer les droits que donnerait aux jeunes élèves, dans toutes les facultés de médecine, une assiduité de deux ou trois ans, aux leçons des écoles-pratiques, tout se mettrait de soi-même dans le meilleur ordre. A plus forte raison serait-il à propos d'abandonner la méthode d'instruction au choix et au talent du professeur.

Il suffirait donc, selon moi, de permettre à tout médecin d'un hôpital d'y former une école d'après le plan qu'il jugerait le meilleur ; d'exiger de lui des journaux détaillés, et de statuer qu'après avoir suivi ses leçons, deux, trois ou quatre ans, les étudiants en médecine pourraient prendre d'emblée huit, dix, douze inscriptions, plus ou moins (2).

En laissant les professeurs arbitres du taux de

---

(1) J'observe seulement qu'on y pourrait offrir aux élèves des cours d'anatomie, d'opérations chirurgicales, d'accouchements, et de chimie pharmaceutique. Les premiers se feraient dans un amphithéâtre de dissection ; les derniers, dans la pharmacie de l'hôpital.

(2) Je n'attaque point ici le droit dont jouissent les facultés, d'examiner les étudiants en médecine, et de leur donner des diplômes de docteur.

leurs leçons, on risquerait peu qu'elles fussent jamais portées trop haut. La concurrence établie entre eux les forcerait, pour leur intérêt même, à ne point en exagérer le prix. Mais si le talent ou la vogue pouvait les enhardir à le tenter, et qu'ils le fissent avec succès, voilà précisément ce qu'il serait aussi maladroit qu'injuste de vouloir prévenir. Leur noble émulation, alimentée par toute sorte de motifs, ne pourrait que tourner au profit des malades, des élèves et de l'art.

C'est avec de pareilles institutions qu'on aurait, dans les élèves, des surveillants éclairés et sévères de la médecine des hôpitaux ; surveillants toujours prêts à réclamer contre les faussetés ou les exagérations des journaux. Et les journaux eux-mêmes, devant servir de base à la réputation de celui dont ils porteraient le nom, le forceraient à redoubler de soins auprès de ses malades, à perfectionner sa pratique, à rendre son enseignement le plus attrayant, le plus clair et le plus méthodique, afin d'attirer un plus grand nombre d'élèves autour de lui.

Je ne me permettrai plus qu'une réflexion : elle me paraît faite pour toucher tout gouvernement qui respecte la morale.

Aujourd'hui les jeunes médecins suivent rarement les hôpitaux avec quelque constance. Ils se jettent dans la pratique, sans avoir vu les objets qu'ils doivent reconnaître. Il faut pourtant se donner l'air d'avoir tout vu ; il faut cacher son inexpérience par le babil et par de grands mots. Ainsi, dans la matière la plus grave, ils s'exercent à l'art de tromper, ou du moins ils s'habituent à ces manéges de charlatanerie qui dégradent toujours le caractère. Et quand ils suivent les hôpitaux, quel fruit peuvent-ils en retirer? Ce n'est pas la nature qu'ils y voient; c'est encore moins la nature aidée par un art bienfaisant. Tout ce qui frappe leurs yeux égare leur jugement et flétrit leur ame. Ils ne recueillent que des images fausses, et n'apprennent qu'à se jouer de la vie des hommes. Dans l'ordre de choses que j'indique, en acquérant des connaissances vraies, ils dédaigneraient l'artifice, qui ne sert qu'à masquer l'ignorance : ils verraient le pauvre traité comme un être dont les souffrances et la vie sont sacrées, et rien n'altérerait dans leur cœur ce respect tendre pour les hommes, sans lequel il n'est point de moralité.

P. S. On pourrait appuyer d'une foule de raisons nouvelles la nécessite de diviser et de subdiviser les grands hôpitaux : mais j'ai cru inutile d'entrer dans de plus grands détails. Maintenant que l'opinion publique influe d'une manière si directe sur toutes les parties de la législation et du gouvernement, il est impossible qu'avec un si grand intérêt à s'éclairer, elle ne recueille pas toutes les lumières éparses et presque perdues jusqu'à ce jour. Quand la voix de tous les citoyens est libre, quand l'application des vérités découvertes n'est plus empêchée par les passions particulières, les vérités se découvrent, et leurs plus faibles germes, jetés comme au hasard dans les livres, ou dans les conversations les plus frivoles, se développent, croissent et fructifient avec une promptitude dont les penseurs eux-mêmes sont étonnés.

Je suis donc persuadé que, dans peu, les vices des grands hôpitaux seront sentis de tout le monde. En faisant la peinture détaillée et fidèle de ces funestes asyles, je me serais exposé à faire la plus amère satire de l'administration qui les surveille; et rien n'est plus loin de mon cœur que les inculpations personnelles. Mais l'œil sévère du public, porté successivement sur tous les objets qui l'intéressent, fera cette satire d'une manière bien plus rigoureuse, et surtout bien plus utile. On verra donc qu'il faut renoncer aux grands hôpitaux; et bientôt sans doute il n'y en aura plus que de petits. C'est là peut-être l'un des plus grands avantages des gouvernements où la volonté publique fait la loi et détermine le mode de son action. Les préjugés se taisent; les passions malfaisantes se cachent; le bien se fait sans peine, parce que celui qui en est l'objet est celui-là même qui le commande: et la morale règne nécessairement partout; attendu qu'elle n'est que l'utilité de tous, et qu'il implique contradiction que tous ne veuillent pas et ne cherchent pas leur utilité.

En réduisant les hôpitaux à cent ou cent cinquante lits au plus, il sera moins nécessaire de les transporter hors des villes. Des hospices tels que je les propose peuvent rester au sein de Paris, sans grands inconvénients pour eux-mêmes ou pour le voisinage. On n'a pas besoin de soins recherchés pour s'y garantir du mauvais air, et pour prévenir les contagions. Les maisons qui environnent la Charité ne sont pas plus malsaines que celles des quartiers les mieux aérés. Cependant il sera toujours avantageux de choisir au moins une partie des emplacements à la campagne. Les malades y jouissent d'un air presque toujours préférable, et souvent nécessaire pour leur entier et prompt rétablissement. On peut plus facilement y ménager les aspects, et tourner les salles d'une manière commode pour recevoir le soleil, ou pour s'en garantir à volonté : on peut s'y procurer de vastes promenoirs couverts pour les temps de pluie ou de froid ; et pour les beaux jours, d'autres promenoirs plantés d'arbres, dont les émanations, pendant six ou sept mois de l'année, sont si restaurantes pour les convalescents. Les terrains, les bâtiments, les denrées, la main-d'œuvre, tout est moins cher dans la campagne ; et les raisons d'économie, qui doivent entrer pour beaucoup dans les plans d'établissements publics, suffiraient seules pour y assigner la place de tous ceux qu'il n'est pas absolument indispensable de laisser au milieu des villes.

D'ailleurs, il serait facile de faire des arrangements avec les municipalités des communes où l'on transporterait les hospices. Chacune d'elles a des pauvres à nourrir, des malades à soigner, enfin, un plan de charité publique à former sur de nouvelles bases. On pourrait leur fournir les moyens de le faire mieux et plus en grand, en réunissant les dotations des maisons à fonder avec celles qui peuvent avoir été assurées aux pauvres de ces communes, et avec les secours qu'ils doivent encore à la bienfaisance journalière de leurs habitants. Dans un arrangement de ce genre, des conditions avantageuses et agréables à tout le monde sont faciles à imaginer. Et si quelques médecins de réputation attiraient un jour, aux visites de ces hospices, beaucoup d'élèves empressés d'interroger la nature sous des yeux faits pour les diriger, qui ne sent combien l'éloignement des distractions de la ville, le silence et la paix de la retraite, les aideraient utilement dans l'étude de leur art, leur en aplaniraient les difficultés, et leur conserveraient d'instants précieux pour les travaux opiniâtres de l'observation, qui doit lui servir de fondement?

Je ne doute pas que l'établissement des nouvelles assemblées administratives n'entraîne partout celui des maisons charitables de travail, commandées, en quelque sorte, par la voix publique, et réclamées par la raison de l'homme d'état autant que par l'humanité de l'homme sensible. Chacun voit aujourd'hui combien il est nécessaire d'extirper la mendicité; chacun sent qu'on ne le peut qu'en offrant de l'ouvrage à l'indigent capable de travailler, et qu'en assurant un asyle à celui que l'enfance, la vieillesse, ou la maladie met dans la cruelle nécessité d'implorer l'assistance de ses semblables.

La société, comme le dit très-bien M. Sieyes dans sa belle Déclaration des Droits de l'Homme, doit des secours à tout individu qui se trouve hors d'état de pourvoir à ses propres besoins. Elle le doit, parce que l'état social faisant jouir les uns d'avantages sans nombre, il ne peut sans crime laisser les autres au-dessous de ce qu'ils seraient au fond des bois. Elle le doit aussi, parce que, s'il se trouve dans son sein une grande quantité d'êtres souffrants, elle est en danger sous plusieurs rapports, et que lors même qu'il y en a peu, cet état, dégradant à la fois et celui qui demande, et celui qui refuse, porte des atteintes sourdes, mais graves, au corps politique le mieux organisé d'ailleurs.

La grande maladie des états civilisés est la mauvaise distribution des forces politiques, et la disproportion choquante des fortunes. Voilà la source de presque tous les désordres publics, et des calamités qui les accompagnent. Je conviens, et l'on a pu le voir ci-devant dans une note, que les hommes ne naissent pas égaux en moyens, s'ils naissent et sont éternellement égaux en droits : mais, je le répète encore, les grandes inégalités ne sont pas du fait de la nature; et, comme l'observe très-bien le publiciste philosophe que je viens de citer, les institutions sociales sont faites pour corriger ce qu'elle peut laisser de vicieux à cet égard dans la situation de l'homme. Elles ont fait partout précisément le contraire : partout aussi, choqués des maux qu'elles seules avaient pu rendre aussi graves, les sages, les législateurs et les hommes bienfaisants, ont cherché de concert les remèdes qu'il était nécessaire d'y porter. Mais leurs vœux n'ont été bien remplis nulle part. Le jubilé des Juifs, le partage des terres chez les Spartiates, les lois agraires des Romains, sont des moyens également iniques et contraires au but de l'association, qui est l'exercice libre des facultés de chacun, et la paisible jouissance des biens qu'elles lui procurent. La taxe des pauvres, établie en Angleterre, peut être regardée comme une loi du même genre. Ses grands inconvénients sont assez connus : mais le plus intolérable de tous est de créer de nouveaux misérables pour secourir ceux qui le sont déjà; car, dans la perception de cette taxe, l'on saisit et l'on vend, comme dans celle des autres impôts, les meubles des contribuables inexacts ou incapables de payer. L'aumône elle-même, par laquelle le riche soulage un peu son cœur des reproches secrets que lui fait l'aspect attristant du pauvre; l'aumône, indépendamment de la disproportion où elle se trouve presque toujours avec les besoins, ne va pas certainement mieux à son but; et, considérée sous un point de vue général, elle offre des caractères qu'il est indispensable de lui faire perdre, si l'on veut qu'elle cesse d'être immorale et funeste à la société. L'aumône est, sans doute ordinairement, un acte de vertu particulière; mais presque toujours, elle est un crime public. Elle peut satisfaire celui qui donne, lui procurer des jouissances qu'il demanderait d'ailleurs inutilement à son or; mais elle dégrade celui qui reçoit, elle l'habitue à la paresse; elle ouvre son cœur à tous les vices, et le prépare à tous les attentats.

Tant qu'un homme est en état de faire un travail quelconque, ce n'est pas l'aumône qu'il faut lui donner; c'est ce travail qu'il faut lui fournir: et quand la maladie, ou la vieillesse, ou l'enfance, le met hors d'état de payer ce tribut que chacun doit à la nature et à la société, la société est alors dans l'obligation d'en agir avec lui, comme une famille humaine, ou prévoyante, avec un serviteur qu'elle soigne malade et nourrit vieux, en mémoire de ses services passés, ou qu'elle fait élever enfant, dans l'espoir de ceux qu'il peut lui rendre un jour.

Il n'y a là que des échanges réciproques; rien qui trouble les rapports naturels des hommes entre eux; rien qui livre l'un à la merci de l'autre. L'un reçoit le prix de ce qu'il a fait ou de ce qu'il fera : l'autre est dans le cas d'un débiteur religieux qui s'acquitte noblement, ou d'un capitaliste qui fait des avances sur un fonds riche et productif.

Le travail honore l'homme : il ennoblit, il consacre toutes ses jouissances. Nul ne peut secouer ce joug imposé par notre condition, sans se dégrader et sans perdre de sa liberté. Car, plus les richesses sont considérables, et plus elles mettent dans la dépendance celui qui serait incapable d'y suppléer, au besoin, par des ressources personnelles.

Il n'est peut-être pas inutile de répéter que le bonheur du peuple tient à ses mœurs, et que ses mœurs tiennent beaucoup au respect qu'il conserve pour lui-même. Les autres classes de la société sont très-intéressées à nourrir en lui le sentiment qui maintient chacun à sa place, en empêchant que personne cesse de se montrer homme par orgueil ou par avilissement : car ce sentiment sera partout le plus sûr garant de la morale publique.

C'est d'après ces principes, que tous les hommes éclairés ont demandé d'une voix unanime un nouveau système de bienfaisance générale. C'est de là qu'il faut partir pour trouver celui qui remplira le mieux son objet; j'entends celui de secourir la misère sans la flétrir, et sans cultiver en elle les vices et les crimes par l'encouragement à la fainéantise. A ce motif sacré, vient s'en joindre un autre plus senti peut-être de la plupart des administrateurs, c'est-à-dire l'économie. En faisant travailler ceux qui le peuvent, on se ménage des ressources plus abondantes pour ceux qui ne le peuvent pas. Un atelier public bien ordonné doit fournir de l'ouvrage aux hommes, aux femmes, aux vieillards, aux enfants. Chacun y trouve à faire ce que lui permettent ses forces et son industrie : chacun est payé suffisamment; et le produit doit couvrir les frais d'administration et les pertes inévitables. Un hôpital d'enfants délaissés pourrait également trouver, dans le travail de ceux qui sont déja grands, le moyen de nourrir les petits, et de former les uns et les autres au rôle de citoyen.

Les ateliers auraient encore un avantage, auquel ceux qui se sont occupés de cette matière ont déja pensé : c'est de maintenir le prix des journées sur un pied convenable, ce qui me paraît de la plus haute importance pour la classe qui vit de ses bras, et ce qu'on ne pourrait obtenir par d'autres moyens, sans d'autres inconvénients non moins graves, dans des pays où les vrais propriétaires ne forment peut-être pas le huitième de la population.

Je pense donc qu'il est juste de secourir les

indigents, mais qu'il est essentiel de le faire en occupant ceux qui sont capables d'un travail quelconque. Ce soin me paraît également honorable pour eux-mêmes, utile à leur bonheur, exigé par le sévère devoir d'économiser les charités, et nécessaire à la conservation des mœurs publiques : il montre à côté de la bienfaisance ce sentiment profond de la dignité de l'homme, qui sert de base à presque toutes les vertus publiques et privées, et dont l'habitude peut seule transformer les peuplades en véritables nations, et les rendre dignes de la liberté.

FIN.

TRAVAIL

SUR

L'ÉDUCATION PUBLIQUE,

TROUVÉ DANS LES PAPIERS

DE MIRABEAU,

FAIT ET PUBLIÉ PAR CABANIS.

AVERTISSEMENT.

Ces discours sont tels qu'ils existent dans le porte-feuille de Mirabeau : l'on respecte ici scrupuleusement jusqu'aux taches qu'il y reconnaissait lui-même, et qu'il se proposait d'en faire disparaître. Les corrections dont il les jugeait susceptibles portent, il est vrai, plutôt sur certains détails et sur les formes de rédaction, que sur les vues générales; mais elles auraient sans doute donné plus de poids à ses principes, plus d'éclat à ses idées, peut-être même une face nouvelle à l'ensemble de son travail (1).

---

(1) Tant qu'un orateur n'a pas prononcé un discours, ou qu'un écrivain n'a pas publié un ouvrage, il serait injuste d'imputer à l'un ou à l'autre les fautes, et surtout les erreurs, que le discours ou l'ouvrage contient. Cette considération, très-équitable en général, l'est peut-être encore plus à l'égard de Mirabeau, qui se servait souvent des idées d'autrui, mais qui les remaniait et les perfectionnait presque toujours, et qui ne pouvait être censé les avoir adoptées que lorsqu'il les livrait lui-même au public sous son propre nom, soit à la tribune, soit par la voie de la presse.

Il voulait se retirer pendant quelques jours à la campagne, afin de préparer et d'achever ces corrections dans le recueillement de la solitude. Hélas! c'est au moment même où il allait y rêver dans les riantes promenades de sa maison d'Argenteuil, qu'une mort précoce l'a tout à coup enlevé à la chose publique et à ses amis.

TRAVAIL

SUR

L'ÉDUCATION PUBLIQUE.

PREMIER DISCOURS [1].

DE L'INSTRUCTION PUBLIQUE,

OU DE L'ORGANISATION

DU CORPS ENSEIGNANT.

M<small>ESSIEURS</small>,

Quand les angoisses du despotisme, expirant de ses propres excès, vous ont appelés pour chercher des remèdes à tant de maux; quand la voix d'une nation tout entière, où les sages commen-

---

[1] Ce premier discours est formé de notes écrites d'abord presque au hasard, et seulement pour servir de matériaux. Il se ressent un peu de cette première composition. C'est le moins soigné quant au style, et celui qui avait le plus besoin d'être retouché.

çaient à régénérer l'opinion, vous a confié le soin d'effacer jusqu'aux moindres vestiges de son ancienne servitude, vous avez senti que les abus formaient un système dont toutes les ramifications s'entrelaçaient et s'identifiaient avec l'existence publique; que, pour tout reconstruire, il fallait tout démolir; qu'une machine politique avait besoin, comme toutes les autres, de l'accord de ses parties; et que plus votre ouvrage serait parfait, plus le moindre vice laissé dans ses rouages pourrait intervertir ou embarrasser ses mouvements.

Ainsi donc, messieurs, avant de mettre la main à l'œuvre, vous vous êtes environnés de ruines et de décombres; vos matériaux n'ont été que des débris : vous avez soufflé sur ces restes qui paraissaient inanimés : tout à coup une constitution s'organise; déja ses ressorts déploient une force active; la monarchie française recommence; le cadavre qu'a touché la liberté se lève et ressent une vie nouvelle.

Ce concert d'approbations et d'éloges qui vous a constamment soutenus dans vos travaux, prouve assez que les principes dont vous êtes partis sont à la fois les plus solides et les plus féconds. L'abolition de toutes les tyrannies qui pesaient sur nos têtes; l'organisation du meilleur système de liberté que les penseurs aient encore imaginé dans leurs rêves bienfaisants; l'établissement d'une véritable morale publique : tels sont en résumé les dons inappréciables que la France a reçus de vous. La restitution des droits de la nature humaine, le germe impérissable du salut et de la félicité de l'espèce entière : tels sont les biens que vous devront et tous les climats du globe, et tous les siècles à venir. Car, messieurs, malgré les résistances impies que le génie du mal vous oppose, ce grand ouvrage s'achèvera. L'imprimerie, dont la découverte a prononcé dès long-temps l'arrêt des tyrans et des imposteurs, ira promulguer partout vos lois philanthropiques : toutes les langues les répéteront à toutes les nations : et si le cours orageux des évènements pouvait priver de leurs fruits le peuple auquel elles sont destinées, et qui s'en montre digne par son courage, croyez, et j'en atteste ici les progrès que l'homme a déja faits dans tous les arts, dans toutes les sciences, et cette perfection, sans doute indéfinie, dont il est susceptible, et les idées les plus douces à son esprit, et les passions les plus puissantes sur son cœur; croyez que vos travaux, perdus pour nous, ne le seraient pas pour des contrées plus sages où plus heureuses, et que du moins nos descendants recueilleraient bientôt cet héritage sacré pour le partager avec tous leurs frères.

Mais non, tant d'espérances ne seront pas vaines; nous ne laisserons pas échapper le fruit de tant de sollicitudes, de tant d'efforts, de tant de sacrifices : en léguant au genre humain le premier de tous les bienfaits, une organisation sociale fondée sur la nature et les vrais rapports des hommes, nous voudrons jouir nous-mêmes de notre ouvrage; nous voudrons en jouir pour le perfectionner; nous voudrons en jouir pour donner un grand exemple. Et c'est encore vous, messieurs, qui après avoir été les organes de l'opinion publique, en établissant les grands principes de la liberté, hâterez, par l'influence active de quelques nouvelles lois, le développement ultérieur de cette même opinion : c'est vous qui, après avoir créé la plus imposante de toutes les organisations politiques, et posé des principes dont le développement ne peut qu'améliorer de jour en jour le sort de l'espèce humaine; c'est vous encore qui chercherez le moyen d'élever promptement les ames au niveau de votre constitution, et de combler l'intervalle immense qu'elle a mis tout à coup entre l'état des choses et celui des habitudes.

Ce moyen n'est autre qu'un bon système d'éducation publique : par lui votre édifice devient éternel; sans lui, l'anarchie et le despotisme, qui se donnent secrètement la main, n'auraient peut-être pas de longs efforts à faire pour en renverser toutes les colonnes : et peut-être aussi vous auriez à vous reprocher cette perfection elle-même, que vous ne perdez jamais de vue, et à laquelle vous tâchez d'atteindre.

Dans l'esclavage, l'homme ne peut avoir ni lumières, ni vertus; mais tant que la cruelle nécessité l'y retient, il n'a besoin ni des unes ni des autres : les lumières aggraveraient sa situation ; les vertus y seraient déplacées. Mais sous le régime de la liberté ses rapports deviennent plus étendus; tous ses mouvements prennent une activité singulière, ses passions acquièrent une énergie qui veut être dirigée : ce n'est plus cet engourdissement et cette paix de mort qui nous présentent de grands empires sous l'image de vastes tombeaux. Les peuples libres vivent et se meuvent : il faut qu'ils apprennent à se servir des forces dont ils ont recouvré l'usage. La science de la liberté n'est pas si simple qu'elle peut le paraître au premier coup d'œil : son étude exige des réflexions; sa pratique, des préparations antérieures; sa conservation, des maximes mesurées, des règles inviolables et plus sévères que les caprices même du despote. Cette science est intimement liée à tous les grands travaux de l'esprit et à la perfection de toutes les branches de la morale. Or, messieurs, c'est d'une bonne éducation publique seulement que vous devez attendre ce complément de régénération qui fondera le bonheur du peuple sur ses vertus, et ses vertus sur ses lumières.

Il est inutile de vouloir faire sentir l'importance de l'éducation en général. L'on a vu dans tous les temps, et l'on a dit dans toutes les langues, que les habitudes gouvernent le genre humain. Or, l'art de l'éducation n'est que celui de faire prendre aux hommes les habitudes qui leur seront nécessaires dans les circonstances auxquelles ils sont appelés. Tous les législateurs anciens se sont servis de l'éducation publique comme du moyen le plus propre à maintenir et à propager leurs institutions. Quelques-uns d'entre eux ont regardé la jeunesse comme le domaine de la patrie, et n'ont laissé aux pères et mères que la satisfaction d'avoir produit des citoyens. C'est dans le premier âge qu'ils ont voulu jeter les semences de la moisson sociale. Les sectaires de tout genre, pour effacer des opinions déjà reçues, ou pour étendre et perpétuer celles qu'ils prêchaient aux hommes, se sont adressés d'abord aux ames mobiles, susceptibles, comme les enfants, de nouvelles impressions. Bientôt ils se sont emparés des enfants eux-mêmes, qu'ils ont façonnés d'après leurs vues, et plus ou moins habilement, suivant les époques.

Mais les législateurs anciens cherchaient tous à donner à leurs peuples une tournure particulière, et ne prétendaient souvent à rien moins qu'à les dénaturer, pour ainsi dire, et à leur faire prendre des habitudes destructives de toutes nos dispositions originelles. D'autre part, les sectaires, pour mettre leurs intérêts à l'abri de tout examen, et n'ignorant pas que leur empire, fondé sur les émotions superstitieuses, devait être maintenu par les mêmes moyens qui servaient à l'établir, se sont efforcés de prévenir tout développement de la raison ; et, pour la retenir à jamais dans leurs chaînes, ont environné de prestiges cet âge tendre, dont les impressions gouvernent toute la vie.

Quant à vous, messieurs : vous n'avez pas d'opinions favorites à répandre ; vous n'avez aucune vue particulière à remplir : votre objet unique est de rendre à l'homme l'usage de toutes ses facultés, de le faire jouir de tous ses droits, de faire naître l'existence publique de toutes les existences individuelles librement développées, et la volonté générale de toutes les volontés privées, constantes ou variables, suivant qu'il plaira aux circonstances. En un mot, dans vos principes, les hommes doivent être ce qu'ils veulent, vouloir ce qui leur convient, et faire toujours exécuter ce dont ils sont convenus. Il ne s'agit donc point d'élever un édifice éternel (1), mais de mettre toutes les générations à portée de s'entendre facilement pour régler leurs intérêts comme bon leur semblera. Il ne s'agit point de faire contracter aux hommes certaines habitudes, mais de leur laisser prendre toutes celles vers qui l'opinion publique ou des goûts innocents les

---

(1) S'il est fondé sur la nature de l'homme, l'on peut lui prédire une durée indéfinie ; car il n'y a plus que la raison qui soit douée d'une force suffisante pour le détruire. S'il est imparfait, elle le perfectionnera ; et ces corrections, bien loin de l'ébranler, le rendront d'autant plus solide, qu'elles en feront le modèle de toutes les réformes politiques.

appelleront. Or, ces habitudes ne peuvent manquer de faire le bonheur des particuliers, en assurant la prospérité nationale.

Ainsi, c'est peut-être un problème de savoir si les législateurs français doivent s'occuper de l'éducation publique, autrement que pour en protéger les progrès, et si la constitution la plus favorable au développement du *moi humain*, et les lois les plus propres à mettre chacun à sa place, ne sont pas la seule éducation que le peuple doive attendre d'eux. Sans une bonne organisation sociale, on peut commencer, mais on n'achève point d'élever les hommes : il faut alors qu'ils s'élèvent eux-mêmes, en résistant à de fausses impulsions sans cesse renouvelées. Dans une société bien ordonnée, au contraire, tout invite les hommes à cultiver leurs moyens naturels : sans qu'on s'en mêle, l'éducation sera bonne; elle sera même d'autant meilleure, qu'on aura plus laissé à faire à l'industrie des maîtres et à l'émulation des élèves ; et comme elle se proportionnera toujours aux facultés pécuniaires et aux talents, on verra moins de sujets perdre leur jeunesse à des études au-dessus de leur portée, ou se préparer une existence douloureuse en aspirant à des professions au-dessus de leur fortune. D'ailleurs, dans ce système, l'éducation n'étant jamais gratuite, les maîtres, d'un côté, seraient toujours intéressés à perfectionner leur enseignement, et à suivre l'opinion publique dans le choix des objets, afin d'attirer la foule autour d'eux ; de l'autre, les élèves mettraient mieux à profit des leçons qu'ils auraient payées, et n'abandonneraient pas légèrement des études pour lesquelles ils auraient fait des avances. Ici, comme dans tout le reste, le législateur se contenterait de parler à l'intérêt individuel, de lui fournir tous les moyens de s'exercer, et de le diriger invinciblement vers l'intérêt général, par le plus simple de tous les ressorts politiques.

D'après cela, les principes rigoureux sembleraient exiger que l'Assemblée nationale ne s'occupât de l'éducation que pour l'enlever à des pouvoirs ou à des corps qui peuvent en dépraver l'influence. Il semble que pour lui donner plus d'énergie, ce serait assez de la livrer à elle-même; ou s'il paraissait disconvenable de retirer les fonds destinés à son encouragement, il faudrait du moins les employer en faveur des individus qui ont, par leurs lumières, payé déja quelque tribut à la société, plutôt que de ceux qui cherchent encore seulement à s'instruire.

Mais l'ignorance du peuple est si profonde, l'habitude de regarder les établissements pour l'instruction publique et gratuite, comme le plus grand bienfait des rois, est si générale, et les idées que j'énonce se trouvent si peu conformes à l'opinion dominante, qu'en les supposant démontrées dans la théorie, il serait sans doute dangereux, peut-être même impossible de les mettre en pratique sans de grandes modifications.

Dans les circonstances actuelles, si l'éducation n'était pas dirigée d'après des vues nationales, il pourrait en résulter plusieurs inconvénients graves et menaçants pour la liberté. L'espoir de la patrie réside surtout dans la génération qui s'élève; et l'esprit de cette génération ne peut être regardé comme indépendant des maîtres qui l'instruisent, ou des écrivains qui vont s'emparer de leurs premières opinions. Ces écrivains et ces maîtres ne doivent jamais pouvoir se trouver en opposition avec la morale publique. En conséquence, il convient que la volonté toute puissante de la nation les enchaîne à ses plans, leur indique son but, et forme partout des centres, soit par les académies, soit par les écoles, d'où les lumières iront se répandre au loin. D'ailleurs, il y a des études, ainsi que des professions, qu'il est du devoir des magistrats d'inspecter soigneusement ou d'encourager d'une manière spéciale : ces études seules exigeraient des établissements publics.

L'Assemblée nationale portera donc ses regards sur l'éducation, pour lui donner de meilleures bases. Il serait indigne d'elle de toucher à cette partie, sans atteindre au degré de perfection dont elle est aujourd'hui susceptible, et sans indiquer les améliorations qui pourront s'y faire par la suite. Le corps enseignant (qui ne sera pourtant plus un corps suivant l'acception commune) doit être organisé d'après un système qui satisfasse à tout, ou du moins qui prépare tout. C'est une machine dont il faut changer le mobile et le régulateur. Mais on ne peut la perfectionner qu'en la simplifiant; et ce serait l'indice d'un bien petit esprit, de croire qu'il y a beaucoup de roues nouvelles à mettre en jeu. Les législateurs français n'ont pas la manie de régler; ils aiment mieux que tout se règle de soi-même.

Mais quelles sont donc les vues fondamentales d'après lesquelles on doit se conduire dans cette réforme?

La première, et peut-être la plus importante de toutes, est de ne soumettre les colléges et les académies qu'aux magistrats qui représentent véritablement le peuple, c'est-à-dire, qui sont élus et fréquemment renouvelés par lui. Aucun pouvoir permanent ne doit avoir à sa disposition des armes aussi redoutables. C'est la plume qui conduit l'épée, et qui donne ou enlève les sceptres; ce sont les instituteurs de la jeunesse, les philosophes et les écrivains de tous les genres qui font marcher les nations à la liberté, ou qui les précipitent dans l'esclavage. Il faut donc qu'ils soient toujours aux ordres de l'intérêt public. En conséquence les académies et les colléges doivent être mis entre les mains des départements; et je crois utile de les reconstituer sous des formes nouvelles, ne fût-ce que pour les avertir qu'ils n'appartiennent plus au même régime.

Si les académies continuaient à dépendre *immédiatement* du pouvoir exécutif, il est clair qu'il disposerait à son gré des membres dont elles seraient composées, et cela d'une manière directe; mais il disposerait aussi, quoique plus indirectement, des gens de lettres pour qui ces places seraient un objet d'ambition, c'est-à-dire, de presque tous. S'il était chargé d'organiser et de surveiller les écoles publiques, l'éducation et l'enseignement y seraient subordonnés à ses vues, ou plutôt à celles de ses ministres, lesquelles (nous en avons assez de preuves) ne sont pas toujours conformés aux intérêts du peuple. Je veux bien croire que, dans ce moment de crise, les académies et les corps enseignants montrent beaucoup de patriotisme; mais il ne faudrait pas trop compter sur la durée de ces dispositions heureuses; et peut-être quelque jour, dans l'Académie française elle-même, qui servait naguère d'asyle à la philosophie, verrait-on des philosophes repentants écrire ou parler avec indécence contre la révolution.

En second lieu, l'on doit considérer toutes les dépenses publiques pour l'instruction comme les récompenses de travaux déja faits, ou comme les encouragements de travaux à faire. Et même, dans la sévérité des principes, les encouragements ne sauraient être que des récompenses. La société ne fait aucune acception de personnes : entre ceux qui ne lui ont rendu aucun service, ou qui ne se sont distingués par aucun talent, elle ne prend point de parti; elle ne leur doit pas plus aux uns qu'aux autres; et ses faveurs seraient, dans ce cas, de véritables injustices. Mais quand elle vient au secours de celui qui a déja donné des preuves de capacité, ou qui a bien mérité d'elle par son travail, elle fait une chose juste, elle fait une chose utile pour elle-même.

Les places des académies doivent donc être accordées seulement à des hommes que l'opinion publique y désire; c'est donc au peuple ou à ses représentants à désigner les sujets entre lesquels ils pourront être choisis. Je propose de faire tout le contraire de ce qu'on faisait sous notre ancien régime; les académies présentaient les candidats, et le roi les agréait: dans mon système, ils seraient présentés par la véritable puissance publique, et choisis par les académies.

On n'a pas besoin de prouver que les écoles militaires et les bourses nobles ne peuvent plus exister maintenant, et que les autres bourses doivent être distribuées sur de nouveaux principes.

L'Assemblée nationale ne voit en France que des hommes et des citoyens. Ainsi, tant qu'un enfant ne s'est pas fait connaître comme plus intelligent et plus laborieux que ses camarades du même âge ou à-peu-près, lui donner une bourse, c'est commettre une véritable iniquité envers tous ceux qui pourraient y prétendre comme lui. Je conclus qu'il ne faut point de bourses pour les premières études, et qu'elles doivent toujours être le prix de quelque succès.

- Selon moi, ce principe s'applique encore aux chaires de professeur. Tout homme a le droit d'enseigner ce qu'il sait, et même ce qu'il ne sait pas. La société ne peut garantir les particuliers des fourberies de l'ignorance, que par des moyens généraux qui ne lèsent pas la liberté. Enseigner est un genre de commerce : le vendeur s'efforce de faire valoir sa marchandise; l'acheteur la juge, et tâche de l'obtenir au plus bas prix : le pouvoir public, spectateur et garant du marché, ne saurait y prendre part, soit pour l'empêcher, soit pour le faire conclure; il protége tout acte qui ne viole le droit de personne; il n'est là que pour les laisser tous agir librement, et pour les maintenir en paix.

Mais quand un homme se rend utile dans les arts de première nécessité; quand il se rend célèbre dans ceux qui cultivent les mœurs et répandent du charme sur la vie, les agents publics peuvent, doivent même, afin de l'encourager et de lui procurer la confiance des parents, l'investir d'un titre, et lui donner des secours qui le mettent à portée de propager ses connaissances d'une manière aussi fructueuse pour lui qu'avantageuse à ses concitoyens. Une chaire est alors une véritable prime d'encouragement.

Au premier coup d'œil, on peut croire l'éducation gratuite nécessaire au progrès des lumières; mais, en y réfléchissant mieux, on voit, comme je l'ai dit, que le maître qui reçoit un salaire, est bien plus intéressé à perfectionner sa méthode d'enseignement, et le disciple qui le paie, à profiter de ses leçons. Les meilleures écoles de l'Europe sont celles où les professeurs exigent une rétribution de chacun de leurs disciples. Je voudrais que parmi nous ils ne fussent plus dispensés de mériter l'estime publique. L'intérêt est un aiguillon fort naturel du talent; et c'est en général sur son influence que l'habile législateur compte le plus.

En troisième lieu, tous les hommes employés à l'éducation, quel que soit d'ailleurs leur habit et leur genre de vie, doivent, quant aux fonctions d'instituteurs, dépendre uniquement des agents du peuple. Sous d'autres rapports, ils peuvent bien continuer à faire des corporations libres, telles que l'Assemblée les autorise; mais dans tout ce qui regarde l'enseignement et la direction de la jeunesse, ils ne seront plus que des individus, répondant de la tâche qu'on leur confie, et ne pouvant être maintenus, inquiétés, destitués, que par le même pouvoir dont ils tiennent leurs places. Il est peut-être utile que les colléges correspondent entre eux; mais il y aurait quelque danger à des liaisons étroites, fondées sur un institut, sur des règles, sur des chefs communs. Sans rejeter entièrement les congrégations, qui, sans doute, ont, à certains égards, plusieurs avantages, je voudrais les voir employer avec ménagement; je voudrais qu'on se mît en garde contre l'esprit de corps, dont elles ne seront jamais entièrement exemptes.

En quatrième lieu, si l'on opère les changements qui paraissent indiqués par les observations précédentes, il faut bien se garder de considérer ces changements comme des moyens d'économie. L'éducation publique est loin d'être trop richement dotée : mais l'emploi de ses fonds veut être dirigé sur d'autres principes. La société, je le répète, doit seulement récompenser et encourager : son intention ne peut être d'affaiblir le ressort de l'émulation. Voilà cependant ce qu'elle fait, en plaçant ceux qui enseignent ou qui s'instruisent hors des circonstances qui leur feraient sentir à chaque moment la nécessité du succès. Ce n'est donc pas une misérable économie que je conseille; c'est une meilleure répartition des revenus affectés à cet objet.

Depuis les petites récompenses des écoles de paroisse, jusqu'aux places des premières académies du royaume, il faut qu'il y ait des moyens d'avancement pour les hommes qui valent ou qui peuvent valoir : il faut que les paroisses, les cantons, les districts, les départements, se chargent des frais ou d'une partie des frais qu'exige l'éducation dont se montrent susceptibles les enfants maltraités de la fortune. D'un autre côté, le maître qui forme un certain nombre d'élèves marquants, ou qui porte dans sa manière d'enseigner des vues utiles et neuves, mérite et des honneurs et des récompenses : celui que ses infirmités ou la vieillesse force d'abandonner ses travaux, a droit à des secours. L'Assemblée nationale doit assigner pour cela des sommes qui ne puissent être employées à autre chose. Les départements, ou les municipalités sous leurs ordres, en seront les distributeurs.

La révolution actuelle est l'ouvrage des lettres et de la philosophie. La nation pourrait-elle ne pas respecter ses bienfaitrices? Qui ne sent aujourd'hui l'importance d'enchaîner les écrivains à la patrie, et uniquement à elle? Mais d'ailleurs, la liaison de toutes les sciences et de tous les arts entre eux, et avec la prospérité publique, ne peut de nos jours être méconnue que des esprits les plus superficiels. Ainsi, philosophes, littérateurs, savants, artistes, la nation doit tout honorer, tout récompenser. Gardez-vous de croire les arts de pur agrément étrangers aux considérations de la politique. Le but de l'association est d'assurer les jouissances de l'homme. Comment dédaigner ce qui les multiplie? Ne faisons point, comme nous le reprochent nos ennemis domestiques, une révolution de Goths et de Vandales. Songeons que les nations les plus libres et les plus heureuses sont celles où les talents ont reçu les récompenses les plus éclatantes. L'enthousiasme des arts nourrit celui du patriotisme; et leurs chefs-d'œuvre consacrent la mémoire des bienfaiteurs de la patrie. Voudrions-nous que le génie pût regretter le temps du despotisme? Le despotisme l'enchaînait, l'avilissait, en faisait un instrument de servitude : mais il savait le caresser habilement ; et ses faveurs allaient le chercher quelquefois dans l'obscurité. La liberté fera mieux : elle ne lui tracera que de nobles travaux ; elle lui rendra tout son essor; elle versera sur lui ses bienfaits de tous les genres, et ne le dégradera point en lui souriant.

En cinquième lieu. Mais faudra-t-il que l'Assemblée nationale discute et trace les plans d'enseignement? des méthodes pour toutes les sciences qui peuvent être enseignées, seraient-elles un ouvrage de sa compétence? Non, sans doute : ces méthodes vont se perfectionner par les progrès successifs des lumières publiques, et par l'influence indirecte des lois. En exigeant de l'instruction pour les places ambitionnées, vous aurez bientôt des hommes instruits; en récompensant les bons livres élémentaires, vous en aurez bientôt dans tous les genres. Encore une fois, chargés de tout réformer, serait-ce à vous d'opérer par vous-mêmes toutes les réformes? Chargés de créer successivement chaque pièce de la grande machine politique, serait-ce à vous d'en produire à l'instant tous les effets ? En réhabilitant une grande nation dans tous les droits de la liberté, vous vous êtes engagés à former des citoyens; vous vous êtes engagés en faisant des lois équitables, c'est-à-dire, pour rendre à ce mot son sens originel, des lois fondées sur l'égalité, à leur donner des défenseurs éclairés et courageux; en préparant l'amélioration des hommes par celle des choses, à préparer aussi le perfectionnement des choses par celui des hommes. Mais comment exigerait-on que votre voix allât se faire entendre dans les lycées et dans les gymnases, pour y façonner la jeunesse, ou pour y diriger ses maîtres? L'un et l'autre emploi me paraissent également étrangers à la mission du législateur. Sans doute, ils le sont bien plus encore à celle d'une convention nationale, dont le devoir exclusif est la fabrication des ressorts sociaux, et qui ne doit agir elle-même sur les rouages qu'ils animent, qu'autant que son action devient absolument nécessaire pour leur imprimer le mouvement.

Je ne parle point ici des obstacles qu'un bon plan d'éducation publique rencontrerait dans l'ignorance même de la plus grande partie de la nation, dans les préjugés d'une autre partie plus dangereusement, quoique peut-être moins ignorante, et dans les débris de quelques institutions anciennes que vous avez été forcés de ménager, par égard pour les inquiétudes de l'opinion. Sans recourir à l'empire des localités, il me suffit d'invoquer celui des principes. Un habile cultivateur ne prétend pas enfanter lui-même des fleurs et des fruits : il confie à la terre les semences qui les produisent; il plante et cultive les arbres qui les portent, attendant de l'influence des saisons, et du cours régulier de la nature, ce que tous les efforts de l'art solliciteraient vainement.

Il ne vous est pas donné, messieurs, de faire éclore tout à coup une race nouvelle, ni même de tracer les moyens de détail qui doivent régénérer les habitudes de tout un peuple, comme vous avez régénéré sa constitution. Vous devez donc vous borner à jeter patiemment les germes de tout le bien que la perfectibilité de l'homme nous promet; de créer la machine de l'éducation nationale d'après les mêmes motifs et dans le même esprit que toutes les autres; je veux dire, d'organiser le corps enseignant sur des principes simples, qui lui communiquent la plus énergique activité, qui préviennent les inconvénients, qui repoussent les abus, qui résistent même à l'action destructive du temps, et se prêtent à toutes les additions utiles. Tel est l'objet que notre devoir nous prescrit, que les circonstances nous permettent, que la plus saine raison nous indique; et c'est le seul vers lequel je me propose de tourner vos regards.

Ce que l'Assemblée ne peut se dispenser de régler elle-même, c'est donc l'organisation de l'enseignement public en général; c'est à elle de constituer les écoles qui seront entretenues ou encouragées aux frais de la nation ; de déterminer le genre d'instruction que les élèves doivent y recevoir, d'indiquer l'esprit dans lequel on y doit enseigner, etc., etc. Mais serait-il hors de propos qu'elle examinât en même temps si les écoles de théologie sont véritablement utiles à l'éducation des prêtres qui doivent être à l'avenir bien plus des moralistes que des casuistes ; si tout ce qu'ils y apprennent ne s'apprendrait pas mieux sans elles ; si les chaires de droit, nécessaires avec des lois compliquées et barbares, ne deviendront pas inutiles avec des lois simples et peu nombreuses ; si la nécessité de répondre dans des examens sévères, en présence du peuple et de ses représentants, sur la constitution et les lois, avant d'être mis sur la liste des éligibles aux emplois qui demandent cette connaissance, ne sera pas un plus sûr moyen d'en rendre l'étude générale, que toutes les écoles de droit imaginables ?

Il était peut-être impossible d'exiger dans la première formation des municipalités de campagne, que tous les éligibles sussent lire et écrire ; mais c'est une condition qu'il faut annoncer pour l'avenir ; il faut même déterminer dès à présent l'époque à laquelle on ne pourra plus sans cela prétendre aux moindres offices publics : cette loi seule fera beaucoup plus pour l'instruction, que les moyens coûteux qu'on a cent fois vainement employés.

Dans les universités on enseigne beaucoup de

choses en latin. Je suis loin de vouloir proscrire l'étude des langues mortes; il est au contraire à désirer qu'on l'encourage ; je voudrais surtout qu'on pût faire renaître de ses cendres cette belle langue grecque dont le mécanisme est si parfaitement analytique, et dont l'harmonie appelle toutes les beautés du discours. Pour bien apprécier sa propre langue, il faut pouvoir la comparer avec une autre; et c'est les meilleures qu'il faut prendre pour objet de comparaison. Que le grec et le latin soient donc regardés comme propres à fournir des vues précieuses sur les procédés de l'esprit dans l'énonciation des idées; qu'on les estime, qu'on les recommande à raison des excellents livres qu'ils nous mettent à portée de connaître beaucoup mieux : rien de plus raisonnable sans doute. Mais je crois nécessaire d'ordonner que tout enseignement public se fasse désormais en français. Les hommes qui réfléchissent savent combien il est difficile de donner à la plupart des idées un certain degré de précision dans une langue étrangère; combien, au contraire, il est facile de la faire servir à jeter du vague sur les notions les plus simples, et de la mettre aux gages des charlatans de toute espèce. Ils savent aussi que sans le perfectionnement de la langue vulgaire, on espérerait en vain dissiper les erreurs du peuple, et que ce perfectionnement est l'ouvrage d'une culture assidue et méthodique. A force d'exprimer toutes sortes d'idées, on apprend à chercher les formes qui les reproduisent le mieux, et à bien limiter le sens des signes. Les progrès de l'art de la parole amènent à leur suite ceux de l'art de penser ; ou plutôt ces deux arts n'en font qu'un, parce que l'idée n'existe véritablement que lorsqu'elle est représentée dans notre esprit par des signes quelconques.

Sixièmement. Tous les travaux de la société doivent être libres. Ce principe est incontestable. Les hommes naissent avec des facultés et avec le droit de les exercer. Le législateur ne peut non plus attenter à ce droit, que leur enlever ces facultés. Les jurandes et les maîtrises sont d'un côté l'attentat le plus outrageant contre la liberté de l'industrie, et de l'autre, l'impôt le plus odieux sur les consommateurs qui la paient. En faisant acheter à l'artiste la permission de pratiquer son art, vous commettez une criante injustice, vous étouffez le talent, vous renchérissez le travail. Les six corps, leurs subdivisions, et toutes les corporations de commerçants et d'ouvriers quelconques, ne peuvent donc plus exister sous un régime libre. On n'aurait pas besoin d'une grande sagacité pour prédire la ruine prochaine de Paris, si le commerce s'obstinait à vouloir les conserver dans son sein.

Mais il faut distinguer les professions en deux classes : celles de la première exercent des travaux ou font des négoces, toujours appréciables par le public, et sur lesquels ses erreurs ne sont nullement dangereuses ; elles doivent être livrées à toute la liberté possible : celles de la seconde, ou vendent au public des matières dont il ne peut évaluer la qualité, ou font pour lui des travaux qui passent la sphère de ses connaissances, et sur lesquelles les méprises mettent souvent en péril la vie d'un très-grand nombre d'individus ; cette seconde classe est très-bornée ; c'est la seule qu'il soit nécessaire de soumettre à la vigilance immédiate du pouvoir public. Elle comprend les médecins, les chirurgiens, les apothicaires, les droguistes, je pourrais ajouter les orfèvres, les notaires, et peut-être aussi les boulangers.

Les métaux, travaillés par les orfèvres, ont un titre et un prix que la loi doit déterminer, parce que l'acheteur est rarement en état de les fixer lui-même avec précision. Quant au prix de la main-d'œuvre, l'ouvrier est en droit de la taxer comme il lui convient. L'acheteur, de son côté, doit en trouver le tarif dans ses goûts ou dans ses fantaisies ; c'est à lui de bien évaluer l'argent qu'il donne et le travail qu'il reçoit : la société ne peut le mettre à l'abri de toute erreur à cet égard.

Les notaires (1) chargés de recueillir et de légaliser les conventions, dépositaires de la con-

---

(1) Mirabeau avait rédigé, peu de temps avant sa mort, un plan d'organisation du notariat. M. Frochot, qui l'avait

fiance des citoyens, et souvent de leur fortune, sans autre garantie que le caractère sacré de leur profession, se trouvent dans une classe intermédiaire entre les fonctionnaires publics et le commun des hommes d'affaires. Ils ne peuvent être choisis, comme les uns, par le suffrage du peuple ou de ses représentants ; ils ne doivent pas être abandonnés, comme les autres, à l'exercice libre de leur art sans aucune surveillance, sans formalité préliminaire qui constate leurs lumières et leur morale scrupuleuse.

Voilà, dis-je, même dans le régime le moins réglementaire, des genres de travaux dont la loi doit fixer le mode, que le magistrat ne peut perdre de vue, et dont il est absolument nécessaire de soumettre l'apprentissage et la pratique ultérieure à des formes de police invariables autant que sévères.

En parlant des boulangers ou des marchands de farine et de blé, je n'ai pas prétendu décider affirmativement que le législateur soit tenu de faire fléchir encore à leur égard les grandes maximes de la liberté indéfinie. Cette question tient à plusieurs autres ; elle ne me paraît pas avoir été suffisamment débattue : aussi ne fais-je qu'énoncer un doute ; et ce n'est pas ici le lieu de le résoudre.

---

aidé dans ce travail, se chargera sans doute de sa publication (1791).

Mais ceux qui veulent exercer quelques-unes de ces professions, seront-ils donc tenus de faire les mêmes avances? Pour que cela ne fût pas souverainement inique, il faudrait que cela fût indispensable : or, il n'en est rien. Assurez-vous de leur probité, de leur capacité; surveillez toutes leurs opérations : vous le pouvez facilement et à peu de frais; mais voilà tout.

Quand vous dirigerez, messieurs, les regards du magistrat sur quelque genre d'industrie, ce sera, non pour en gêner l'exercice, mais pour en prévenir les fraudes et les contraventions. Comme vous n'avez que cet objet en vue, vous vous en tiendrez aux moyens qu'il exige, et vous ne laisserez pas subsister des réglements par lesquels on prétend obvier à certains abus, mais qui réellement en produisent une foule d'intolérables.

Si vous n'admettez aux emplois civils que des hommes instruits dans les lois; si vous donnez les places ecclésiastiques au concours, vous pouvez, dans le fait, vous passer d'écoles de droit et de théologie. On apprend aussi bien l'un et l'autre dans de bons livres, que dans les cahiers d'un professeur. Mais les sciences ou les arts, dont l'étude demande l'aspect de certains objets qu'on retrace mal dans les livres, ne peuvent être enseignés qu'en présence de ces mêmes objets, mis dans un ordre convenable pour la plus grande facilité de l'instruction.

La législation de l'orfévrerie, et surtout du

notariat, sont des objets d'une haute importance; mais les considérations qu'elles présentent ne rentrent point immédiatement dans mon sujet, déja trop vaste par lui-même.

Quant à la médecine, la chirurgie, la pharmacie, et tout ce qui tient à l'art de guérir, c'est la partie la plus considérable des études que la loi doit surveiller, et des travaux dont le magistrat ne peut abandonner l'exercice au hasard; j'ai dû principalement insister sur ce point. Dans toutes les autres parties de l'éducation nationale, on pourrait, à la rigueur, s'en rapporter à l'intérêt des maîtres, à l'émulation des élèves, à la surveillance des parents, à la censure publique. Il suffirait d'encourager et le maître qui donne à son enseignement plus d'étendue et de perfection, et l'élève qui se distingue par des progrès rapides, par des succès multipliés. Dans celle-ci, le législateur a des abus criminels à prévoir, des formes régulières à leur opposer, la police des lois à maintenir en vigueur, des négligences à prévenir, des fraudes à châtier; et les partisans les plus zélés des franchises de l'industrie admettent ici des réglements, après les avoir bannis de partout ailleurs.

Vous ne serez donc point étonnés, messieurs, que la médecine occupe une place considérable dans mon plan d'instruction publique. Les motifs sur lesquels je me fonde, et les vues que je vais vous soumettre, n'exigent aucune connaissance du positif de cet art, qui m'est presque entièrement étranger. En me bornant à des considérations générales et philosophiques, j'ai pu croire que le raisonnement sévère guiderait mes pas avec quelque fidélité. Mais je ne m'en suis pas reposé sur moi seul; j'ai sollicité la censure de juges plus compétents; et c'est leurs opinions autant que les miennes dont j'énonce ici le résultat.

La médecine, la chirurgie, la pharmacie, s'apprennent par une suite d'observations et d'opérations qu'il faut faire soi-même. Si leur pratique, ou du moins les formes par lesquelles on acquiert le droit de s'y livrer, doivent être attentivement surveillées par le pouvoir public; leur enseignement, pour lequel il serait coupable de témoigner de l'indifférence, doit être encouragé, facilité par tous les moyens que l'expérience et la raison suggèrent.

L'emploi du pharmacien est de préparer les remèdes; il a besoin de les bien connaître et de n'ignorer aucune des manipulations auxquelles on les soumet. Or, pour connaître les remèdes, il faut les avoir vus souvent, les avoir comparés, s'être fait des tableaux de tous les caractères extérieurs qui les distinguent. Pour bien savoir et pour bien pratiquer toutes les manipulations, il faut en avoir été fréquemment témoin, et s'être exercé soi-même à les répéter.

Le sujet de la médecine et de la chirurgie est

l'étude du corps humain, sain et malade. Leur but est la guérison de la maladie, ou la conservation de la santé. Toutes les connaissances nécessaires pour remplir ce but s'acquièrent également par l'observation. C'est surtout au lit des malades qu'on les puise. Il est plusieurs sciences naturelles qui paraissent liées à l'art de guérir, mais qui n'y sont pas d'une grande utilité. Est-il raisonnable de leur donner plus d'importance qu'à celles qui le constituent essentiellement? Nous voulons faire des médecins utiles, et non des médecins propres à briller dans les cercles ou sur les bancs.

D'après cela, l'assemblée nationale ordonnera sans doute qu'il soit formé des écoles-pratiques partout où la médecine s'enseigne ; c'est-à-dire, des écoles dont les leçons se donneront dans des infirmeries. Elle constituera les colléges de médecine sur les principes d'encouragement qui peuvent seuls les perfectionner : elle les rapprochera, comme les corps administratifs et les tribunaux, de tous les individus à qui leur voisinage est nécessaire pour en profiter.

Il est injuste et absurde de forcer les jeunes gens à s'expatrier pour aller au loin chercher l'instruction.

L'homme, les maladies et les remèdes, sont la matière première de l'éducation du médecin, du chirurgien et du pharmacien. Or, l'homme et les maladies se trouvent partout ; les remèdes, dont l'esprit philosophique a réduit et réduira considérablement encore le nombre, peuvent s'y trouver sans peine et sans grandes dépenses. Pourquoi chaque département n'aurait-il pas son collége de médecine ?

Je crois utile de faire graduer par le même collége les médecins et les chirurgiens, d'y faire examiner les apothicaires, les droguistes et les médecins vétérinaires, que les départements seront invités à substituer par l'attrait des récompenses aux empiriques ignorants qui ravagent les campagnes. Je voudrais aussi que les sages-femmes fussent examinées dans le même collége, ou du moins par un nombre convenable de médecins et chirurgiens, préposés à cet effet dans chaque district.

Toutes les parties de l'art de guérir, inséparables de leur nature, ont été distinguées pour la facilité des travaux ; mais comme elles s'éclairent réciproquement, comme elles sont même nécessaires l'une à l'autre, il est temps de les rejoindre et d'en bannir toutes ces idées de prééminence, de subordination, source intarissable de débats entre ceux qui les cultivent.

Les graduations des médecins, chirurgiens, etc., doivent être seulement considérées comme une précaution sage pour mettre le public crédule à l'abri de l'ignorance et du charlatanisme, non comme un moyen de tyrannie et de vexation. Le législateur ne permettra point aux écoles de s'ériger en jurandes prohibitives. Quand un élève aura subi les examens convenables dans un des colléges du royaume, il aura le droit de pratiquer son art partout où bon lui semblera, sans autre formalité que de représenter ses grades aux directoires de département ou aux municipalités.

Le prix des réceptions doit être fixé par la loi. Il est naturel que le récipiendaire paie l'assistance de ses examinateurs, et les menus frais que peuvent exiger ses programmes, ou l'expédition de ses grades; mais la somme ne doit pas être assez considérable pour exciter l'indulgence des colléges en faveur d'un sujet inepte, ou pour rebuter un sujet plein de talents, mais borné dans ses moyens pécuniaires.

Les meiges et les charlatans sont un des plus grands fléaux du peuple; il est indispensable d'en purger la société. Quand un homme prétend avoir découvert quelque remède nouveau, faites examiner ce remède par des gens instruits; qu'ils en constatent les effets : et, s'il est véritablement utile, récompensez l'inventeur; mais exigez de lui de rendre sa recette publique. Tout remède secret doit être traité comme une imposture, et tout homme qui le débite comme un charlatan. La raison et l'humanité sollicitent la vigilance de l'administration sur cet important objet.

En établissant les écoles-pratiques, il faut obliger les professeurs, qui seront des médecins d'hôpital, à tenir des notes fidèles de toutes les maladies qu'ils auront observées, et des plans de traitement qu'ils auront suivis : le résultat de ces notes donnera le tableau des épidémies et des mortalités, enrichira la science d'une foule d'observations précieuses, et, devant servir de juge au médecin, le prémunira contre toute espèce de négligence dans l'exercice de ses pénibles devoirs.

Les découvertes médicales, chirurgicales, vétérinaires, doivent être rendues publiques dans chaque département, par la voie de l'impression. Il n'est pas moins nécessaire d'y encourager l'établissement d'un journal qui tienne registre de ce qui peut intéresser le peuple. Agriculture, commerce, manufactures, politique, morale, sciences naturelles, littérature même; ce journal devrait tout embrasser et tout approprier aux circonstances locales. Partout où des sociétés savantes seraient formées, il en recueillerait les travaux; il ferait jouir les campagnes des connaissances du siècle qui leur conviendraient le mieux; il y porterait des germes que l'influence d'un régime libre ne manquerait pas de développer. Sans liberté, les lumières se concentrent dans les classes que leurs richesses dérobent à la verge des oppresseurs; sans lumières, la liberté ne serait qu'un fantôme. Menacée tour à tour par le despotisme et par l'anarchie, elle succomberait bientôt après des luttes impuissantes, sous les intrigues de quelque ambitieux, ou tiendrait la société dans des troubles continuels, plus redoutables peut-être que la tyrannie elle-même. Ceux qui veulent que le *paysan ne sache ni lire ni écrire*, se sont fait sans doute un patrimoine de son ignorance : et leurs motifs ne sont pas difficiles à apprécier. Mais ils ne savent pas que lorsqu'on fait de l'homme une bête brute, l'on s'expose à le voir à chaque instant se transformer en bête féroce. Sans lumières, point de morale. Mais à qui donc importe-t-il de les répandre, si ce n'est au riche? La sauve-garde de ses jouissances, n'est-ce pas la morale du pauvre? Par l'influence des lois, par celle d'une bonne administration, par les efforts que doit inspirer à chacun l'espoir d'améliorer le sort de ses semblables, hommes publics, hommes privés, efforcez-vous donc de répandre en tous les lieux les nobles fruits de la science. Croyez qu'en dissipant une seule erreur, en propageant une seule idée saine, vous aurez fait quelque chose pour le bonheur du genre humain; et, qui que vous soyez, c'est par là seulement, n'en doutez point, que vous pouvez assurer le vôtre.

Je proposerai peu de choses sur l'éducation des femmes. Les hommes destinés aux affaires doivent être élevés en public. Les femmes, au contraire, destinées à la vie intérieure, ne doivent peut-être sortir de la maison paternelle que dans quelques cas rares. En général, le collége forme un plus grand nombre d'hommes de mérite que l'éducation domestique la mieux soignée;

et les couvents élèvent moins de femmes qu'ils n'en gâtent.

J.-J. Rousseau, dont le souvenir et les maximes se présentent sans cesse à l'esprit toutes les fois qu'on parle de liberté, de philosophie, de culture de l'homme; Jean-Jacques, plus grand encore peut-être par la multitude d'observations morales de détail, ou de leçons applicables au bonheur journalier de l'individu, qui remplissent toutes les pages de ses livres, que par ses systèmes généraux, métaphysiques ou politiques, était fortement pénétré de cette vérité si familière aux peuples anciens, que l'homme et la femme, jouant un rôle entièrement différent dans la nature, ne pouvaient jouer le même rôle dans l'état social, et que l'ordre éternel des choses ne les faisait concourir à un but commun qu'en leur assignant des places distinctes. La constitution robuste de l'homme, et les habitudes actives, énergiques, hardies, persévérantes, qui doivent en résulter, déterminent le caractère de ses travaux : tous ceux qui demandent une force considérable, des courses lointaines, du courage, de la constance, des discussions opiniâtres, le regardent exclusivement. C'est lui qui doit labourer, négocier, voyager, combattre, plaider ses droits et ceux de ses frères les autres humains dans les assemblées publiques, enfin, régler toutes les affaires qui ne se traitent pas dans le sein même de la famille; et c'est à cela que son éducation le prépare, lorsqu'elle est conforme à la nature. La constitution délicate des femmes, parfaitement appropriée à leur destination principale, celle de perpétuer l'espèce, de veiller avec sollicitude sur les époques périlleuses du premier âge, et, dans cet objet si précieux à l'auteur de notre existence, d'enchaîner à leurs pieds toutes les forces de l'homme par la puissance irrésistible de la faiblesse; cette constitution, dis-je, les borne aux timides travaux du ménage, aux goûts sédentaires que ces travaux exigent, et ne leur permet de trouver un véritable bonheur, et de répandre autour d'elles tout celui dont elles peuvent devenir les dispensatrices, que dans les paisibles emplois d'une vie retirée. Imposer à ces frêles organes des tâches pénibles, charger ces débiles mains de lourds fardeaux, c'est outrager la nature avec la plus lâche barbarie : enlever ces êtres modestes, et dont la pudique retenue fait le plus grand charme, au cercle des habitudes domestiques, qui font éclore, ou du moins perfectionnent toutes leurs aimables qualités; les transporter au milieu des hommes et des affaires, les exposer aux périls d'une vie, qu'elles ne pourraient apprendre à supporter qu'en dénaturant leur constitution physique, c'est vouloir oblitérer cette exquisse sensibilité qui constitue, pour ainsi dire, leur essence, et devient le garant de leur aptitude à remplir les fonctions intérieures qu'un bon plan social leur attribue;

c'est tout confondre; c'est, en voulant les flatter par de vaines prérogatives, leur faire perdre de vue les avantages réels dont elles peuvent embellir leur existence; c'est les dégrader et pour elles-mêmes et pour nous; c'est, en un mot, sous prétexte de les associer à la souveraineté, leur faire perdre tout leur empire.

Sans doute la femme doit régner dans l'intérieur de sa maison; mais elle ne doit régner que là : partout ailleurs elle est comme déplacée; la seule manière dont il lui soit permis de s'y faire remarquer, c'est par un maintien qui rappelle la mère de famille, ou qui caractérise tout ce qui rend digne de le devenir. La juridiction d'une femme respectable n'en est pas pour cela moins étendue : au contraire, son époux l'honore autant qu'il la chérit, il la consulte dans les occasions les plus difficiles; ses enfants ont pour elle la soumission la plus tendre et la plus religieuse; elle maintient la paix parmi ses proches et ses voisins; le jeune homme vient lui demander une compagne qui lui ressemble; elle verse autour d'elle les avis les plus salutaires avec les aumônes et les consolations. Ainsi, en interdisant aux femmes l'entrée des assemblées publiques, où leur présence occasionerait des désordres de plus d'un genre, en les écartant des fonctions politiques, qui ne leur conviennent sous aucun rapport, je regrette beaucoup qu'on ne les ait point admises au conseil de famille (1), dont elles me paraissent devoir être l'ame, et que l'on n'ait pas saisi cette occasion pour établir les différences qui doivent distinguer les citoyens des citoyennes dans un ordre de choses conforme à l'admirable plan de l'auteur de l'univers.

Pardon, messieurs, si je sors de mon sujet. Je me hâte d'y rentrer, en concluant que l'éducation des jeunes filles doit être ordonnée de manière à faire des femmes telles que je viens de les peindre, non telles que les imaginent des philosophes égarés par un intérêt qui fait souvent perdre l'équilibre à la raison la plus sûre. La vie intérieure est la véritable destination des femmes; il est donc convenable de les élever dans les habitudes qui doivent faire leur bonheur et leur gloire; et peut-être serait-il à désirer qu'elles ne sortissent jamais de dessous la garde de leur mère.

Je ne demande cependant pas la suppression de toutes les maisons d'éducation qui leur sont consacrées. Mais comme ces maisons ne peuvent plus être régies que par des associations libres, je voudrais qu'on en confiât le succès à l'industrie et à la considération publique. Il suffirait d'ailleurs de conserver les écoles de lecture, d'é-

---

(1) Mirabeau se rencontre ici avec M. de Lacretelle. Mais les idées de l'un étaient entièrement étrangères à celles de l'autre. C'est par des routes diverses et sans communication qu'ils sont arrivés au même résultat.

criture et d'arithmétique, qui existent pour les filles, et d'en former de semblables dans toutes les municipalités qui n'en ont pas, sur les mêmes principes que pour celles des garçons.

Partout l'étude de la physique a précédé le règne des lumières et de la sagesse. La connaissance des lois de la nature porte des coups mortels aux opinions superstitieuses, prépare l'extirpation des erreurs, et fraie la route de la vérité. Le créateur de la philosophie moderne, l'immortel Bacon, qui, brisant le sceptre de l'école, et, du milieu des fausses clartés de son siècle, prévenant, par une espèce de révélation, toutes les conquêtes de l'esprit humain, s'était élancé dans l'avenir pour y diriger notre marche et régler d'avance tous nos pas, nous offre sans cesse le génie des sciences naturelles comme la vraie colonne lumineuse qui devait nous conduire au sein des déserts, et le peint chassant devant lui la scolastique avec tous les fantômes dont elle avait peuplé l'empire de la raison. En effet, messieurs, c'est à ce génie bienfaisant que la philosophie doit ses premiers progrès. Les nations les plus éclairées n'ont secoué leurs préjugés qu'à son flambeau; les nations ignorantes ne se débarrasseront de leurs langes que par le même secours. Il importe donc d'encourager, de favoriser, de faciliter l'étude de la nature, et d'en fournir partout les moyens aux hommes avides de s'instruire.

Mais indépendamment des cabinets de physique, d'histoire naturelle, des laboratoires de chimie, des jardins de botanique, dont il est du devoir de l'administration d'enrichir tous les départements, je voudrais aussi que les débris des bibliothèques des maisons religieuses supprimées servissent de fonds pour de bons recueils de livres à l'usage du public; je voudrais qu'on les multipliât de toutes parts, afin de les rapprocher du plus grand nombre des citoyens : je voudrais encore que, dans chaque district, ou du moins dans chaque département, on formât une collection de tous les instruments des arts, en commençant par les plus nécessaires à la vie et les plus appropriés aux localités. Les avantages d'un semblable établissement se font sentir d'eux-mêmes. Combien l'émulation des jeunes gens ne serait-elle pas excitée par la présence de ces maîtres, muets à la vérité, mais plus instructifs dans leurs leçons que la plupart de ceux qui parlent? En étudiant des objets qui sont sous les yeux, la méthode qu'on emploie peut être plus ou moins parfaite; mais il est impossible qu'elle soit mauvaise : l'on peut acquérir plus ou moins d'idées; mais on n'en acquiert jamais de fausses.

De toutes les considérations ci-dessus, je tire une série de conséquences que je résume en forme de décret.

J'ajoute seulement un mot sur ce plan; c'est qu'en resserrant l'éducation gratuite dans les bornes les plus étroites, il ne se prête pas moins que le système actuel à tous les encouragements dont la nation croira devoir faire les frais; et je me propose moi-même d'indiquer à l'Assemblée, dans des articles additionnels, quelques établissements utiles, qu'il serait sans doute chimérique, du moins quant à présent, d'attendre des tentatives de l'industrie et des spéculations de l'intérêt particulier.

PROJET DE DÉCRET

SUR L'ORGANISATION

DES ÉCOLES PUBLIQUES.

TITRE PREMIER.

ARTICLE PREMIER.

L'Assemblée nationale, conformément à des principes déja discutés, établit que toute fondation quelconque ne pouvant avoir pour objet que l'utilité publique, et n'étant garantie que par la loi qui représente la volonté de la nation, la nation, seul juge naturel de cette utilité, reste toujours maîtresse de retirer sa garantie, et de se mettre à la place des fondateurs pour expliquer leurs intentions. L'Assemblée considère que la loi étant l'expression de l'opinion ou de la volonté publique, c'est aux organes de cette volonté à déterminer immédiatement tout ce qui peut influer sur sa formation à l'avenir, et qu'il est important que l'éducation publique soit organisée sur un plan vraiment social; qu'elle soit soumise à des magistrats élus et fréquemment renouvelés par le peuple, lesquels la dirigent toujours d'après ses intérêts, et n'y laissent introduire aucun genre de corruption : considère en outre que les académies étant l'espérance des gens de lettres de toutes les classes, et faisant une partie essentielle du corps enseignant, elles doivent être soumises au même régime et tendre au même but, qui est la propagation des idées saines et des connaissances utiles.

II.

En conséquence, à l'avenir, les départements seront chargés de l'administration des académies et écoles publiques; et, dans le corps législatif, il sera nommé un comité d'éducation, destiné à lui rendre un compte exact de leur situation dans tout le royaume, à lui présenter des plans d'amélioration ou de réforme, et à surveiller d'une manière spéciale la conduite des corps administratifs relativement à cet objet.

III.

Toutes les académies du royaume, et notamment les trois grandes Académies *française*, des *sciences*, des *inscriptions et belles-lettres*, sont anéanties dès ce moment. Il en sera formé une seule à leur place, qui portera le titre d'*Académie nationale*. Cette nouvelle Académie sera divisée en trois sections, dont la première sera dite *philosophique;* la seconde, *littéraire;* la troisième, *des sciences.* Chacune de ces sections contiendra quarante membres, et n'en pourra contenir davantage. Nul membre ne pourra être de deux sections à la fois. Il n'y aura plus de membres honoraires; il n'y aura que des philosophes, des littérateurs, ou des savants. Ils seront dorénavant élus, pour chaque section, par les trois réunies, et sur la présentation de quatre commissaires nommés par le département, de tous les membres composant le comité d'éducation, et d'un certain nombre de gens de lettres qu'ils s'adjoindront à cet effet, qui proposeront quatre personnes pour chaque place vacante.

IV.

Les membres des trois Académies supprimées, connus par des travaux dans la littérature, dans les sciences, ou dans les matières philosophiques, recevront, à la place des jetons, et en supplément de traitement, une pension qui ne pourra être moindre de mille livres, ni plus forte que de quinze cents livres, et qui ne sera susceptible ni d'éprouver elle-même, ni de servir de motif à aucune réduction ultérieure.

V.

Cette Académie sera formée de la manière suivante : Le comité d'éducation, les quatre commissaires du département, et les adjoints qu'ils se seront choisis, nommeront vingt membres qui exerceront tous les droits de l'Académie, jusqu'à ce qu'elle soit complétée par des élections successives; bien entendu que chaque nouveau membre entrera, dès sa nomination, dans le partage de ces droits.

VI.

Il sera formé une seconde Académie, dite *des arts*, divisée en cinq sections, savoir : une de *peinture*, une de *sculpture*, une d'*architecture*, une de *musique*, et une d'*art dramatique*. Le choix des membres s'en fera d'après les mêmes principes, et suivant les mêmes formes.

On assignera des fonds pour la dépense de ces deux Académies, et pour les prix que chacune de leurs sections sera chargée de distribuer.

Le comité d'éducation et le département jugeront si la société d'Agriculture doit être fondue dans la section des sciences de l'Académie nationale, ou en rester séparée.

VII.

Il y aura cent mille livres destinées à pensionner les membres de l'Académie nationale; ce qui fera trente-trois mille et quelques cents livres pour chaque section. Les pensions seront de mille à quinze cents livres chacune, et les membres composant les trois Académies supprimées obtiendront ces pensions par droit d'ancienneté.

Il y aura cent autres mille livres destinées à pensionner les membres de l'Académie des Arts, ou vingt mille livres pour chacune de ses sections. Les pensions y seront également de mille à quinze cents livres; et les membres qui composent les Académies actuelles des arts, à Paris, les obtiendront également par droit d'ancienneté. Ces pensions ne pourront être distribuées qu'à des artistes.

Il n'y aura point de jetons accordés pour les séances. L'assiduité des membres ne sera pas comptée pour des travaux; c'est sur leurs travaux seuls qu'ils seront jugés dignes de récompenses nouvelles. La publication de leurs mémoires ou des journaux, imprimés au nom des Académies, fournira pour cela des fonds, auxquels, s'il est nécessaire, on ajoutera des sommes prises dans le trésor public.

Comme la section des sciences de l'Académie nationale peut entreprendre des recherches ou faire des expériences coûteuses, le département, de l'aveu du comité d'éducation, doit se prêter à ces demandes, après avoir vérifié l'utilité de l'objet que ces savants se proposent.

VIII.

Les fonds des prix établis sous l'ancien régime rentrent de plein droit dans les mains de la nation, ainsi que ceux dont les Académies jouissaient pour leur entretien. Cependant, comme l'intention de l'Assemblée est de les employer dans le même esprit, elle déclare qu'ils ne pourront être appliqués à d'autre usage qu'à l'avancement des sciences, des lettres ou des arts; mais elle autorise le comité d'éducation et le département de Paris à déterminer l'objet et la forme de tous les prix qui se proposeront. Ainsi, avant d'en indiquer les sujets, les Académies seront tenues de soumettre leurs programmes au département, qui les communiquera au comité d'éducation.

Les mêmes principes régiront les Académies qui pourront s'établir dans les différents départements; et les directoires régleront le sort des membres dont elles sont composées aujourd'hui.

IX.

L'établissement d'aucune académie fondée ne pourra se faire que sur la réquisition des départements, et avec le consentement du Corps législatif.

X.

Les Académies seront tenues de faire des journaux et des mémoires relatifs aux objets de leurs fondations. Le produit de ces ouvrages sera destiné à augmenter les pensions des académiciens, et, en particulier, de ceux qui auront fourni des travaux considérables.

XI.

La police intérieure des Académies sera réglée par elles-mêmes; mais, pour être mise à exécution, il faudra qu'elle soit approuvée par les départements.

XII (1).

Tout membre d'une Académie du royaume exercera les droits de citoyen actif, et sera éligible à l'Assemblée nationale.

TITRE DEUXIÈME.

Des Colléges et Écoles publiques.

ARTICLE PREMIER.

A l'avenir, tous les colléges et écoles publiques seront soumis aux départements, et ces corps administratifs en surveilleront l'enseignement et la police.

II.

Les écoles de théologie seront toutes reléguées dans les séminaires. L'Assemblée nationale enjoint

---

(1) Dans cet article, et dans plusieurs de ceux des titres suivants, le législateur établit un des principaux caractères de l'éligibilité. La confiance des commettants devrait, je crois, être le seul; mais sitôt qu'on veut en admettre d'autres, l'instruction doit tenir la première place.

aux professeurs de théologie d'enseigner à l'avenir en français.

III.

L'Assemblée nationale ne prononce point sur le sort des écoles de droit, jusqu'à ce que la réforme des lois civiles et criminelles ait pu s'effectuer. En attendant, elle en abandonne la direction à la sagesse des départements; mais elle invite ceux-ci à faire des réductions dans les appointements des chaires qui viendront à vaquer, sauf, aux nouveaux professeurs, à exiger de leurs élèves une rétribution convenable.

Ces écoles seront toutefois tenues, ainsi que celles de théologie, de donner leurs leçons et de faire soutenir leurs actes en français.

IV.

Dans chaque département, il y aura au moins un collége de littérature. Le département fera en sorte qu'il s'en établisse dans chaque district. Dans chaque endroit où l'organisation nouvelle du clergé conservera un curé ou un vicaire, il y aura une école d'écriture et de lecture, pour l'entretien de laquelle il sera affecté une somme depuis cent jusqu'à deux cents livres, payables, chaque année, sur les fonds du département. Le maître d'école sera autorisé à recevoir une rétribution de ses élèves. Il enseignera à lire, à écrire, à calculer, et même, s'il est possible, à lever des plans et arpenter. Il se servira, pour enseigner à lire, de livres qui feront connaître la Constitution, et qui expliqueront, d'une manière simple et nette, les principes de la morale. Tout maître d'école qui se distinguera dans ce genre d'enseignement, recevra des récompenses qui seront fixées et distribuées par le directoire du département. La nomination des maîtres d'école de paroisse se fera de la manière suivante : la commune présentera trois sujets au directoire de district, qui sera tenu d'en choisir un ; et le sujet choisi ne pourra être destitué, sans que les motifs de la destitution aient été discutés et trouvés valables par le même directoire.

V.

Partout où il s'établira des colléges, le département leur fournira une maison propre à loger les professeurs et à contenir des pensionnaires, avec des salles convenables pour les classes. Les appointements des professeurs équivaudront à la dépense de la table, réglée sur le prix des denrées dans le lieu : la rétribution qu'ils pourront exiger de leurs élèves, soit pensionnaires, soit externes, sera le véritable fonds de leur aisance.

VI.

Lorsque des congrégations religieuses, conservées par la Constitution, se trouveront chargées des colléges, le pouvoir public considèrera leurs membres comme de simples individus; et l'autorité de leurs chefs sera nulle dans tous les objets relatifs à l'éducation.

VII.

Dans les colléges actuellement existants, les titulaires des chaires qu'on supprimera recevront leurs appointemens en retraite ; ceux qui seront conservés, recevront, en gratification viagère, toute la partie de leurs appointemens qui se trouvera dans le cas d'être réduite.

VIII.

Il sera établi dans chaque collége une chaire de grec, une de latin, une d'éloquence, une de poésie, une de philosophie, une de physique. Toutes ces chaires seront données au concours, et adjugées suivant les formes prescrites par le département.

IX.

Les jeunes gens ne pourront être reçus dans un collége avant l'âge de dix ans. Ils seront examinés sur leurs précédentes études ; et, pour être admis, il faudra qu'ils sachent bien lire, bien écrire, bien compter, et qu'ils puissent répondre sur les principes de morale enseignés dans les écoles primaires.

X.

Ils suivront d'abord à la fois les deux professeurs de grec et de latin; ils ne pourront les suivre moins de deux ans. Ils passeront ensuite aux leçons des professeurs d'éloquence et de poésie, lesquels, en leur faisant connaître les grands modèles antiques et modernes, leur démontreront les procédés de l'esprit humain dans la formation du discours, et l'art de convaincre par le raisonnement, ou de remuer les passions par le sentiment et par les images. Les élèves les suivront à la fois, et, comme les premiers, au moins pendant deux ans.

Les dernières leçons qu'ils recevront dans le collége seront celles des deux professeurs de philosophie et de physique. Le premier achevera de leur faire connaître les méthodes par lesquelles on marche d'une manière sûre à la vérité; il leur expliquera les rapports des hommes entre eux, le système social, les droits des citoyens et les devoirs de l'individu; en un mot, tous les principes généraux de la morale publique et privée. Le second leur enseignera la géométrie et les lois de la physique; il leur donnera des notions sommaires et préparatoires d'histoire naturelle et de chimie; sa manière d'enseigner sera toute expérimentale.

Les jeunes élèves suivront à la fois ces professeurs au moins pendant deux ans.

XI.

Cela fait, leurs études littéraires seront regardées comme finies. On examinera les élèves dans les colléges mêmes sur toutes les parties de leurs études ; et ils recevront des grades d'après les formes et moyennant le prix réglé par les départements.

XII.

Les jeunes gens ainsi gradués jouiront de tous les droits de citoyens actifs.

XIII.

Les écoles de la marine, du génie, des ponts et chaussées, seront organisées dans le même esprit par les départements où elles se trouveront situées.

XIV.

Toutes les écoles militaires se trouvent supprimées de droit par les décrets de l'Assemblée qui assurent l'égalité des hommes : elles le sont dès aujourd'hui de fait.

Toute nomination à des *bourses*, dans quelque école que ce puisse être, est suspendue ; et la nation se réserve à elle seule le droit d'en disposer, sauf à dédommager les nominateurs dans les cas où les départements le trouveront convenable.

XV.

Toutes les bourses se donneront, à l'avenir, au concours (1).

XVI.

Elles ne pourront être moindres que de cent cinquante livres, ni plus considérables que quatre cents livres. Ces évaluations seront cependant changées quand le prix des consommations l'exigera.

Une partie de ces bourses sera fondée pour tout le temps des études littéraires : le reste, pour les deux dernières années seulement; et les règles de leur répartition seront fixées par le comité d'éducation et le département, à Paris, et dans chaque département, par le directoire assisté du conseil administratif.

XVII.

Les universités ne forment plus de corps : il n'existera entre les différents colléges, ou les dif-

---

(1) Mirabeau regardait les formes ordinaires des concours comme très-vicieuses. Il s'occupait d'en chercher de meilleures, où la présence d'esprit et la facilité de la parole ne tinssent pas lieu de tout, et où le vrai talent, souvent timide, ne fût point écrasé par la médiocrité, toujours présomptueuse.

férentes écoles, que les liaisons qui doivent se former naturellement entre les dépositaires et les propagateurs des connaissances utiles.

XVIII.

On tâchera d'établir dans tous les grands colléges deux chaires du même genre, afin d'exciter l'émulation des professeurs.

XIX.

Les professeurs des colléges exerceront tous les droits de citoyens actifs ; et quand ils se retireront, ils deviendront éligibles pour l'Assemblée nationale.

XX.

On assignera des fonds pour leurs pensions de retraite, lesquelles seront proportionnées à leur âge, à leurs besoins, mais surtout à la durée et à l'importance de leurs travaux.

XXI.

Tant qu'on jugera à propos de conserver les écoles de droit, et si l'on en forme dans la suite de nouvelles, leurs professeurs exerceront aussi tous les droits de citoyens actifs, et deviendront, à l'époque de leur retraite, éligibles pour l'Assemblée nationale.

XXII.

On n'assignera des pensions de retraite aux uns et aux autres, qu'autant qu'ils auront subi dans leurs appointements les réductions indiquées pour les professeurs ci-dessus : mais, dans ce cas, ils auront été de même autorisés à recevoir des rétributions de leurs élèves.

XXIII.

Les jeunes gens gradués dans les écoles de droit seront dès ce moment éligibles pour l'Assemblée nationale.

Les graduations se feront en présence des directoires de département, des municipalités, ou d'un certain nombre de commissaires, nommés pour cela par les corps administratifs. C'est eux qui fixeront le prix des graduations, sur le principe général qu'il faut payer le temps des examinateurs, l'impression des thèses, le parchemin des grades, et rien de plus.

XXIV.

Partout où il y a des écoles de lecture, d'écriture et d'arithmétique pour les jeunes filles, on les conservera, et l'on en créera de semblables dans toutes les municipalités. Les unes et les autres seront formées suivant les principes énoncés dans l'article IV du présent titre.

XXV.

L'établissement de toute école particulière pour les enfants de l'un et de l'autre sexe sera parfaitement libre (1).

TITRE TROISIÈME.

Écoles de Médecine.

ARTICLE PREMIER.

Il sera formé dans tous les départements des écoles de médecine, d'après les mêmes principes que les colléges littéraires.

II.

Le département fournira le local convenable, qui sera, s'il se peut, à côté ou dans le voisinage d'un hôpital : la plupart des leçons devant se faire dans les salles, dans l'amphithéâtre, ou dans la pharmacie de l'hôpital même, les écoles n'exigeront pas de bâtiments considérables.

III.

Les médecins, les chirurgiens et les apothicaires

---

(1) Si l'Assemblée nationale juge à propos d'employer des sœurs de charité dans les campagnes pour soigner les pauvres malades et diriger les ateliers charitables de femmes, ces sœurs pourront encore tenir les écoles des jeunes filles, et remplir ainsi plusieurs objets utiles.

seront gradués dans ces écoles ; les droguistes y seront examinés.

IV.

Il y aura dans chacune d'elles un professeur d'anatomie, d'accouchements et d'opérations chirurgicales ; un de matière médicale et de botanique ; un de chimie et de pharmacie ; un d'institutions de médecine et de chirurgie ; un de médecine-pratique.

V (1).

Le cours d'anatomie et d'opérations chirurgicales se fera dans l'amphithéâtre de l'hôpital, ainsi que celui d'accouchements : le cours de matière médicale et de botanique se fera en partie dans la pharmacie de l'hopital, comme celui de chimie et de pharmacie, et en partie dans un jardin de plantes qui sera formé à cet effet.

Le cours d'institutions de médecine et de chirurgie pourra se faire dans une salle des écoles ; il embrassera les principes généraux de ces deux branches de l'art de guérir.

Le cours de pratique se fera au lit même des malades ou dans une salle voisine, c'est-à-dire que le médecin de l'hôpital fera sa visite suivi de

---

(1) Cet article a pour objet d'indiquer l'esprit et le but général de l'institution ; il cesse par là d'être minutieux dans la bouche du législateur.

ses élèves, et sa leçon roulera sur les maladies qu'ils auront observées ensemble.

VI.

Les appointements de ces chaires seront réglés comme ceux de toutes les autres chaires publiques. Les professeurs auront un logement et la table, où l'équivalent de cette dernière en argent; et la puissance publique les autorisera à recevoir des rétributions de leurs élèves.

VII.

Les chaires de médecine seront données au concours, ainsi que toutes les autres.

VIII.

Les professeurs de médecine exerceront les droits de citoyens actifs : en se retirant, ils deviendront éligibles à l'Assemblée nationale.

IX.

Quand leurs travaux, leur âge ou leurs infirmités mériteront des récompenses, ils les recevront en pensions de retraite, pour lesquelles le directoire assignera des fonds.

X.

Les détails relatifs à la police des écoles de médecine seront réglés, aussi-bien que la forme des concours et la manière d'en obtenir le résultat, par les directoires de département, de concert avec les professeurs.

XI.

Les jeunes élèves suivront au moins pendant deux ans les différentes leçons de théorie, et pendant trois celles de pratique. En se présentant aux examens, ils fourniront des attestations de tous ces professeurs; celles surtout des professeurs de pratique doivent être sévèrement exigées.

XII.

Tous les professeurs des écoles réunis examineront les candidats en public, et en présence d'un certain nombre de membres du département ou de son directoire. Leurs questions rouleront sur toutes les parties de la médecine; mais spécialement sur la connaissance des maladies, sur l'esprit méthodique des traitements, et sur l'emploi des remèdes.

XIII.

Les formes et les frais des graduations seront déterminés par le directoire du département.

XIV.

Les graduations des écoles de chaque département seront valables dans tous les autres. Seulement, quand un médecin viendra s'établir dans un département différent de celui dans lequel il aura été gradué, il sera tenu de représenter ses titres au directoire et au corps municipal, et de se faire inscrire sur les registres publics.

XV.

La faculté de médecine de Paris et la société royale de médecine formeront deux écoles distinctes, dont la rivalité tournera tout entière au profit de la science. Elles seront organisées sur les mêmes principes. L'on établira dans chacune deux chaires du même genre, afin de donner plus de ressort à l'émulation des professeurs et des élèves.

XVI.

Tout médecin dont les grades seront en règle exercera les droits de citoyen actif, et sera éligible pour l'Assemblée nationale. Les médecins gradués jusqu'à ce jour, dans nos différentes universités, jouiront des mêmes droits, et pourront pratiquer librement leur art dans tout le royaume.

XVII.

Partout où il y a des universités, leurs facultés de médecine formeront les nouvelles écoles. Les professeurs y conserveront, en pensions de retraite, la partie de leurs appointements qui se trouvera dans le cas de la réduction déterminée par le présent décret. Le surplus des revenus desdites facultés sera partagé, en pensions viagères, entre les membres qui les composent.

L'Assemblée nationale n'entend point comprendre dans ce partage les dotations pour l'encouragement des jeunes élèves, dont l'emploi peut être amélioré, mais non pas changé.

XVIII.

Toutes les fondations pour des chaires seront employées suivant l'intention des fondateurs, en tant qu'elle ne dérogera point au présent décret. Dans le cas contraire, leur usage sera déterminé par le directoire du département, suivant les principes exposés ci-dessus, et d'après la décision du comité d'éducation.

XIX.

Les fondations pour les réceptions gratuites seront transformées en bourses d'encouragement, lesquelles ne pourront être de moins de cent cinquante livres, ni de plus de quatre cents livres. Les départements assigneront des fonds pour en créer dans toutes les écoles. Ces différentes bourses seront données au concours.

XX.

Les chirurgiens prendront leurs grades dans les écoles de médecine. Pour se mettre sur les rangs, il faudra qu'ils soient déja gradués dans les colléges littéraires. Ceux qui ne le seront pas, pourront cependant être admis aux examens; mais ils n'obtiendront qu'une simple permission de pratiquer leur art.

XXI.

L'enseignement de la médecine et de la chirurgie, ainsi que tous les examens pour les graduations, se feront en français. Les thèses ou dissertations des candidats seront écrites dans la même langue.

XXII.

Les médecins vétérinaires qui viendront s'établir dans un département, et les élèves qu'ils y formeront, seront soumis à l'inspection des écoles de médecine, auxquelles ils pourront être adjoints dans les cas et suivant les formes qu'elles jugeront convenables.

On donnera, dans chaque district, une gratification d'encouragement à un ou plusieurs chirurgiens-accoucheurs, pour instruire les sages-femmes des campagnes. Les sages-femmes seront examinées dans les écoles de médecine, ou par des médecins et chirurgiens préposés à cet effet dans chaque district; et, pour exercer leur profession, elles devront avoir des certificats qui constatent leur capacité, soit des écoles mêmes, soit des médecins préposés à cette censure.

XXIII.

Tous les charlatans, meiges ou vendeurs de

drogues, qu'on aura surpris exerçant la médecine parmi le peuple, seront sévèrement punis ou réprimés.

XXIV.

Les départements et les municipalités feront surveiller les marchands de drogues par les écoles de médecine elles-mêmes, dans la ville où elles seront établies ; et, dans les autres lieux, par des colléges ou sociétés de médecins dont on encouragera l'établissement.

XXV.

Tous les marchands qui, sans l'approbation d'une école de médecine ou des médecins préposés à cet effet, débiteront des drogues dans les villes ou dans les campagnes, seront punis comme infracteurs des lois de police, et leurs drogues confisquées au profit de l'hôpital ou de la commune du lieu.

XXVI.

Tout vendeur de remèdes secrets sera traité comme un charlatan : l'on saisira ses remèdes pour les faire examiner par les écoles de médecine, et pour les anéantir ou les conserver au profit des hôpitaux, d'après le jugement qu'elles en auront porté.

XXVII.

Celui qui prétendra avoir découvert un nouveau remède pourra demander à faire épreuve de ses vertus en présence d'un certain nombre de commissaires des écoles de médecine. Les expériences seront répétées par d'autres commissaires des deux écoles de Paris; et, lorsqu'on aura suffisamment constaté leur succès, l'inventeur recevra les récompenses pécuniaires, ou les honneurs dont l'importance de sa découverte le fera juger digne; mais il sera tenu de rendre publiques, et la formule de son remède, et la manière de l'employer.

XXVIII.

Les professeurs des écoles-pratiques tiendront des journaux exacts de toutes les maladies qu'ils auront observées, et de tous les traitements qu'ils auront employés dans les hôpitaux. Les jeunes élèves pourront consulter ces journaux en tous temps, et les directoires les feront imprimer quand ils le jugeront à propos.

XXIX.

Toutes les observations de médecine, d'histoire naturelle, de physique, d'agriculture, de médecine vétérinaire, d'économie domestique, d'économie publique, surtout celles qui se trouveraient d'une utilité plus particulière pour chaque département, y seront publiées, soit par le moyen d'un journal répandu jusque dans le fond des campagnes, soit par le moyen d'un almanach qui fera pénétrer les idées saines dans toutes les classes du peuple.

Il sera formé dans chaque école de médecine un cabinet d'histoire naturelle, destiné principalement à recueillir les productions rares de la contrée, et une bibliothéque de médecine qui contiendra le choix des observateurs les plus exacts et des meilleurs écrivains de pratique.

TITRE QUATRIÈME.

Du Théâtre.

ARTICLE PREMIER.

Le théâtre sera considéré comme faisant partie de l'instruction publique. En conséquence, les hommes et les femmes qui cultiveront l'art de la comédie ou de la tragédie avec succès, et qui se feront estimer par leur conduite morale, pourront prétendre aux récompenses et aux distinctions que la société doit aux grands talents dans tous les genres.

II.

On assignera des fonds pour les pensionner, et

ces personnes obtiendront des places dans la section dramatique de l'Académie des Arts.

III.

Le théâtre, en qualité d'école publique, doit être soumis à l'inspection de la police; mais il doit être parfaitement libre. Les écrivains dramatiques répondront, comme les autres, de ce qu'ils auront produit au jour, et les acteurs de ce qu'ils auront représenté.

IV.

La liberté du théâtre entraîne avec elle l'abolition de tout privilége exclusif; cependant, il ne pourra s'ouvrir aucune salle de spectacle, qu'au préalable, le directoire du département ou le corps municipal du lieu n'en ait été prévenu.

TITRE CINQUIÈME.

Du Musée, du Jardin de botanique, et des Bibliothéques publiques.

ARTICLE PREMIER.

Le musée projeté par quelques agents de l'ancien régime, et sollicité par tous les amateurs des arts, sera exécuté aux frais du public. L'on y placera, d'une manière convenable, les chefs-d'œuvre rassemblés depuis plusieurs siècles dans des magasins, où ils restent enfouis. Ce musée sera doté de revenus suffisants, pour pouvoir acquérir chaque année les meilleures productions nouvelles.

II.

Toutes les bibliothèques publiques, le cabinet d'histoire naturelle et le jardin des plantes, ressortiront aux mêmes magistrats que le présent décret charge de surveiller l'éducation. Les places de ces divers établissements pourront être données aux membres les plus distingués de l'Académie nationale, et leur tenir lieu des pensions ou des récompenses dont la voix publique les jugera dignes.

Il sera formé dans chaque chef-lieu de département, et, s'il est possible, dans chaque chef-lieu de district, une bibliothèque et un cabinet de physique, indépendamment de celui d'histoire naturelle et du jardin de botanique, dont il est parlé dans le décret sur les écoles de médecine. Il y sera formé, en outre, une collection de tous les instruments des arts, en choisissant d'abord ceux qui sont de l'utilité la plus générale, ou de l'application locale la plus journalière et la plus étendue. Le tout étant destiné à l'instruction du public, sera sans cesse offert à sa curiosité. Les livres des maisons religieuses, réformées sur le territoire du département, serviront de fonds à chaque bibliothèque.

Telles sont, messieurs, les idées que j'ai cru devoir offrir à votre examen, sur un sujet dont vous sentez l'importance. Je ne prétends pas avoir fait un plan complet dans toutes ses parties; mais j'indique des vues dont profiteront peut-être ceux qui sont plus dignes de l'organiser. Je remarque seulement que l'on ne doit pas m'objecter l'imperfection ou le défaut de complément des accessoires, et surtout des accessoires pratiques. Mon intention, encore une fois, n'a pas été, et celle de l'Asssemblée ne doit pas être, de tracer dans des décrets généraux un système ou des systèmes d'enseignement, ni d'énoncer toutes les idées subsidiaires que ces systèmes doivent embrasser : son but, quant à présent, doit se borner à l'organisation du corps enseignant; et je n'ai pu penser à lui présenter autre chose.

Si vous adoptez, messieurs, le projet d'un comité d'éducation, alors je vous demanderai la permission de lui faire part de mes vues sur plusieurs objets particuliers, ou sur les méthodes mêmes d'enseignement. Quelle que soit d'ailleurs leur justesse ou leur importance, elles prouveront du moins que, si je me suis interdit de porter ici mes regards sur les détails, ce n'est pas faute d'en avoir fait le sujet de mes méditations, et d'y avoir mis l'intérêt qu'ils méritent.

Sans doute, ce n'est pas vainement que l'Assemblée nationale a posé les bases d'une constitution libre : ce n'est pas vainement que cette constitution prépare dans le lointain toutes les lois réclamées par la raison des sages. Cependant, et je ne saurais trop le répéter, si l'éducation ne venait concourir à ses effets, et si les habitudes de l'enfance n'ouvraient les ames aux habitudes sociales qui doivent remplir la vie entière du citoyen, il manquerait un ressort puissant à la législation, et ses résultats politiques et moraux seraient plus tardifs ou moins universels.

Je regarde donc comme indispensable de surveiller avec attention, surtout dans ce premier moment, les écoles publiques, et d'augmenter l'énergie de leur influence par tous les moyens qui ne blessent pas la liberté naturelle.

Ces moyens sont près de nous : ils sortent, comme d'eux-mêmes, d'un ensemble de bonnes lois, ou plutôt de l'application de quelques principes. D'ailleurs, encore une fois, il ne s'agit pas de façonner les hommes dans un certain esprit, mais de les inviter à se façonner à leur guise, de les placer dans toutes les circonstances les plus favorables pour cet effet, de ne laisser aucun prétexte à la paresse, ni aucun sujet de murmure au talent. Il s'agit de faire sentir, dans toutes les lois, la nécessité de l'instruction, de la mettre à la portée de tous les individus, de les engager à puiser dans cette source de tout bien, d'encourager leurs efforts, de récompenser leurs succès.

Il n'y a rien de si facile en législation, que de faire beaucoup de choses qui paraissent bonnes au premier coup d'œil. Chacun n'a-t-il pas ses projets de bien public, ses réglements, ses statuts, qui feraient tout rentrer dans l'ordre? Est-ce de bonnes intentions, de vues partielles très-spécieuses, de fertilité dans les mesures, qu'ont manqué les créateurs et les réformateurs des lois? Non sans doute. Les lois surabondent partout, et chacune d'elles, prise séparément, ou considérée sous les seuls rapports qui l'ont déterminée, présente toujours un but utile. Cependant, presque tous les maux du genre humain tiennent à cette multitude d'institutions, qui se sont nécessitées réciproquement, et dont la moins désastreuse substitue des milliers d'abus à quelque inconvénient léger qu'elle devait prévenir.

Le difficile, messieurs, est de ne promulguer que des lois nécessaires, de rester à jamais fidèle à ce principe vraiment constitutionnel de la société, de se mettre en garde contre la fureur de gouverner, la plus funeste maladie des gouvernements modernes. On vous présentera sans doute des plans d'éducation bien organisés, peut-être même philosophiques dans leur objet et dans leurs moyens. Mais demandez-vous d'abord s'il est vraiment indispensable de faire ce qu'on vous propose? J'insiste là-dessus, parce qu'en attaquant l'éducation gratuite, et même une éducation nationale ordonnée suivant un système, et tendant vers un but que le cours de l'opinion ne pourrait dans la suite changer qu'avec beaucoup de temps et de peine, je sens que je choque des opinions consacrées par les autorités les plus graves. Rien de plus imposant, je l'avoue, que ces sources de lumières où chacun peut venir puiser librement comme dans les réservoirs ou dans les fontaines publiques. Mais quand une nation fait quelque dépense, cette dépense n'en est pas moins payée par les individus; elle l'est souvent par ceux qui ne peuvent en retirer aucun avantage, ou qui dédaignent d'en profiter, ou qui ne croient avoir aucun intérêt à surveiller son emploi, toujours moins économique par la nature même de la chose. L'éducation gratuite est payée par tout le monde; ses fruits ne sont recueillis immédiatement que par un petit nombre d'individus : elle sort beaucoup d'hommes de leur place naturelle, elle favorise la paresse des instituteurs, elle diminue le prix de l'instruction aux yeux des disciples, elle retarde les progrès des sciences. L'ignorance actuelle du peuple ne permet pas, à la vérité, d'attendre paisiblement que la nouvelle constitution l'élève toute seule, et lui fasse sentir la nécessité de s'instruire. Le pouvoir public ne peut rester froid spectateur du long combat des lumières et des ténèbres : il est sans contredit obligé d'y prendre part, pour en accélérer la catastrophe. Mais que peut-il, que doit-il faire pour cela? Peu de chose en apparence, messieurs : protéger, exciter, récompenser. C'est ici qu'on obtient par le moins ce que l'on chercherait vainement à obtenir par le plus : et je crois avoir indiqué les mesures convenables.

Ainsi donc, pour être admis aux places, qu'il soit nécessaire de donner des preuves de savoir; que tout homme qui veut enseigner un art quelconque le puisse librement et fructueusement; que celui qui veut l'apprendre n'en soit empêché ni par le trop grand éloignement, ni par la trop grande cherté des maîtres, ou par celle des grades qui doivent constater le fruit de leurs leçons ; mais en payant une rétribution médiocre, qu'il soit averti chaque jour du prix du temps et de celui des connaissances auxquelles il aspire, tandis que ses maîtres, aiguillonnés comme lui par l'émulation et l'intérêt, donneront à leur enseignement plus de méthode et plus de perfection; que la police se borne à surveiller les professions dont les erreurs ou les fraudes, funestes dans leurs effets, ne peuvent être facilement reconnues du public; que d'ailleurs l'exercice de tous les talents soit absolument libre; que les arts d'une utilité première, et ceux qui, procurant de nouveaux plaisirs, forment une branche importante des créations sociales, obtiennent d'une nation généreuse, sensible, éclairée, des récompenses et des honneurs publics : enfin, que le but de l'éducation nationale se rapporte à celui des autres institutions; que, par conséquent, elle ne dépende d'aucun pouvoir, dont les intérêts particuliers puissent la faire tourner à son profit, et qu'elle ne soit jamais confiée à des mains qui, loin du regard des magistrats, puissent en dénaturer le caractère.

Mais il est encore un autre moyen d'agir puissamment sur les hommes en masse, lequel peut être regardé comme faisant partie de l'éducation publique; et sans doute l'Assemblée nationale ne le négligera pas : ce sont les fêtes publiques, civiles et militaires. Chez les peuples anciens, elles ont enfanté des prodiges : dirigées vers un but plus conforme à la nature de l'homme, leur influence n'en sera que plus étendue. Après les grandes lois générales qui sont les fondements de la société, rien peut-être ne mérite plus l'attention du législateur.

Il ne suffit pas en effet de considérer l'homme comme l'instrument de l'agriculture, du commerce, ou des arts, instrument dont toutes les lois doivent protéger et favoriser les travaux; il faut aussi le considérer comme un être sensible, dont on peut étendre l'existence par de vives affections pour le pays qui l'a vu naître, pour les institutions qui le gouvernent, pour ses semblables qui vivent sous les mêmes institutions : il faut songer qu'en le sortant presque sans cesse de lui-même, pour le mettre sous les yeux de la patrie, et l'attacher à elle par ses plaisirs, autant que par la douce liberté dont il doit jouir dans son sein, l'on augmenterait son bonheur de tout le bonheur public, et l'on nourrirait en lui toutes les vertus par les sentiments patriotiques et fraternels, dont les fêtes de la liberté remplissent les ames.

Ces fêtes ne pourraient-elles pas être à la fois le théâtre des récompenses publiques, celui des talents, le lien commun d'un grand peuple, et l'école du citoyen?

Quel effet n'y produiraient pas des couronnes de chêne, de laurier, d'olivier, distribuées aux hommes vertueux, aux guerriers patriotes, aux écrivains utiles, aux grands maîtres dans tous les arts; des hymnes composés par les poètes les plus célèbres, chantés par des chœurs de jeunes citoyens et de jeunes vierges, accompagnés de cette musique simple, mais majestueuse et touchante, qui porte l'ivresse dans les grandes assemblées; des discours appropriés aux circonstances, prononcés par des orateurs dignes des hommes libres qui viendraient les entendre? Voyez comme l'enthousiasme gagne les cœurs les plus froids; comme les larmes roulent dans tous les yeux; comme l'amour de la patrie et celui des vertus utiles au genre humain, c'est-à-dire, des seules vertus, s'empare de cette jeunesse sensible, qui du moins ne deviendra pas meilleure sans devenir plus heureuse! Des récits fidèles font partager cette émotion à ceux mêmes qui n'en sont pas les témoins : chacun bénit les lois qui lui procurent tant de jouissances inconnues; et les étrangers arrivent en foule pour voir ces jeux d'une nation qui mérite son bonheur, comme autrefois ils accouraient de toutes parts aux jeux olympiques de la Grèce.

SECOND DISCOURS.

SUR LES FÊTES PUBLIQUES,

CIVILES ET MILITAIRES.

Messieurs,

En vous soumettant mes vues sur l'éducation publique, j'ai cru devoir diriger vos regards vers une question subsidiaire qui se liait étroitement à mon sujet, et dont le régime de la liberté nous apprendra bientôt à sentir la haute importance : je veux parler des fêtes nationales.

A la suite d'un projet de décret dont l'ensemble était plus important encore, il eût paru déplacé d'en distraire votre attention, pour l'attacher à des détails que beaucoup d'hommes sages sont habitués à regarder comme des jeux d'enfants, ou qui du moins, quant à leur utilité reconnue, ne pouvaient guère soutenir le parallèle avec ce que vous veniez d'entendre. J'ai donc jugé convenable d'en faire un article à part; j'ai remis à un autre moment la discussion que je me proposais d'entamer, et je vous ai demandé d'avance la parole pour cet objet.

Ne croyez cependant pas, messieurs, que je vienne avec un plan systématique et régulier, avec des formules de lois, propres à fournir, dans l'instant même, la matière d'une délibération, et dont j'entende justifier et défendre en tous ses points le dispositif. Mes prétentions se bornent à vous rappeler en peu de mots les liens secrets qui unissent les fêtes des peuples libres à leurs institutions politiques, les sources de bonheur et d'enthousiasme que le législateur peut y faire trouver aux individus, les motifs qui sollicitent vos déterminations sur l'emploi d'un mobile puissant que vous ne devez pas livrer au hasard : je me borne à tracer, non ces déterminations elles-même, mais l'esprit dans lequel elles doivent être préparées; car si j'ose en esquisser le modèle, c'est moins dans l'espoir de vous le faire adopter, que pour mieux expliquer mes idées par des exemples. Enfin, dans un sujet qui, présentant à l'esprit tant de grands tableaux, et réveillant dans l'ame tant d'émotions profondes, semble être tout entier du domaine de l'imagination et du sentiment, j'écarte à dessein tout ce luxe de pensées et d'expressions qu'il appelle, et je me hâte d'entrer en matière pour ménager un temps dont vous devez de jour en plus devenir plus avares.

L'homme a des besoins de plus d'un genre, qui veulent tous être satisfaits pour le complément de son existence. Les uns tiennent à la conservation de l'individu, à la propagation de l'espèce; ils constituent plus spécialement la partie physique de l'existence humaine : les autres résultent des rapports sociaux qui s'établissent nécessairement entre des êtres sensibles réunis; ils constituent le moral de l'homme, en prenant ce mot dans son sens le plus étendu.

Ces derniers besoins se divisent encore en deux classes, dont la première comprend tous ceux qui doivent nécessairement être satisfaits, sans quoi les rapports des individus sont dénaturés, ou les relations de chacun d'eux avec le corps social totalement interverties dans leur mode et dans leur objet; elle sert de base aux lois de la justice, et c'est à elle que ces lois se rapportent. Les besoins de la seconde classe dépendent d'une faculté qui n'est pas exclusivement propre à l'homme, mais qu'il paraît avoir reçue dans un degré plus éminent que les autres animaux; j'entends celle de partager les affections de tous les êtres, et particulièrement de ses semblables. C'est de là que naissent tous les sentiments de bienveillance, l'enthousiasme de l'amitié, le dévouement à la patrie; enfin, toutes les passions douces ou sublimes qui donnent son véritable prix à la vie, et qui, d'après l'admirable plan de l'auteur des choses, nous font trouver notre bonheur le plus pur dans ce qui peut augmenter celui des autres. Cette faculté, qui nous identifie avec toute l'espèce humaine, est peut-être encore plus que les premiers besoins le principe de notre sensibilité; et comme, d'autre part, elle est également la cause de ce penchant à l'imitation qui nous rend susceptibles de toute sorte d'habitudes nouvelles, et constitue l'extrême perfectibilité de notre nature, il s'ensuit que les lois mêmes de notre existence, après avoir déterminé la formation de la société, indiquent et préparent tout à la fois les principales jouissances que nous devons chercher dans son sein.

Les besoins physiques sont impérieux, mais ils sont très-bornés : leur satisfaction ne souffre aucun retardement, mais elle est extrêmement facile ; et pourvu qu'on les satisfasse, n'importe comment, le bien-être réel qui en résulte est à peu près le même. Ce n'est donc point sur eux qu'on doit fonder l'extension du bonheur des hommes. Mettons ces besoins à couvert, parce qu'ils en sont une condition nécessaire ; mais cherchons ailleurs une base qui lui fournisse plus de latitude; cherchons d'autres moyens de verser sur la vie tout le charme qu'elle comporte.

La vie ne peut pas être regardée comme un bien par elle-même : elle n'est que la place des affections dont nous sommes susceptibles. C'est donc surtout par le côté qui les admet en plus grand nombre et dans un degré d'énergie plus indéfini, qu'il faut agir sur nous, si l'on veut que nous puissions dire en arrivant au terme fatal : Nous avons vécu.

On est obligé de convenir que l'accomplissement de ce but heureux ne dépend point uniquement du législateur; mais ce que le législateur ne fait pas en masse, le moraliste le fait en détail. Celui-ci vient porter dans le cœur des individus, ou dans le sein de la vie domestique, les mêmes principes salutaires que le premier a placés dans la grande association. Le moraliste corrige les maux dont le législateur n'a pu délivrer entièrement les choses humaines; il confirme les biens que les institutions publiques ont augmentés; il augmente ceux qui se sont dérobés à leur influence. Quand ces deux fonctions se trouvent réunies dans les mêmes mains, ou quand elles sont dirigées par le même esprit, leurs effets sont bien plus sensibles encore; alors paraissent ces grands phénomènes sociaux, qui nous montrent de quelles vertus l'homme est capable, à quelles jouissances la nature le destine; comme les absurdes législations et les gouvernements tyranniques prouvent jusqu'à quel point d'avilissement et de misère il est possible de ravaler de grandes nations qui couvrent les plus heureuses et les plus fertiles contrées.

Voilà, messieurs, ce qui fit jouer un si beau rôle à quelques petites peuplades de la Grèce, dont l'histoire est encore la seule véritablement instructive, je pourrais dire, la seule lisible. Les philosophes, qui les avaient éclairées par leurs écrits, furent choisis pour rédiger leurs lois. La Crète dut les siennes à Minos, Sparte à Lycurgue, Athènes à Solon; les disciples de Pythagore organisèrent tous les petits états de la Grande-Grèce, et même cette fatale république romaine, qui devait donner si long-temps des fers à toute la terre, puisque Numa, son législateur, était sorti de la même école. Voilà ce qui promet de plus grands avantages encore à l'empire français, dont les nouvelles lois ont été préparées par les travaux des sages, et prononcées par des hommes dont plusieurs recevront ce titre de la postérité.

Mais entre ces institutions anciennes, et le système philosophique dont vous avez tenté l'entière exécution, il existe plusieurs différences remarquables, dont les plus importantes attestent les progrès de la raison dans les derniers siècles; mais dont quelques-unes aussi, je l'avoue, me paraissent à l'avantage des premières époques de lumières et de liberté.

C'est de nos jours seulement que les procédés de l'esprit ont été recherchés avec exactitude, démontrés avec précision; que la route des découvertes utiles dans tous les genres a été tracée d'une manière ineffaçable, pour rester à jamais ouverte aux hommes susceptibles d'une attention commune. C'est de nos jours que toutes les connaissances humaines ont commencé à se correspondre, à s'éclairer mutuellement ; qu'elles se sont organisées en ensemble, et que l'intelligence, perfectionnée par ce grand travail lui-même, a laissé sur toutes les colonnes de l'édifice des moyens sûrs de les compléter, inscrits en caractères visibles à tous les yeux. C'est de nos jours principalement que toutes les parties de la morale et de la politique sont venues se rallier autour de quelques principes généraux qui vous ont servi de guides dans vos discussions, et qui fournissent une règle fixe pour apprécier à l'avenir toutes les lois.

Les anciens s'étaient fait de bien fausses idées de la liberté, puisqu'ils avaient cru pouvoir la conserver en ayant des esclaves : ils avaient méconnu l'égalité naturelle des hommes, puisqu'ils la foulaient aux pieds d'une manière si outrageante, et que leurs philosophes mêmes établissaient dans la nature une différence entre l'esclave et l'homme libre : leur ignorance des vrais principes de la propriété se montre de toutes parts; et, plus d'une fois, ils les violent légalement, sous prétexte de corriger la distribution trop inégale des fortunes : enfin la sûreté publique n'avait point été perfectionnée parmi eux; et l'on voit que dans les agitations populaires, dont leur histoire fournit tant d'exemples, la police avait peu de force pour contenir les violences, et que l'ostracisme, si nécessaire peut-être relativement aux opinions, allait frapper trop souvent sur les personnes et sur les propriétés.

Mais dans la connaissance des hommes, dans l'art de les diriger, presqu'en se jouant, vers un but quelconque, de produire les plus grands effets par les plus petits moyens, aucun législateur, aucun gouvernement moderne ne peut leur être comparé. Zaleucus veut arrêter les progrès du luxe dans la ville de Locres; il fait proclamer une loi qui permet aux baladins et aux femmes de mauvaise vie de porter de riches habits et des broderies d'or et d'argent. Des statues se trouvent souillées dans une place publique de Lacédémone; quelques étrangers, arrivés récemment de Chio, sont convaincus d'être les auteurs du fait: le lendemain paraît un édit des éphores qui donne aux habitants de cette île le droit de commettre librement toutes sortes d'infamies. Léonidas, à la tête des trois cents Spartiates, qui défendirent si héroïquement le passage des Thermopyles, ordonne à ses soldats de se parer et de se parfumer comme pour un jour de fête. Ces mêmes héros, avant de quitter leurs foyers, certains qu'ils allaient à une mort inévitable, avaient célébré d'avance leurs propres obsèques, par des jeux funèbres, en présence de leurs pères, de leurs mères et de leurs amis. Dans une circonstance calamiteuse, Fabricius part à la tête d'une petite armée sur laquelle repose le salut de la république romaine : il fait jurer à ses soldats, non de vaincre ou mourir ; il leur fait jurer *de revenir vainqueurs*.

Jusqu'ici, messieurs, vos institutions portent l'empreinte de la froide sagesse, de la justice, de la vérité ; mais il y manque peut-être encore ce qui saisit l'homme par tous les sens, ce qui le passionne, ce qui l'entraîne. Vous avez assuré ses premiers besoins en lui rendant l'usage libre de toutes ses facultés, en protégeant tous ses travaux, en créant des forces qui veillent à sa sûreté personnelle : vous avez établi ses vrais rapports avec ses concitoyens ; vous avez pourvu à ce que ces rapports ne pussent jamais être violés impunément. Par vous, la loi reprend tous ses attributs, ce bandeau qui lui voile les personnes, cette balance qui pèse indifféremment les faits et dicte les jugements, ce glaive qui représente la force publique armée pour le maintien de l'ordre : en un mot, vous vous adressez à la raison sévère, à l'impassible équité ; et vous en prenez le ton et le langage. Mais ce caractère, le plus essentiel à toute législation, n'en maintiendrait peut-être aucune durant une certaine suite d'années.

L'homme, en sa qualité d'être sensitif, est mené bien moins par des principes rigoureux, qui demandent de la méditation pour être saisis sous toutes leurs faces, que par des objets imposants, des images frappantes, de grands spectacles, des émotions profondes. Ces émotions lui rendent toujours son existence actuelle plus chère, en la lui faisant sentir plus vivement; et par ce moyen, l'on pourrait le passionner pour une organisation sociale entièrement absurde, injuste, et même cruelle; je dis plus, lui faire trouver du bonheur dans ce misérable état de choses. Les exemples viennent en foule à l'appui de cette assertion; mais l'abolition de la servitude monacale étant irrévocable, ce n'est plus ici le lieu de les rappeler.

L'homme, dis-je encore une fois, obéit plutôt à ses impressions qu'au raisonnement. Ce n'est pas assez de lui montrer la vérité : le point capital est de le passionner pour elle : c'est peu de le servir dans les objets de nécessité première, si l'on ne s'empare encore de son imagination. Il s'agit donc moins de le convaincre que de l'émouvoir; moins de lui prouver l'excellence des lois qui le gouvernent, que de les lui faire aimer par des sensations affectueuses et vives, dont il voudrait vainement effacer les traces, et qui, le poursuivant en tous lieux, lui présentent sans cesse l'image chère et vénérable de la patrie.

Pardon, messieurs, si je vous arrête aussi long-temps sur une considération dont les théoriciens ne semblent pas avoir tenu compte : malgré leurs calculs sur le progrès des lumières, malgré les effets rapides et sûrs qu'ils leur supposent avec beaucoup de fondement, je persiste toujours à la regarder comme très-importante, comme très-féconde en vérités pratiques. Et si, dans le fait, elle est rigoureusement applicable aux individus, elle l'est bien plus encore aux nations prises collectivement, surtout à la nation française, qui, propre à la culture de tous les talents, et capable de toutes les vertus, est en même temps, s'il m'est permis de le dire, douée d'une mobilité si grande, que pour tenir à ses travaux, pour conserver ses goûts et ses meilleures qualités, elle paraît avoir besoin de les transformer en passions, et de les environner toujours de quelques prestiges.

Or je dis, messieurs, que vous ne pouvez vous dispenser de jeter un regard sur cette partie essentielle de votre mission; et j'ajoute que, par une bonne organisation des fêtes nationales, vous commenceriez à remplir utilement l'objet politique et moral dont je viens de vous parler.

On n'ignore pas les effets extraordinaires que ces fêtes, dirigées dans un certain esprit, ont produits chez tous les peuples. L'antiquité la plus reculée nous en offre des exemples précieux.

C'est par les fêtes de Jérusalem que le législateur des Juifs leur inspira ce fanatisme, tout à la fois religieux et national, qui survit encore à leur existence politique, et triomphe de leur dispersion, de leurs malheurs, et même de leur avilissement.

Les Parsis, dans une situation très-analogue, n'ont subsisté si long-temps, qu'à la faveur de quelques rites particuliers qui les réunissaient de cœur, lorsque leur réunion positive devenait impossible. Les Chinois, ce peuple esclave et lâche, qui s'étonne de ne pas trouver le bonheur au milieu de ses rizières abondantes, et qui, malgré quelques fragments de la plus haute sagesse, épars dans ses institutions, rampe sous la tyrannie cérémonieuse de ses magistrats et de ses lois bizarres ; les Chinois ne sortent guère de leur léthargie habituelle que dans quelques fêtes emblématiques, dans celle surtout où le chef de l'empire rend un hommage solennel à l'agriculture, et vient incliner le sceptre devant la charrue nourricière. En un mot, tous les anciens peuples de l'Asie, quelques-uns même de ceux du nord de l'Europe, tels que les premiers Russes, les Scandinaves, et jusqu'aux nations civilisées du Nouveau-Monde, dont les religions, amalgamées avec la politique, leur montraient, dans les chefs du gouvernement, les enfants du Dieu de l'univers, et qui, dans les temples magnifiques consacrés à ce dieu, venaient chaque année resserrer les liens qui les enchaînaient à la patrie : tous ces peuples, dis-je, ont dû leur attachement aux lois par lesquelles ils étaient gouvernés, et le caractère propre qui les a distingués de tous les autres, à leur réunion dans certaines époques, à certain culte qui devenait le garant de leur intime fraternité, à des jeux puérils en apparence.

Mais aucun législateur n'a tiré si grand parti de ce mobile puissant, et ne l'a dirigé d'après des vues si profondes que ceux des Grecs et des Romains. Chez les Grecs, surtout, ils avaient parfaitement senti combien les lois pouvaient en recevoir d'énergie, et combien son action pouvait concourir, avec elles, à produire des peuples aimables et guerriers, libres et sociables, fidèles aux sentiments de la nature et susceptibles du plus généreux dévouement, exempts des besoins du luxe et passionnés pour les jouissances des arts : c'est-à-dire, combien il était approprié à la nature du cœur humain, aux circonstances politiques dans lesquelles on invoquait leur génie, à ce climat heureux, dont l'influence, imprimant à toutes les passions une égale activité, fournissait tant de moyens de les balancer les unes par les autres, et d'en faire l'élément de toutes les vertus.

Cependant, messieurs, en vous proposant ces vues générales comme des modèles, je suis loin de croire que vous ne deviez pas consulter, dans leur application pratique, la différence des temps, des lieux, des hommes. Les données des législateurs grecs n'étaient pas, à beaucoup près, les mêmes que les vôtres ; leurs institutions ont dû s'y plier, et profiter habilement de tout ce qui s'y trouvait d'avantageux. Des peuples presque neufs, la plus belle langue qui jamais ait été parlée chez les hommes, une religion riante qui les environnait partout de leurs dieux, et prêtait un nouveau charme aux bois, aux campagnes, aux fleuves, aux sites les plus romantiques, par la présence de ces dieux indulgents et sensibles, qui n'étaient pas étrangers aux affections humaines : rien de tout cela n'existe pour nous ; nos fêtes ne doivent donc point ressembler à celles d'Athènes, de Corinthe ou de Syracuse.

Les Grecs sortaient à peine de la barbarie, quoique, par des combinaisons d'évènements que l'histoire nous fait mal connaître, ils eussent déjà le premier instrument de civilisation, cette langue dont je viens de parler, admirable presque dès sa naissance. Leurs forêts, infestées de brigands et de voleurs, en avaient été purgées par des hommes pleins de courage ; leurs marais croupissants, remplis de reptiles venimeux, avaient été desséchés, assainis; d'industrieux cultivateurs avaient défriché les terres, et de vastes contrées avaient reçu d'eux les leçons du labourage, l'art d'augmenter par la culture les productions des arbres à fruit, celui d'élever la vigne, et d'en tirer une boisson que ses effets étonnants faisaient passer pour un présent plus spécial de la divinité. L'agriculture exigeait une exacte observation du cours des astres, dont les révolutions périodiques règlent la marche des mois, des saisons et des années : il fallait fixer les époques des divers travaux ; plus ces travaux étaient importants, et plus on devait juger nécessaire de les honorer par des commémoraisons destinées à diriger l'habitant des campagnes. Enfin la société venait de se former ; ses bienfaits venaient de tirer l'homme du fond des bois et du creux des antres pour l'amener dans de fertiles plaines : au lieu du gland dont il s'était nourri jusqu'alors, la société, secondée des premiers arts qu'elle enfante, commençait à lui fournir une nourriture plus saine, plus analogue à son organisation : à la voix de ses bienfaisants instituteurs, elle avait fait descendre du haut des montagnes les tigres et les lions, c'est-à-dire les hommes sauvages ; et la douce harmonie de la parole humaine avait créé des peuples, bâti des villes, établi des lois et quelque ombre de gouvernement. Voilà quels étaient les faits vers lesquels il fallait tourner sans cesse les regards de ces peuples encore grossiers : voilà ce qu'il fallait offrir à leur vénération, à leur reconnaissance, et leur donner à la fois comme l'objet des souvenirs les plus chers, comme un encouragement utile, et comme un guide dans tout ce que l'état social exigeait d'eux. Tels furent aussi les sujets que leurs législateurs adoptèrent pour les fêtes publiques : la formation de la société, ses premiers travaux, la fuite et le retour de certains astres, qui servent à mesurer le temps, et qui sont des agents d'une grande importance dans l'univers : et, comme les phénomènes qui s'y manifestent, si dignes de l'admiration des êtres les plus éclairés, le deviennent facilement des hommages supertitieux de l'ignorance ; comme le culte des forces de la nature, de ces forces bienfaitrices, auxquelles l'homme doit tous les éléments de ses jouissances et de son bonheur, mais qui, s'exerçant quelquefois d'une manière menaçante, laissent toujours dans son ame des terreurs secrètes ; comme ce culte n'avait pas peu contribué à rapprocher les premiers humains, à fléchir leurs esprits indociles, à cultiver leurs mœurs sauvages, à donner à l'édifice social une base imposante, l'on fit entrer dans toutes les institutions politiques cette même religion qui passait pour leur avoir donné naissance, et qui réellement avait fourni de grands moyens pour les établir. Les dieux et les lois, la magistrature et le sacerdoce, se donnèrent donc mutuellement la main. Cet accord se fit sentir partout, en paix, en guerre, dans la vie publique, dans la vie privée, mais particulièrement dans les jeux destinés à réunir les citoyens : et, bien qu'il soit tant de fois, depuis, devenu très-funeste à la liberté des peuples, les législateurs le firent servir alors, au contraire, à nourrir tous les sentiments énergiques qui la conservent, et à remplir plusieurs autres objets d'une utilité générale.

Vos circonstances, messieurs, le but vers lequel

vous devez tendre, les moyens que vous devez employer, sont absolument différents.

Depuis long-temps une grande nation gémissait sous le triple joug du despotisme, du sacerdoce et de la féodalité; ces principales branches de tyrannie se subdivisaient dans un nombre infini de ramifications qui venaient atteindre l'homme jusque dans les plus petits détails de la vie domestique. Partout ses droits étaient méconnus. S'il voulait agir, il sentait ses mouvements empêchés; s'il voulait suivre une route, à chaque pas des barrières injustes lui fermaient le passage : une ombre de société donnait à cet état cruel quelque chose de plus désolant, en lui donnant le caractère du système et de la règle. On parlait de lois, et la volonté publique n'avait jamais été recueillie; on parlait de gouvernement, et les chefs du peuple n'avaient aucun compte à rendre; on parlait de justice, et les magistrats n'en prononçaient les oracles que pour s'y soustraire, pour exécuter quelquefois en grand les mêmes rapines qu'ils punissaient en petit : on parlait d'un Dieu, père de tous les humains, d'une religion de paix, destinée à les réunir par des sentiments fraternels, à perfectionner la morale; et ce Dieu, cette religion servaient de prétexte aux barbaries les plus révoltantes, d'aliment aux divisions les plus cruelles, d'instrument pour la violation de tous les droits de l'homme, sur lesquels sont fondés ses devoirs et la moralité de ses actions. Les forces publiques s'étaient concentrées dans un petit nombre de mains; les fortunes avaient suivi la même pente. Dans ce beau pays, où la nature a prodigué ses largesses, à peine pouvait-on compter quelques milliers d'opulents sur plusieurs millions de misérables. D'un côté se trouvaient le pouvoir, la richesse, le caprice furieux, et le dégoût qu'ils enfantent; de l'autre, la pauvreté, l'abjection, et l'effroyable état moral qu'elles nécessitent. Ainsi tout était tombé dans le dernier abyme de la corruption: les uns par l'excès des jouissances sans désirs, par le défaut de rapport entre leurs circonstances et leurs moyens naturels; les autres, par l'excès des besoins, par leur avilissement extrême, par la distance incommensurable que le hasard avait mise entre eux et des êtres de la même espèce.

Cependant au milieu de ce désordre, et, s'il faut le dire, par un enchaînement d'effets qui lui faisaient porter son remède avec lui, les arts avaient été cultivés; la culture des arts avait amené celle des lettres; les lettres nous avaient appris à nous mieux servir du raisonnement; et la philosophie ne s'était peut-être élevée à ce degré de perfection qui rendait nos métaphysiciens, nos moralistes et nos écrivains d'économie publique les précepteurs des peuples, même les plus libres alors, que par le sentiment sans cesse renouvelé des maux et des outrages qu'éprouvait parmi nous la nature humaine. D'autre part, les abus de tout genre, portés à leur comble, étaient devenus intolérables pour le peuple le plus patient qui fut jamais; les déprédations du trésor public affaiblissaient chaque jour l'autorité du monarque ; l'excès des impôts en avait rendu toute extension nouvelle absolument impossible; et, par un juste retour, les calamités de la nation commençaient à se faire sentir à leurs propres auteurs, à ceux dont elles avaient été jusque-là le patrimoine.

Tout à coup une crise imprévue s'annonce ; un déficit énorme, dans ce qu'on appelait *les finances du prince*, se déclare ; la révolution commence. Votre convocation, messieurs, vos sages décrets, les fautes des ennemis du bien public, et l'énergie d'un peuple déja mûr pour la liberté, ont fait le reste.

La révolution, la constitution ; voilà ce que nos fêtes publiques doivent retracer, honorer, consacrer. Il n'y sera pas question d'une victoire remportée sur le sanglier d'Érimanthe, sur le lion de Némée, sur l'hydre de Lerne, mais de l'extirpation des abus féodaux, sacerdotaux, judiciaires, despotiques; vous y parlerez au peuple des évènements qui ont amené les institutions nouvelles; et, pour donner à ces institutions un accent plus animé, un aspect plus pittoresque et plus sensible, vous les attacherez à ces évènements immortels.

On pourrait dire, à la vérité, que l'état du territoire de la Grèce primitive est l'emblême fidèle de la situation politique d'où nous sortons ; que la révolution produite dans son sein, par les défrichements et par la destruction des êtres nuisibles, hommes ou bêtes sauvages, est l'emblême des travaux de cette Assemblée et des efforts d'un peuple généreux que la voix de la liberté vient de faire sortir tout à coup de sa longue léthargie. J'en conviendrais sans peine : mais nous ne chercherons pas nos images si loin de l'objet dont elles doivent nous entretenir. Nous devons rappeler des faits importants, nous devons y lier les lois nouvelles qui en ont été la suite, et, pour ainsi dire, l'ouvrage. Fixer les uns dans la mémoire, imprimer le respect des autres dans toutes les classes de la société : tel doit être l'objet de nos fêtes ; et ces fêtes doivent, à leur tour, venir se mêler facilement à toutes nos habitudes antérieures.

Par l'effet de plusieurs circonstances particulières, la religion des Grecs entrait assez naturellement dans leurs fêtes nationales. Une imposante sévérité ne lui interdisait point de se trouver au milieu des chants, des danses et des jeux ; elle était, pour ainsi dire, plus profane qu'eux-mêmes : sa présence ajoutait à leur éclat tout le charme des illusions poétiques ; et fille de l'imagination, elle en nourrissait les élans, elle en étendait l'empire, elle en encourageait les travaux. Ajoutez à cela que, destinée à rendre la vie plus chère et plus douce aux hommes, cette religion (sans doute très-imparfaite) ne les détachait pas de la terre pour les transporter dans les cieux; qu'elle resserrait, au contraire, tous les liens qui les unissaient à leur famille, à leurs concitoyens, à la patrie, et qu'elle se rapprochait par là du caractère et du but des institutions civiles.

Mais la religion chrétienne, plus sublime dans ses vues, paraît avoir négligé tous les soins d'ici-bas. Elle prêche l'abnégation de soi-même, le renoncement aux objets de nos plus tendres affections : c'est un commerce intime et continuel de la créature avec la Divinité : le tumulte, la joie, toutes les passions étrangères à la seule qu'elle proclame, altèrent sa pureté majestueuse; et son visage se voile à l'aspect des bruyants transports et des attachements humains qui les inspirent. Notre respect pour ses dogmes augustes et pour sa morale divine, se montrera bien mieux dans une attention scrupuleuse à ne pas la tirer de l'enceinte sacrée des temples, que dans un empressement aveugle à la transporter au milieu de spectacles, où tout ne peut être digne de ses regards. L'objet de nos fêtes nationales doit être seulement le culte de la liberté, le culte de la loi. Je conclus donc, à ce qu'on n'y mêle jamais aucun appareil religieux; et je crois entrer ainsi dans les intentions que vous avez manifestées, et donner une preuve de ma profonde vénération pour la foi de nos pères.

Quand des Grecs, après la bataille de Marathon, font prononcer l'éloge funèbre des guerriers morts pour la défense de la liberté; quand ils écoutent avidement aux jeux olympiques leur propre histoire, écrite et prononcée par Hérodote; quand ils s'animent aux chants de Pindare, ou qu'ils distribuent aux artistes célèbres, aux sages, aux grands citoyens, des couronnes, des applaudissements et des marques de respect, ils sont bien plus près de ce que vous devez faire; ou plutôt ils vous fraient la route, et vous n'avez qu'à suivre leurs traces.

En effet, messieurs, vous voudrez sans doute, non-seulement que les fêtes de la France célèbrent les jours heureux où des troupeaux d'hommes sont devenus une nation, et qu'en faisant sentir l'esprit des lois à qui cette révolution mémorable a donné naissance, elles en gravent l'amour dans tous les cœurs; vous voudrez aussi que les vrais patriotes, hommes d'État, guerriers, philosophes, y trouvent leur récompense dans des éloges qui consacrent leur mémoire; que les grands poètes, les orateurs éloquents, y récitent leurs vers, y prononcent leurs discours, y recueillent les acclamations d'un peuple immense; que les grands peintres, les grands sculpteurs, y livrent leurs ouvrages à son admiration passionnée; que les musiciens célèbres y fassent entendre des accents inconnus à des oreilles esclaves ; enfin que les uns et les autres augmentent la pompe du spectacle et par leur présence même, et par les décorations que de si nobles circonstances pourront inspirer à leur génie.

Je citerai aussi les triomphes des Romains et leurs saturnales, comme très-conformes à l'esprit qui doit diriger nos fêtes, si ces triomphes n'avaient été destinés à nourrir la fureur avide d'un peuple conquérant, et si les saturnales, en rappelant d'une manière illusoire l'égalité primitive des hommes, n'avaient encore mieux attesté les différences oppressives et barbares que les lois de l'esclavage avaient misés entre eux.

Mais revenons à l'état actuel des choses : voyons le parti qu'il est possible d'en tirer pour notre objet, et cherchons les moyens d'y mettre en pratique le résultat des considérations précédentes.

Le citoyen et le soldat sont deux êtres distincts, qui se rapprochent à quelques égards, il est vrai, mais qui diffèrent essentiellement à plusieurs autres. Par soldats, j'entends seulement ici les troupes de ligne ; car les gardes nationaux ne sont que des citoyens armés pour le maintien de l'ordre intérieur, ou de leurs droits menacés par quelque force entreprenante ; et tous les citoyens, au premier signal de la patrie, deviendront gardes nationaux : mais ni l'esprit qu'il leur est permis, ou plutôt qu'il leur est ordonné de porter dans leur service, ni le genre d'obéissance que leur chef peut exiger d'eux, ni leurs rapports avec la chose publique, ni le point de vue sous lequel ils doivent envisager la loi, ne sont les mêmes que pour des troupes réglées. Enchaînés à la même constitution, à la même autorité centrale, leurs liens sont différents : il faut donc des fêtes civiles et des fêtes militaires; il en faut aussi, je crois, qui servent de point de ralliement entre les citoyens et cette même armée qu'ils entretiennent pour leur défense extérieure.

Les évènements de la révolution qui regardent plus particulièrement les citoyens, et les lois qui s'y rapportent d'une manière directe, feront le sujet des premières; les évènements relatifs aux soldats, et les lois dont il est le plus essentiel de leur imprimer le respect, feront le sujet des secondes : enfin les troisièmes, ou la troisième, car une seule de ce genre suffit chaque année, la troisième, dis-je, renouvellera le pacte ou le serment qui lie les militaires au reste de la nation; et, sans doute en même temps, elle resserrera les nœuds politiques et fraternels qui réunissent toutes les parties de l'empire autour d'un centre commun.

Je vous propose donc, messieurs, de décréter ce qui suit : je ne m'attache point à développer en détail les motifs de chaque article; il ne peut rester aucun doute à cet égard.

PROJET DE DÉCRET.

ARTICLE PREMIER.

L'Assemblée nationale, considérant que, chez tous les peuples libres, les fêtes publiques ont été l'un des moyens les plus puissants d'attacher les citoyens à la patrie, de les unir entre eux par les liens d'une heureuse fraternité, de nourrir le respect des lois, de donner plus d'éclat aux récompenses dont les actions utiles, les grands talents et les grandes vertus sont jugés dignes par la nation : considérant, en outre, que les rapports et les devoirs des troupes de ligne diffèrent essentiellement de ceux des autres membres de la société ; qu'il est nécessaire que la même différence se retrouve dans leur culte patriotique ; mais qu'il ne l'est pas moins d'instituer une cérémonie commune, qui les rassemble tous sous les étendarts de la constitution : décrète qu'il y aura chaque année quatre fêtes civiles, quatre fêtes militaires, et une grande fête nationale, dans laquelle soldats et citoyens viendront se confondre à la voix fraternelle de l'égalité, et renouveler, au nom de tous les départements et de toutes les fractions de l'armée, le serment de maintenir l'unité de l'empire.

II.

Les quatre fêtes civiles se célébreront aux quatre grandes époques de l'année, dans la huitaine qui précéde, ou dans celle qui suit les solstices et les équinoxes. La première se nommera *la fête de la Constitution*, en mémoire du jour où les communes de France se constituèrent en Assemblée nationale. La seconde se nommera *la fête de la Réunion* ou *de l'abolition des ordres* : elle sera destinée à rappeler l'un des plus grands évènements de la révolution, celui peut-être dont les résultats doivent devenir un jour le plus utiles au peuple. La troisième sera dite *la fête de la Déclaration* : on y célébrera la déclaration des droits de l'homme, sur laquelle est fondé tout le système des lois nouvelles et la constitution elle-même. La quatrième enfin s'appellera *la fête de l'Armement* ou *de la prise d'armes* : son objet est de conserver le souvenir de l'accord admirable et du courage héroïque avec lequel les gardes nationales se formèrent tout à coup pour protéger le berceau de la liberté.

III.

Ces quatre fêtes ne se borneront pas à rappeler les faits importants de la révolution ; elles consacreront aussi d'une manière plus spéciale le respect des lois qui s'y rapportent; et les discours ou les pièces de poésie que les magistrats y laisseront prononcer, devront concourir au même but.

Elles seront célébrées par toute la France, dans les chefs-lieux de département, dans ceux de district, de canton, et dans les plus petites communes; les communes enverront des députés à la fête de leur canton, les cantons à celle de leur district, et les districts à celle de leur département.

On y prononcera l'éloge funèbre des hommes qui auront rendu des services à la patrie, ou qui l'auront honorée par leurs talents; on y distribuera toutes les récompenses publiques, les prix des Académies, ceux même des colléges; on y représentera, aux frais du public, des pièces de théâtre, tragiques, comiques ou lyriques, analogues aux circonstances, et propres à nourrir à la fois l'enthousiasme de la liberté et le respect de la force publique qui la protége. On y exposera les nouveaux chefs-d'œuvre de peinture, de sculpture, de mécanique, enfin de tous les arts quelconques; et la musique, les chants et les danses, viendront seconder l'effet de ces grands tableaux.

Les directoires de département et de district, ou les conseils des communes, régleront tout ce qui concerne la police de ces fêtes; c'est eux qui en fixeront le jour et la durée, qui en approuveront les plans, qui détermineront le sujet des éloges, des discours ou des ouvrages en vers qu'on y récitera; c'est eux, en un mot, à qui l'exécution du présent décret est confiée, et à qui l'Assemblée nationale en recommande l'esprit, bien plus que l'observation minutieuse.

IV.

Il y aura chaque année quatre fêtes militaires, qui se célébreront aux mêmes époques que les fêtes civiles. La première s'appellera *la fête de la Révolution;* elle a pour objet de ramener les regards de l'armée sur ce grand changement qui vient de s'opérer dans les choses, lequel n'intéresse pas moins le soldat que les autres citoyens. La seconde s'appellera *la fête de la Coalition*, en mémoire de la conduite des troupes de ligne pendant l'été de 1789, où la voix de la liberté les réunit autour de la patrie, et où les agents égarés du despotisme tentèrent en vain d'en faire les instruments de leurs vengeances et de l'oppression publique. La troisième sera dite *la fête de la Régénération;* elle consacrera les nouvelles lois qui régénèrent l'armée, et qui, rapprochant son organisation du vrai système de l'égalité politique autant que le permet la discipline, rendent le soldat français digne du peuple libre dont ses armes doivent protéger et les propriétés et la constitution. La quatrième sera *la fête du Serment militaire:* son but est de faire sentir à l'armée ses rapports particuliers avec la chose publique, de lui retracer ses devoirs en caractères sensibles, et de la pénétrer de respect pour l'indispensable sévérité des règles qui la gouvernent.

V.

Ces fêtes seront célébrées par toutes les garnisons, par tous les régiments, ou par toutes les fractions de régiment en station dans un lieu quelconque. On y prononcera des discours ou des ouvrages de poésie, appropriés aux sentiments que la circonstance doit produire, mais surtout les éloges funèbres des guerriers dont la vie aura été consacrée à la défense de l'état et au maintien de la liberté publique; on y donnera des représentations théâtrales gratuites, comme dans les fêtes civiles et d'après la même intention; l'ou y distribuera toutes les récompenses dont les membres des régiments ou de la garnison seront rendus dignes; enfin une musique guerrière, des danses et des décorations du même genre, ajouteront à l'éclat et rendront plus ineffaçables les impressions de ces utiles spectacles.

Des commissaires nommés par le corps des jurés du régiment ou de la garnison régleront la police et l'ordre des fêtes militaires; ils en fixeront le jour et la durée; ils détermineront le sujet des ouvrages qu'on y prononcera; ils feront le choix des pièces dramatiques qui seront représentées; et rien ne se passera sans leur approbation formelle ou sans leur aveu : leurs soins entretiendront la décence au milieu de la liberté; et du sein de la joie et du plaisir, ils feront sortir des leçons profondes ou des tableaux propres à réveiller toutes sortes d'émotions patriotiques.

VI.

Il y aura de plus une grande fête nationale, dite *la fête de la Fédération* ou *du Serment*, laquelle a pour objet de renouveler le serment de fraternité qui lie tous les citoyens entre eux, et tous les départements du royaume à l'autorité centrale et à la constitution. Cette fête se célébrera tous les ans, le 14 juillet, sous les yeux et sous les auspices du Corps législatif, qui chargera son comité d'éducation d'en ordonner le plan, d'en régler les détails, et d'en faire surveiller la police par des commissaires du département et de la municipalité de Paris. Tous les districts du royaume enverront à la *grande fête nationale* un député qui sera pris indifféremment parmi les simples citoyens ou les hommes publics en fonction. Les corps militaires enverront un député par mille hommes, lequel sera pris indifféremment parmi les simples soldats, les bas-officiers ou les officiers supérieurs.

L'esprit d'après lequel cette fête doit être dirigée est parfaitement le même que celui des autres fêtes publiques; seulement les vues en sont plus générales, et les moyens doivent répondre à la grandeur de ces vues.

VII.

La sévère majesté de la religion chrétienne ne lui permettant pas de se mêler aux spectacles profanes, aux chants, aux danses, aux jeux de nos fêtes nationales, et de partager leurs bruyants transports, il n'y aura désormais aucune cérémonie religieuse dans ces fêtes.

VIII.

Le roi ne pourra jamais assister aux fêtes nationales sans être accompagné du Corps législatif: le président du Corps législatif et le roi seront toujours placés à côté l'un de l'autre, sur deux siéges parfaitement égaux.

IX.

Les gens de lettres et les artistes sont invités à publier leurs idées sur la décoration des différentes fêtes, instituées par le présent décret. L'adoption des meilleurs plans en sera le prix le plus désirable; mais leurs auteurs recevront, outre cela, des récompenses ou des honneurs publics.

Encore une fois, messieurs, j'insiste plutôt sur le sens et le but de ce décret, que sur le décret lui-même. Il est facile de faire mieux; mais ce n'est qu'en partant des mêmes principes, ce n'est qu'en suivant la même route. Chez tous les peuples de la terre, les fêtes nationales peuvent produire les plus grands et les plus utiles effets; chez les Grecs, elles ont enfanté des prodiges : deux grandes expériences nous ont appris que les Français n'étaient pas moins susceptibles d'en éprouver l'influence, que les habitants du Péloponèse et de l'Archipel hellénique.

Rappellez-vous ce jour mémorable où, de toutes les parties de l'empire, accourant dans une douce ivresse, les enfants de la Constitution vinrent lui jurer sous vos yeux une invincible fidélité; rappelez-vous cette foule de scènes touchantes et sublimes, dont la capitale fut alors le théâtre, et qui se répétèrent comme par une sorte de sympathie ou d'inspiration, non-seulement dans nos campagnes les plus reculées, mais jusque chez les nations les plus lointaines. Ce jour ne vous a-t-il pas montré l'homme sous des rapports nouveaux ? ne vous a-t-il pas fait connaître des jouissances dont l'imagination ne peut deviner le charme, et que vous aviez entièrement ignorées ?

En vous rendant à cette salle, quel spectacle frappa vos regards dans tout l'espace occupé par la longue chaîne de cette phalange fédérale, dépositaire des vœux et des serments de la France entière ! En vain l'horizon se couvre de nuages épais; en vain ces nuages versent à grands flots une pluie presque continuelle, comme pour retracer dans cette fête l'image des obstacles que le patriotisme avait rencontrés sur tous ses pas : l'ordre de la marche n'est jamais interrompu, la gaieté circule sans cesse de rang en rang ; des femmes délicates descendent au milieu des rues, apportent du pain, du vin, des aliments de toute espèce, aux soldats de la liberté, et se plaisent à braver auprès d'eux les torrents du ciel. On marche aux acclamations d'une foule innombrable : on arrive dans un cirque immense qui semble renfermer tout un peuple. Ces spectateurs, que l'œil se fatigue à parcourir, sont là depuis l'aube du jour, se jouant, assis, de l'inclémence du temps. D'autres spectateurs couvrent les arbres, les maisons, le coteau qui domine le lieu de la scène. La pluie redouble ; elle ne fait que rendre plus vifs et plus animés les chants, les ris et les danses.

Mais qui peindra le moment où le drapeau sacré s'élève dans l'air, où l'engagement solennel se prononce, où le pacte de la grande famille sociale se consomme ? Pour espérer de tout reproduire, il faudrait n'avoir rien senti. Le désordre s'empare de toutes les ames ; un même sentiment les remplit ; un même vœu s'exhale de toutes les bouches ; des larmes délicieuses roulent dans tous les yeux. Les foudres guerriers qui tonnent ajoutent à l'émotion générale des impressions dont on ne peut se rendre compte ; et tout cet appareil militaire prête un charme inexprimable à cette cérémonie de paix et de fraternité.

Mais les travaux du Champ-de-Mars, qui l'avaient précédée, ne sont-ils pas plus impossibles à décrire? Quel est donc ce peuple qui, secouant encore, pour ainsi dire, son esclavage, connaît déja tous les mouvements de la liberté; qui, prononçant à peine depuis un an le doux nom de patrie, sait trouver ses plaisirs les plus purs dans son dévouement à cette divinité tutélaire! Les philosophes ne le croyaient-ils pas eux-mêmes incapable de sortir, sans de longs efforts, de l'état d'abjection où l'avait précipité le despotisme? Peuple sensible et généreux! comblé de tous les bienfaits de la nature, ah! qu'il jouisse enfin de tous les bienfaits des lois! il les a mérités par ses vertus; il les a conquis par son courage.

Je voulais, messieurs, vous parler aussi de la fête funéraire célébrée peu de temps après dans le même lieu: mais je sens que je m'égare au milieu de tant de tableaux; mon cœur est oppressé de tant de sentiments divers. Deux de vos membres vous ont rapporté les impressions qu'ils avaient recueillies dans cette dernière fête. On vous a dit quel silence morne et religieux avait régné dans toute l'enceinte du cirque! comme la marche des gardes nationales avait été grave et pensive! comme une consternation profonde, mais magnanime, s'était emparée de tous les spectateurs! Les accents prolongés d'une musique lugubre, des coups de canon tirés à temps égaux et par intervalle; les signes de la douleur sur tous les drapeaux, sur tous les habits, sur tous les instruments guerriers; quelques cyprès épars autour de l'autel et du catafalque, des inscriptions simples, dont l'une peut être comparée à ce que l'antiquité nous a laissé de plus beau dans ce genre: tout, en un mot, portait dans l'ame et les regrets les plus sentis sur la perte qu'on venait d'éprouver, et le vœu le plus profond d'imiter ce vertueux dévouement, de mériter des larmes si honorables.

Oui, sans doute, il est peu d'ames, j'aime à le croire, soit dans les murs de la capitale, témoins de cette imposante cérémonie, soit dans les autres lieux de la France, qui la répétèrent; il est peu d'ames assez abjectes pour n'avoir pas alors désiré des occasions, mais, hélas! des occasions moins douloureuses, de se dévouer à la patrie.

O saint amour de la patrie! ô amour plus saint encore de l'humanité! vous faites la véritable gloire, le véritable bonheur de l'homme. Régnez pour toujours chez une nation digne de ressentir vos nobles élans et votre inépuisable enthousiasme : enflammez les courages, élevez les ames, épurez les mœurs, enfantez les plus grands exemples, resserrez tous les cœurs par les liens fraternels d'une égalité touchante; et faites que chacun de nous trouve à jamais sa propre félicité dans l'aspect de la félicité publique, dans l'exercice de toutes les vertus, dans les sacrifices que les lois ou l'intérêt de nos frères pourront exiger, et dans le ravissement continuel des sentiments qui dictent ces généreux sacrifices.

TROISIÈME DISCOURS.

SUR L'ÉTABLISSEMENT D'UN LYCÉE NATIONAL.

Messieurs,

Le grand objet de l'éducation publique, qui vous occupe dans ce moment, offre à l'esprit une foule de points de vue nouveaux; il ouvre aux recherches de la philosophie des sentiers peut-être entièrement inconnus; il attend des lumières du siècle d'importantes améliorations et dans son but et dans ses moyens. Mais ni les discussions spéculatives auxquelles il peut donner lieu, ni le choix des plans d'enseignement, ni la méthode raisonnée qu'il faut suivre pour perfectionner et propager les bienfaits de la science, ne sont du domaine de cette Assemblée. Vous devez laisser faire librement à cet égard comme à tout autre; vous devez préparer tout le bien possible, vous devez le nécessiter, en quelque sorte, en appliquant à l'esprit humain, s'il m'est permis de parler ainsi, cette chaleur vivifiante qui le féconde et qui hâte ses progrès.

Mais après avoir mis l'homme à l'abri de l'homme; après avoir replacé tous les individus dans les rapports mutuels d'indépendance, où les avait mis la nature; après avoir assuré la permanence de ces rapports par la protection et par le frein des lois; après avoir tracé dans ces lois mêmes la seule route où chacun puisse trouver l'ampliation de son existence, en concourant à la prospérité générale, soit par d'utiles travaux, soit par les connaissances qui les enfantent ou les dirigent; après avoir enfin répandu dans le sein de la société des principes d'encouragement et des centres de lumières : votre tâche est remplie; et ce n'est même pas à vous qu'il convient de faire tous les bons établissements publics relatifs à l'éducation.

Ceux qui se trouvent intimement liés à l'organisation du corps enseignant sont, je le répète ici, les seuls qui vous regardent; ils ne regardent que vous; ils ne peuvent être déterminés que par vous : et s'il en est qu'on doive considérer comme le complément de ce corps; s'il en est qui, nécessaires comme partie de la machine sociale, telle que vous l'avez organisée, soient réclamés encore par toutes les considérations politiques, philosophiques et morales, votre mission même vous impose le devoir d'en faire le sujet de vos délibérations et la matière de vos décrets.

Le but général de l'association, messieurs, est le perfectionnement du bonheur de l'homme; le but général de l'éducation est le perfectionnement des moyens par lesquels s'étend notre existence et peut s'accroître notre bonheur. L'homme est un être sensible, c'est-à-dire, capable d'être averti qu'il existe par une série de mouvements qui s'opèrent en lui, et par l'action des corps qui l'environnent, action que les lois de la nature font servir et rendent nécessaire au maintien de ces mouvements. L'exercice de nos organes est une suite de notre sensibilité; à son tour, c'est par lui qu'elle est reproduite, c'est par lui qu'elle est entretenue. Il faut donc rapporter tous nos besoins à cette même sensibilité.

Mais, d'autre part, les moyens qui nous ont été donnés pour les satisfaire dépendent également de l'exercice de nos organes; ou plutôt ils ne sont que cet exercice considéré sous de certains rapports, et dirigé d'après de certaines lois, dont la nature surveille à notre insu l'exécution, ou d'après un plan que l'expérience et le raisonnement nous suggèrent : ainsi nos besoins et nos moyens se réunissent et se confondent à leur source. Ils sont les uns et les autres des émanations de la sensibilité, dernier fait auquel on puisse remonter dans l'étude de l'homme; et l'on voit en ceci, comme dans tous les ouvrages de la nature, par quelle simplicité de ressorts elle produit tant d'effets si variés et si contraires en apparence, et comment tout s'y correspond, s'y compense, ou s'y nécessite dans une constante réciprocité.

Au premier coup d'œil, l'éducation semble avoir uniquement en vue la culture des moyens dont l'homme fut doué par l'auteur de son être; mais, dans le fait, elle tend à développer ses besoins à peu près dans la même proportion; et, d'après ce qui vient d'être dit, l'on voit facilement pourquoi les uns concourent autant que les autres à l'augmentation de ses jouissances. L'important n'est pas de resserrer ses besoins en deçà des limites de la nature, ni de donner à ses moyens une extension forcée qui l'embarrasse et la fatigue, mais de les maintenir dans un état de balancement et d'équilibre, de manière qu'ils croissent et décroissent toujours ensemble.

Maintenant, pour sortir de ces principes, qu'on peut qualifier d'abstraits, et dont l'immédiate application ne se fait peut-être pas sentir, je dis que l'éducation est la culture de l'homme; c'est le développement de tout ce qui concourt à son existence; c'est l'apprentissage de la vie, et l'art de la rendre plus complète et plus heureuse. Or, dans ce sens, l'homme est élevé par les lois mêmes qui le font vivre, par les phénomènes que ces lois produisent en lui, par cette chaîne non interrompue de sensations et de mouvements qui lui sont propres : il est élevé par les impressions successives et continuelles qu'il reçoit des objets extérieurs, et dont celles même qui paraissent produites à son insu déterminent toujours, dans les modifications de son être, des changements plus ou moins remarquables.

Mais ce n'est pas encore là ce qu'on entend proprement par éducation. Ce mot désigne la partie de la culture humaine qui peut être soumise à l'art, et sur laquelle les circonstances dépendantes des hommes ont une influence certaine. Or, ces circonstances, qui peuvent être changées ou dirigées, embrassent la vie presque entière; elles s'étendent à nos rapports le moins appréciables; elles nous poursuivent jusque dans nos habitudes les plus intimes. Je veux dire que, directement ou indirectement, il est presque toujours possible d'altérer, de corriger, jusqu'à certain point, les relations de l'homme avec les objets qui l'environnent, ou d'affaiblir et de balancer les effets de ces relations : et quoique la nature se soit exclusivement réservé l'empire de quelques-unes; quoique ses déterminations soient, à quelques égards, absolument invincibles; quoiqu'il fût absurde de prétendre la contrarier, et que d'elle-même, peut-être sans aucune participation de notre part, elle sache nous former au rôle que son plan nous destine; en un mot, quoique ses leçons, qui parlent à tous nos sens, doivent servir de règle pour celles que nous voulons nous donner à nous-mêmes, ou que nous recevons d'autrui; l'éducation, considérée comme un art, est incontestablement un art très-étendu; son action sur l'existence physique et morale de l'homme est à peu près indéfinie; les progrès méthodiques dont il est susceptible sont absolument incalculables; et je n'hésite point d'assurer hardiment que nulle part encore l'expérience n'a montré, même de loin, tous les avantages qui peuvent en résulter pour le bonheur des individus, et pour la prospérité des grands corps sociaux, qui seuls en garantissent la durée.

L'homme est, dis-je, le disciple des forces vivantes qui l'animent, lesquelles produisent en lui des mouvements dont il est averti, tantôt par des sensations immédiates qui les accompagnent, tantôt par d'autres sensations plus éloignées ou moins distinctes, mais qui cependant dérivent de la même source. Il est également, et bien plus encore peut-être le disciple de tous les objets de la nature avec lesquels il peut avoir quelque relation, c'est-à-dire, qui peuvent agir sur ses organes. Mais le but immédiat de son éducation n'est autre chose que la connaissance de ces objets; ils en sont donc à la fois le terme et le moyen. Il ne lui importe pas également de les connaître tous : plusieurs lui sont et lui resteront éternellement étrangers ; c'est sans inconvénient qu'ils lui restent inconnus : il n'éprouve de la part de quelques autres qu'une action faible ou passagère ; des notions superficielles à leur égard lui suffisent. Les seuls qu'il ait besoin de connaître sous toutes leurs faces, sont ceux qui doivent renouveler fréquemment sur lui leurs impressions, ceux avec lesquels il se trouve dans un commerce constant, ceux dont les rencontres sont capables de lui causer des dommages sensibles, ou de lui procurer de notables avantages. Voilà sans doute la matière principale de ses observations et de ses études : mais aussi voilà ce que la nature met toujours soigneusement à sa portée, autant à peu près que ses besoins l'exigent.

L'art ne consiste pas à dédaigner et repousser les sages dispositions de la nature; il consiste au contraire à les adopter avec choix, à les imiter avec adresse, à les combiner avec intelligence. De tous les objets dont l'homme doit vivre entouré, celui sans doute qu'il lui est le plus essentiel de bien connaître, avec lequel ses rapports sont les plus étendus, et qui nécessairement influe le plus sur son existence; c'est l'homme : c'est avec l'homme qu'il commerce sans cesse, depuis le moment de sa naissance jusqu'à celui qui l'enlève de la scène du monde. Susceptible de vivre dans autrui et par autrui, cette qualité distinctive qui l'incorpore, pour ainsi dire, avec toute son espèce, et qui fait la principale force de la chaîne sociale, lui défend de mener une vie isolée. S'il est perfectible, c'est par des communications de pensées; s'il est heureux, c'est par des communications de sentiments; et ses plus grands maux lui viennent des faux rapports qui s'établissent entre lui et ses semblables.

Cela posé, l'art de coexister convenablement avec eux est la partie fondamentale de l'éducation; et cet art, comme tous les autres, étant le fruit de l'exercice, ne s'apprend qu'au milieu des hommes. Chez les nations simples, il est presque le seul moyen de jouissances; chez les nations civilisées, il devient un besoin journalier et pressant; chez les peuples libres, il entre en quelque sorte dans les devoirs du citoyen. A toutes les époques de la vie du genre humain, sous toutes les institutions sociales, au fond des forêts et des déserts incultes, ou dans les campagnes fertilisées par le travail, sous le chaume des hameaux, ou dans le sein des grandes villes, l'homme ne s'élève point sans le concours des hommes : il serait absolument impropre à la plus importante de ses fonctions.

Mais peut-il s'établir de véritables relations morales entre l'enfance et les périodes de la vie qui s'en éloignent considérablement? La société de l'enfant et de l'homme fait, de l'adolescent et du vieillard, peut-elle être fondée sur l'union de ces ames, si dissemblables dans leurs goûts et dans leurs passions? Non, sans doute. L'enfant a besoin de son père pour le secourir et le défendre; il a besoin de sa mère pour le nourrir, pour le soigner, pour le soulager dans les continuelles infirmités du premier âge : mais les besoins de son cœur le portent vers les enfants comme lui; un doux penchant le fait sourire à leur aspect; c'est avec eux qu'il aime à jouer; c'est avec eux qu'il aime à se développer et vivre. Qu'y a-t-il de commun entre sa vie et celle des êtres dont il ne saurait partager les désirs, et qui ne peuvent plus s'associer à ses affections naissantes? Il semble qu'à l'entrée de la carrière, quand nous ne sommes pas en état de faire des choix raisonnés, l'instinct, par une espèce de plan machinal, nous rapproche, par préférence, des êtres qui peuvent faire route, et la terminer avec nous.

Mais il y a plus : l'instinct choisit ici comme l'instituteur le plus sage et le plus profond. Ce que nous apprenons des enfants de notre âge est d'une tout autre importance que ce que nous apprendrions des personnes plus expérimentées; ou plutôt, avec les premiers, nous nous élevons véritablement, nous acquérons des idées justes, la nature fait éclore dans nos cœurs tous les germes des sentiments droits, elle nous plie par degrés à toutes les habitudes de la morale, au moyen de la mutuelle indépendance où nous laisse encore l'ignorance des chimères du monde ; avec les autres, nous n'entendons que des choses au-dessus de notre intelligence, nous nous accoutumons à recevoir sans examen, à répéter sans jugement des mots vagues, dépourvus pour nous de toute signification. Nos ames se glacent et se dessèchent dans un commerce qui ne leur inspire rien ; et, tandis que nous perdons un temps si précieux pour la culture de cette aimable qualité, qui, confondant notre existence avec celle de nos semblables, nous rend tout à la fois et plus habiles à les connaître, et plus propres à leur plaire, et plus susceptibles de goûter tout le charme des communications sociales, nous perdons également les plus irréparables occasions de développer en nous ces sentiments bienveillants et expansifs qui forment la base de toutes les vertus, et qui sont comme les garants de la fidélité des relations que la nature détermine, ou que les conventions établissent entre les hommes.

Ces réflexions, auxquelles je ne me permettrais pas d'attacher si long-temps votre attention, si je ne les croyais propres à répandre du jour sur l'importante matière qui s'agite maintenant, laquelle touche par tous les points aux vues métaphysiques les plus profondes et aux considérations morales les plus étendues ; ces réflexions, dis-je, nous ramènent à la nécessité de l'éducation publique, dont j'ai sommairement énoncé les motifs dans mon esquisse d'organisation du corps enseignant : elles me rapprochent ainsi de l'objet particulier que je viens aujourd'hui vous soumettre, et qui, je pense, ne s'y trouvera point étranger.

Mais je sollicite encore un moment d'indulgence. Souffrez que je rappelle ici quelques idées générales, d'où je suis parti dans cette esquisse : elles se confondent, d'une part, avec ce que vous venez d'entendre, et de l'autre, se lient non moins naturellement à ce qui me reste à dire.

J'observe d'abord, en passant, que l'éducation publique, bien que la meilleure pour les hommes, bien que la seule propre à leur faire déployer toutes leurs forces, ne me paraît pas convenir également aux femmes. Les femmes y contracteraient peut-être des qualités qu'elles n'ont pas, et qu'on estime justement dans nous : mais ce ne serait qu'en perdant celles qui font leur plus grand charme, et, par conséquent, auxquelles tient leur bonheur. Elles doivent donc en général, à mon avis, être élevées sous les yeux maternels, ou du moins dans le sein de la vie domestique; et j'en ai dit les principales raisons. Je n'ajoute rien dans ce moment; mais je me propose de vous présenter, avant que votre travail se termine, quelques considérations particulières sur cet objet : j'y joindrai des vues pour amalgamer et fondre plus rapidement les habitudes des deux sexes dans l'esprit des nouvelles lois, et pour diriger vers le patriotisme l'influence de celui des deux qui restera toujours en possession d'attacher un attrait puissant aux goûts qu'il inspire ou qu'il partage.

Mais de ce que l'éducation publique forme des hommes tels que l'éducation privée n'en forma jamais, il ne s'ensuit pas que la société soit en droit de la prescrire comme un devoir : de ce que la société doit recueillir les fruits de l'éducation de chaque citoyen, il ne s'ensuit pas qu'elle en doive faire elle-même les frais. Cette question rentre dans toutes celles de l'industrie. Qui doute que les succès de l'agriculture et du commerce n'intéressent le public ? cependant le public croirait-il pouvoir en diriger à son gré les entreprises, ou sera-t-il tenu d'en fournir les avances ? Les travaux des arts ne se font-ils pas mieux pour lui-même sans son intervention ? Quel genre d'encouragement pourrait en perfectionner les procédés, en multiplier les chefs-d'œuvre à l'égal des espérances, des libres calculs, ou même des spéculations jalouses de ceux qui les cultivent ? Très-certainement il n'est pas de son intérêt de troubler les individus dans l'exercice de leurs forces et de leur intelligence, ni de vouloir leur tracer des règles, et les faire agir selon ses vues. Pour mener à la fortune, à la considération, il faut nécessairement que leurs travaux lui soient utiles ou agréables : les avantages qu'il en retire sont la mesure de ceux qu'on peut s'en promettre.

Mais, indépendamment de ce motif, dont la validité n'est plus contestable, je dis que la puissance publique n'a pas le droit de franchir, à l'égard des membres du corps social, les bornes de la surveillance contre l'injustice, et de la protection contre la violence; et, par la même raison, ce qu'ils ont droit d'en attendre à leur tour se réduisant à la garantie de leur sûreté et de leur liberté personnelle, les seules choses qu'un être isolé ne puisse s'assurer par lui-même, elle ne peut exiger de chacun que les sacrifices nécessaires au maintien de la liberté et de la sûreté de tous. Au reste, ces sacrifices n'en méritent pas le nom, puisqu'ils sont de véritables avances publiques, destinées à consolider les droits et à protéger l'emploi des moyens que nous avons reçus de la nature. Je pourrais dire plus : car l'existence sociale tend à perfectionner, et perfectionne en effet tous les dons de cette même nature, qui semble ne nous avoir placés si loin de l'état auquel elle nous fait aspirer, que pour nous rendre les artisans de notre propre fortune, pour offrir un aliment éternel à l'insatiable activité qui nous dévore, et pour donner une extension presque indéfinie aux courts instants de la vie humaine, soit par les désirs qui la remplissent, soit par le but qu'elle peut atteindre.

Mais ceci se rapporte encore à un principe plus général. La société n'existe que par les individus : en conséquence, non-seulement elle doit exister pour eux, et consacrer, s'il le faut, à la défense de chacun, la force de tous, et les moyens qu'ils ont mis en communauté; mais elle doit surtout respecter elle-même cette existence particulière, la seule qui soit de la nature, la seule dont aucun intérêt ne puisse légitimer la violation. Elle doit la mettre religieusement à couvert des atteintes dont les passions audacieuses ou les erreurs publiques la menacent; elle doit, quand les unes ou les autres en ont altéré l'essence, la rétablir avec soin dans toute son intégrité, et lui fournir les moyens de se déployer, de s'étendre, de se multiplier, pour ainsi dire, sous toutes les formes, et dans tous les genres d'activité dont elle est susceptible. Il faut, sans doute, que les citoyens soient étroitement liés à l'intérêt national; mais ils ne peuvent l'être d'une manière durable que par leur intérêt propre. Chacun d'eux, en co-existant avec la nation, doit cependant rester dans sa sphère, et s'y mouvoir d'après les lois qu'il s'impose lui-même. Ainsi l'ordre social le plus parfait serait, si je ne me trompe, celui où le pouvoir public ne se ferait sentir aux individus que pour les maintenir réciproquement dans les limites de la justice, et dont la surveillance simple et facile, comme celle de l'intelligence universelle qui gouverne le monde, garderait presque le même caractère d'invisibilité.

Voilà des vérités également certaines sous tous les régimes, et dans tous les systèmes d'économie publique; mais elles le sont bien plus encore dans nos sociétés modernes, dont la propriété fait la base, et dont les passions que son esprit enfante deviennent le principal mobile. Les peuples chez lesquels le législateur avait fondé sur d'autres principes la durée de l'association, semblent, à l'inverse de nous, n'avoir existé que par elle et pour elle : la patrie n'était pas seulement le centre de ralliement des citoyens; c'était, en quelque sorte, la source de tout leur être, le seul point par lequel ils sentissent et goûtassent la vie. Tout devait être commun chez ces peuples; et les travaux, et les jeux, et les repas, et même les objets des affections les plus exclusives. Cette patrie, devant laquelle ils se dépouillaient de tous les droits de l'homme, leur devait, en dédommagement, une protection plus étendue, une satisfaction plus facile de leurs besoins, et des jouissances inconnues, qui devenaient d'autant plus vives, qu'étant peut-être entièrement factices, elles transportaient sans cesse l'ame hors de son assiette naturelle. C'est à quoi les lois de quelques hommes de génie avaient très-bien pourvu.

Quant à nous, il en est tout autrement. Nos institutions, et celles de nos voisins, se rapportent presque uniquement à la propriété. C'est par la propriété que nous tenons au système social : nos habitudes ont suivi la direction que ce ressort devait leur imprimer; et la fortune publique s'est fondée sur le libre développement des fortunes particulières. Il s'ensuit de là, que, parmi nous, tout ce que les individus peuvent faire par eux-mêmes ne doit être fait que par eux, et que le gouvernement ne doit prendre sur lui que les entreprises dont l'exécution leur serait entièrement impossible.

En appliquant ce principe à l'éducation, il m'a paru qu'on devait la regarder, relativement aux maîtres, comme une simple branche d'industrie, et, relativement aux élèves, comme l'essai, la culture, et le premier développement de toutes les industries en général. Sous ces deux points de vue, elle se refuse également à l'influence active et directe du pouvoir public. L'expérience et la raison prouvent d'ailleurs, que moins la société se mêle de ce qu'elle doit livrer à la liberté des spéculations, et plus elle en recueille elle-même de fruits. L'intérêt, l'émulation, la direction de l'opinion publique, le besoin, tous les jours plus impérieux, d'obtenir ses suffrages, la certitude des avantages réels qui doivent en résulter, feront plus pour l'éducation des hommes que le système de lois et de réglements le mieux combiné dans cet objet. J'ai donc établi que, suivant la rigueur des principes, le législateur ne devait d'autre éducation au peuple que celle des lois elles-mêmes et d'une administration libre et sage.

Cependant, comme, d'un autre côté, tous les

travaux utiles ont droit à des récompenses, et ceux qui peuvent le devenir, à des encouragements; comme l'ordre, la liberté, la prospérité publique, sont évidemment fondés sur les lumières; comme les besoins du peuple sont très-urgents à cet égard, et que ses habitudes ou ses préjugés exigent de vous de grandes considérations, je n'ai cru ni prudent, ni convenable de consacrer ces maximes sans les mitiger dans la pratique.

C'est là ce qui m'a conduit à considérer l'éducation, non-seulement comme un art particulier qu'il faut laisser perfectionner librement, ainsi que tous les autres, à raison de son importance ou des avantages qu'en retirent et ceux pour lesquels il s'exerce, et ceux dont il devient la profession, mais comme un art universel par son influence, qui fait la destinée des individus et des empires, et dont, par conséquent, il importe le plus de hâter les progrès. Dans cette vue, mais toujours voulant rester le plus près possible des principes ci-dessus établis, lesquels me paraissent tenir essentiellement à la nature de l'homme et de la société, je vous ai proposé de conserver encore, aux frais du public, des chaires de professeurs, des bourses, des emplacements de colléges ou d'écoles, pour en faire des primes d'encouragement, soit en faveur des hommes éclairés qui seront jugés propres à l'enseignement public, soit en faveur des jeunes élèves qui se seront distingués dans leurs différentes études. J'ai pensé qu'il était important, surtout à cette époque, de multiplier les centres de lumières, et de rapprocher ainsi l'instruction de tous les citoyens; mais j'ai cru qu'il valait mieux la faire payer, du moins en partie, immédiatement par ceux mêmes qui vont la chercher, et dans le moment où ils la recueillent, que par ceux qui n'en partagent pas directement les avantages, et sous la forme d'une imposition, qu'ils peuvent regarder comme très-iniquement répartie. J'ai cru, en outre, que le vrai moyen d'exciter l'émulation du maître et du disciple, était d'attacher la progression du salaire de l'un au perfectionnement de sa méthode; et de faire sentir journellement à l'autre la nécessité de se rendre profitables des leçons qui ne seront pas entièrement gratuites.

Quoique ce système soit fondé sur d'autres motifs que sur votre esprit général d'économie, il produirait cependant avant peu quelques diminutions de dépense, assez considérables peut-être; mais ce n'est pas de cela qu'il doit être ici question. Ces économies vous paraîtraient sans doute mesquines et méprisables, si elles n'étaient liées à des mesures utiles, grandes; et, j'ose le dire, véritablement politiques; car voilà surtout comment le législateur peut être économe; voilà aussi comment il doit être libéral, quelquefois toucher presqu'à la prodigalité.

C'est en effet, messieurs, dans les mêmes vues, et d'après les mêmes principes, que je viens vous proposer un établissement pour lequel je sollicite toute la magnificence nationale.

L'objet de cet établissement est de procurer à l'élite de la jeunesse française les moyens de terminer une éducation dont le complément exige, dans l'état actuel, le concours des circonstances les plus rares et des secours les plus étendus. Son enceinte renfermerait une immense collection des produits de la nature, des chefs-d'œuvre du génie dans les sciences ou dans les arts, des machines par lesquelles leurs découvertes se démontrent ou leurs travaux s'exécutent. Cent élèves envoyés par tous les départements, d'après des formes prescrites, y seraient entretenus aux frais de la nation, chacun pour un temps déterminé : là se trouveraient réunis, en vertu des incorruptibles suffrages de l'opinion publique, les philosophes, les gens de lettres, les savants, les artistes les plus célèbres que la France a vu naître dans son sein, ou qu'elle s'est appropriés par une généreuse adoption. Tout ce qui peut faire éclore, agrandir, développer les facultés intellectuelles, y serait enseigné par eux, dans un esprit, et d'après une méthode générale, applicable à tous les genres, et que la concentration de tant de lumières, leur influence réciproque, et le caractère même de l'institution, rendraient de jour en jour plus parfaite; ou plutôt l'enseignement de la méthode formerait la base, et serait le but le plus essentiel du *Lycée national* (car tel est le nom que je donne à cette école, dépositaire des plus riches espérances de la nation); c'est-à-dire que l'art de diriger l'entendement dans la recherche de la vérité, ou de l'appliquer aux différents objets de nos études, doit être regardé comme la partie fondamentale des vues que je me propose. Il s'agit de cultiver l'instrument universel; cet instrument dont le plus ou moins de perfection fixe la place des individus, et, par eux, celle des empires dans la scène du monde. Il s'agit de former des hommes propres à tout, qui puissent également ou discuter les lois au milieu des représentants du peuple, ou tenir les rênes de l'état, ou doter les sciences de nouvelles découvertes, ou porter dans les arts le seul génie vraiment inventif, puisque lui seul nous met sur la route des inventeurs. Il s'agit de créer ou de perfectionner, pour le secours de l'esprit, des télescopes et des leviers semblables à ceux que l'optique et la mécanique ont créés pour le secours des yeux et des mains, et de les rendre également propres à lui soumettre tous les objets sur lesquels il peut vouloir diriger son attention. L'enseignement de cet art demande une chaire particulière, et cette chaire un esprit capable de communiquer son impulsion à tous les autres professeurs; car leurs leçons, quelque diverses qu'elles paraissent, ne doivent être qu'un développement expérimental de ses principes, abstraits et généraux par leur essence; elles doivent en offrir l'application usuelle sous toutes les formes, et contribuer à les rendre plus nettes, plus ineffaçables, plus familières aux élèves, par cet exercice continuel et varié, ou même répandre sur elles toutes les nouvelles lumières dont la pratique des sciences et des arts peut les enrichir.

Pour sentir l'importance et les avantages d'un pareil établissement, il suffit d'un petit nombre de réflexions.

Les hommes reçoivent de la nature les instruments nécessaires à la satisfaction de leurs besoins. Les différents âges de l'espèce humaine produisent des caractères et des esprits qui s'adaptent sans peine aux évènements; les évènements eux-mêmes les façonnent bientôt à leur guise; et, s'il est généralement vrai que les circonstances ne manquent jamais aux hommes pris en masse, il l'est encore plus que les hommes, considérés individuellement, ne manquent jamais aux circonstances. Cette prodigalité des dons de la nature, cette sagesse surtout, qui semble en avoir calculé le genre et la proportion, se manifestent également sous toutes les latitudes et dans tous les climats de la terre. Chaque pays exige dans ses habitants certaines qualités particulières; ces qualités naissent avec eux, ou se forment rapidement par l'influence des causes physiques et par les habitudes qu'elles entraînent. On croirait que tout est prévu pour toutes les époques, pour tous les cas, pour toutes les localités particulières:

il est certain, du moins, que nulle part la perfectibilité de l'homme ne se refuse à ses besoins, et, qu'à moins que la société ne la paralyse par de perverses institutions, elle est susceptible partout, non des mêmes progrès, mais d'un accroissement qui n'y laisse rien à désirer pour celui du bonheur.

Tous les climats produisent donc des hommes, et nul climat ne les dégrade. Il suffit, pour qu'ils restent tels, c'est-à-dire pour qu'ils restent hommes, qu'un régime social absurde ne les transforme point en des animaux stupides ou féroces : il suffit, pour y donner à la nature humaine une grande existence morale, que les lois et les gouvernements tendent à lui faire sentir sa force, à l'encourager dans ses tentatives, à l'exalter par ses succès.

Mais, quoique sa perfectibilité, prise dans ce sens général, soit commune à tous les hommes, il y a des différences notables entre les habitants des diverses parties du globe. Dans chacune de ces parties, il y en a de peuple à peuple; et, sur le territoire du même empire, les provinces, les villes les plus voisines, souvent même les hameaux qui se touchent, ne se ressemblent pas. En vain sommes-nous soumis aux mêmes lois, régis par le même gouvernement; en vain parlons-nous la même langue, l'action de ces causes si puissantes ne saurait effacer entièrement le caractère que les causes physiques propres à chaque local nous impriment; et nous conservons, au milieu de tous les froissements de la société, ces traits originels et distinctifs, comme les animaux transportés dans nos ménageries, ou les plantes que l'art fait vivre dans l'exil de nos jardins.

L'Europe, que des hasards heureux ont arrachée d'assez bonne heure à la barbarie, mais que des hasards moins favorables retiennent encore dans un état de civilisation très-incomplet et très-inégal; l'Europe, qui d'ailleurs renferme dans son sein presque tous les sols et tous les climats, offre à l'observation, par l'effet de cette double circonstance, des exemples de presque tous les faits relatifs à l'homme, et, notamment, une foule de variétés dans le génie des nations dont elle est couverte. Depuis le pôle boréal jusqu'au détroit qui la sépare de l'Afrique, parcourez, dans votre pensée, la chaîne non interrompue de ces nations si différentes les unes des autres, et qui le seraient encore bien davantage, sans le commerce continuel qui les mêle, et sans les émigrations qui les confondent. Sur cette immense surface, quel séjour fortuné, quel sol favorisé du ciel arrêtera vos regards? sur quelle région, sur quel peuple la nature a-t-elle versé tous ses présents, et, s'il est permis de parler de la sorte, toutes ses préférences?

Mon intention n'est point, messieurs, de faire l'éloge du beau pays dont nous avons l'immortel honneur de rédiger les premières lois. Mais, sans sortir de mon sujet, je crois pouvoir dire qu'il n'en est point de plus fertile en grands talents dans tous les genres, en esprits flexibles et sûrs, hardis et mesurés, fermes et sagaces, propres aux sciences sévères autant, et plus peut-être, qu'aux arts d'agrément, et capables, malgré leur mobilité précieuse, d'une opiniâtreté d'attention qui paraît incompatible avec la légèreté dont on a long-temps accusé le caractère national, ou qui présage du moins que nous cesserons bientôt de mériter ce reproche, sous le régime grave que la conservation de la liberté nous commande. Nos chefs-d'œuvre multipliés ou reproduits vont porter en tous lieux les attestations vivantes du génie français. A la gloire des arts et des lettres, pour laquelle le dernier siècle et le commencement de celui-ci ne laissaient rien à désirer, s'est jointe la gloire plus durable et plus influente de la philosophie et des progrès de la raison. Notre langue, enrichie par nos poètes, agrandie par quelques hommes éloquents, assouplie par une foule d'écrivains industrieux, a contracté, dans les méditations de quelques esprits analytiques, une marche rigoureuse et une précision qui mettent enfin la vérité, pour ainsi dire, aux ordres de l'entendement humain. Devenue la langue commune des hommes cultivés de l'Europe, elle ne nous a procuré long-temps qu'une vaine primauté : maintenant, l'empire littéraire qu'elle nous conserve, et les lumières qu'elle ne cesse de répandre, agissent de concert pour assurer les salutaires effets du grand exemple dont tous les peuples opprimés nous seront redevables.

Ce n'est pas seulement à son heureux climat, aux impressions variées qui s'y recueillent par tous les sens, c'est encore à cette même langue, dont les écrits vont secouer le flambeau d'une vie nouvelle sur les campagnes les plus reculées, que la France doit sa fécondité singulière en hommes propres à tout. La grande action des langues anciennes s'exerçait par la parole; celle des langues modernes s'exerce par les livres. Les premières, vivifiées par des accents pleins de passion, par une prosodie qui se prêtait à tous les effets, et même par une sorte d'intonation musicale, dont on ne retrouve plus aucun vestige, même dans notre poésie, étaient surtout faites pour maîtriser le cœur par les sons et les images; pour mouvoir une grande multitude au gré de l'orateur qu'on suivait avidement des yeux et des oreilles; pour causer de profondes émotions ou propager l'ivresse contagieuse de l'enthousiasme. Les autres, peu susceptibles des grands mouvements de l'éloquence, sont douées, en revanche, de plus de clarté, de plus de précision; emploient des procédés plus sûrs, des formes plus méthodiques; et gagnent en véritable lumière ce qu'elles perdent en éclat de couleur, en séduction d'harmonie. Parlées, elles laissent presque toujours les auditeurs indécis et froids; écrites, elles s'emparent lentement de la raison, et gravent dans l'esprit une conviction durable.

De toutes les langues modernes, la française est celle qui mérite le plus et ces reproches et ces éloges. Si elle règne maintenant chez les peuples les plus éclairés, c'est à ses livres qu'elle le doit, à ses livres qui sont devenus les principaux instituteurs du genre humain; et malgré la vigilance et les efforts du despotisme, la France n'est point restée étrangère aux bienfaits de cette langue, perfectionnée par des sages, et qui sans doute peut un jour contribuer à les reproduire.

Heureusement organisés par la nature, et préparés aux développements d'une éducation philosophique par quelques ouvrages répandus en tous lieux, mais plus encore peut-être par la tournure que ces mêmes ouvrages ont donnée aux habitudes publiques, une foule de bons esprits existent dans les différentes parties de l'empire. Il fallait que de grands changements politiques vinssent les tirer de leur léthargie; il faut aujourd'hui que des encouragements, dispensés avec sagesse, les soutiennent dans leurs efforts, et leur fournissent les moyens d'achever leur propre culture. Il faut les mettre en état d'enrichir la patrie de grands et d'utiles travaux, en se procurant à eux-mêmes un accroissement d'existence, de bonheur, et peut-être une gloire éternelle. Quelle moisson plus riche à préparer! quelle mine plus précieuse à mettre en valeur!

que d'espérances à nourrir dans le cœur des individus! quels présents à faire à la société! Ici, comme dans une infinité d'autres cas, le législateur agit bien plus par le mouvement qu'il imprime, que par les effets directs que ses institutions produisent. Les places où le mérite peut conduire n'ont pas besoin d'être nombreuses pour éveiller l'ambition d'une multitude de concurrents : un seul les obtient, mille s'en rendent dignes : il ne suffit pas de considérer seulement les hommes qu'elles récompensent, il faut voir encore ceux qu'elles forment, dont elles sont également par là les véritables bienfaitrices, et qui deviennent eux-mêmes à leur tour un grand bienfait de la législation.

Songez, messieurs, à tous les obstacles domestiques ou sociaux qui s'opposent à l'éducation des hommes le plus faits pour honorer leur pays et leur siècle. Si, d'une part, la médiocrité de fortune, et même un état inférieur qui s'en éloigne peu, conservent à l'ame toute son énergie, alimentent les passions nobles et droites, cultivent à la fois la justesse et la sensibilité; de l'autre, l'indigence flétrit le courage, dénature la raison, soit en l'irritant contre le sort, soit en la pliant aux moyens vils que le besoin suggère, et tarit également à la longue la source des talents et celle des vertus. Combien de jeunes gens sont arrêtés tout à coup au milieu de leur carrière, par cet abattement mortel, dont les frappe la stupéfiante main de la nécessité! Combien rentrent dans la foule obscure et souffrante, faute de pouvoir continuer des travaux, dont leurs succès antérieurs garantissaient d'avance les heureux fruits! Combien restent au-dessous d'eux-mêmes, faute de moyens pour se surpasser! Ces moyens sont de plus d'un genre. Interrogez, examinez, je ne dis pas des hommes inconnus ou médiocres, mais ceux qui fixent les regards du public : en est-il un seul dont la gloire ne se ressente encore plus ou moins des vices de son éducation, surtout par rapport aux études qui la terminent; vices qui tantôt, comme je viens de le dire, dépendent du défaut de ressources pécuniaires, mais tantôt et plus souvent de l'imperfection des établissements publics pour l'instruction de la jeunesse. Car dans un pays esclave, les choses ne pouvant aller sans l'impulsion factice et continuelle du gouvernement, il s'ensuit que le gouvernement déprave tout en agissant sur les hommes dans presque tous les détails de la vie, et leur imprimant par là son propre caractère.

Or, il faut éloigner ces obstacles et remédier à ces inconvénients : il faut, je le répète, que les jeunes gens dont le premier essor annonce des talents et de l'énergie aient devant eux un encouragement digne de leur ambition, que l'espoir de ce prix qui les attend les soutienne dans les travaux par lesquels ils peuvent l'obtenir; il faut que la société qui ne doit son attention (j'insiste sur ce point) qu'aux individus qui l'ont déja servie, ou qui donnent des preuves non équivoques de leur aptitude à la servir un jour, s'empare avidement de ce précieux héritage, dont la fertilisation doit être regardée comme le plus impérieux de ses devoirs, le plus sage de ses calculs, la plus économique de ses avances. Il faut surtout que d'un centre commun où toutes les lumières seront réunies, de ce véritable sanctuaire du feu sacré, dont la garde sera commise au génie créateur et conservateur, jaillissent des étincelles propres à le répandre en tous lieux, à dissiper les ténèbres de l'ignorance, à faire pâlir les clartés mensongères du faux savoir, en un mot, à changer le cours de l'opinion publique dans sa source même, qui est l'éducation, et réformer l'ensemble des mœurs nationales par la réforme des procédés et des habitudes de l'esprit.

L'effet le plus immédiat de l'établissement que je propose, sera de donner un grand mouvement à toutes les écoles, de mettre à leur place un grand nombre d'hommes qui n'y sont pas, d'en faire éclore sur-le-champ un nombre beaucoup plus considérable, également propres, les uns à reculer les bornes des sciences, les autres à porter dans les arts l'invention qui les enrichit, presque tous à remplir honorablement les différents emplois de la société.

Cette espérance n'est point une chimère.

Pour s'en convaincre, il suffit de jeter un coup d'œil sur l'histoire des peuples, ou des siècles les plus fertiles en grands hommes, et sur l'histoire particulière de ces grands hommes eux-mêmes, surtout lorsque les circonstances qui les ont formés s'y trouvent peintes avec exactitude. Pour sentir tous les avantages qu'en peut recueillir la famille sociale, et par suite la grande famille du genre humain, l'imitatrice de tous nos efforts, ou l'héritière de tous nos succès, il suffit encore d'arrêter un instant nos regards sur les siècles de prospérité, de gloire et de vertus, dont les annales du monde nous ont conservé le tableau. Quelques esprits transcendants, et quelques ames grandes et fortes, n'y changent-ils pas la face des empires? Si telle nation s'est illustrée par une suite de victoires, c'est souvent à un seul homme qu'elle le doit : c'est sous lui qu'elle a contracté des habitudes qui sont devenues la source de ses triomphes. Le génie d'un législateur transforme une horde obscure en un peuple respectable : les méditations d'un sage créent la philosophie, et ses disciples éclairent l'univers. Chez les Grecs, on avait remarqué que s'il naissait dans une ville ou dans un territoire quelque homme extraordinaire, sa réputation lui donnait bientôt des émules, et ses leçons ou ses exemples, des successeurs. Plusieurs des anciens croyaient que tous les phénomènes du monde moral sont des espèces de germes qui tendent à croître et se développer, comme les semences de tout ce que la nature fait végéter ou vivre.

Quoi qu'il en soit de cette opinion par laquelle ils cherchaient à se rendre raison d'un fait, ce fait est certain. Il est certain d'ailleurs que la liste des hommes véritablement grands est très-bornée, même dans les époques les plus brillantes, et chez les nations les plus favorisées de la fortune. Or, les circonstances par lesquelles ils peuvent se multiplier ne sont pas inconnues : ces circonstances sont susceptibles de se reproduire par de sages institutions, où la puissance de la loi seconderait les bienfaits de la nature, et les faveurs quelquefois exclusives du hasard. Et maintenant qui nous dira combien la plus faible augmentation dans le nombre des hommes supérieurs doit amener de chances nouvelles et favorables? quel mouvement inconnu leur passage sur le théâtre du monde doit imprimer à l'émulation particulière, à l'esprit public, au perfectionnement de l'espèce humaine? Encore une fois, quelques têtes de moins, et toutes les données de l'histoire seraient entièrement changées; quelques têtes de plus, et les promesses de l'avenir deviennent incalculables.

Mais il ne s'agit pas tant ici de créer une grande quantité d'esprits de la première classe, que de répandre en tous lieux, par leur moyen, les véritables procédés philosophiques, et les habitudes du bon sens. Peu d'hommes sont capables d'embrasser tous les objets, et de se cultiver pour tous les genres : mais il n'en est point qui ne soient propres à beaucoup plus de choses qu'on ne pense. Dans l'imperfection de notre éducation présente, chacun trouve encore un rôle qui lui convient, lorsqu'il n'est pas trop contrarié par les erreurs des lois, ou par ses erreurs particulières. Dans un système fondé sur la raison, les esprits s'égaliseraient presque entièrement, non sans doute relativement à la somme de l'instruction, à la masse des idées; mais par l'effet de cette droiture et de cette justesse qui s'appliquent à tout, par l'effet de l'aptitude universelle. La grande différence d'homme à homme s'effacerait bientôt à cet égard, après avoir disparu tout à coup dans les rapports civils et politiques. L'on verrait les lumières suivre la même pente et prendre le même niveau que les richesses ou les distinctions; et ce nouveau genre d'égalité, tel du moins que le permet la nature, constaterait en grand l'opinion de l'illustre Verulam, qui, de cette hauteur où ses immortels écrits l'avaient placé si loin des autres hommes, convenait avec candeur qu'il devait tous ses succès à la méthode, à cette méthode qu'il avait créée, et dont il donnait et les premières leçons et les premiers exemples; laquelle, selon lui, pouvait combler, à peu de chose près, les intervalles qui séparent les esprits les plus distants en apparence. *Methodus ferè exæquat ingenia.*

De semblables propositions, j'en conviens, ne sont jamais vraies dans un sens absolu, et leur généralité même indique les restrictions et les exceptions qu'elles exigent. Mais dans les circonstances ordinaires, et pour l'ensemble des hommes, leur certitude est assez constante pour ne laisser aucun prétexte au découragement, et pour couvrir d'un opprobre ineffaçable les législateurs qui n'ont pas su donner à l'existence d'un peuple quelconque l'extension morale que les lois éternelles destinent à tous, presque indifféremment.

Tel est aussi le point essentiel vers lequel se dirigent mes vues dans l'établissement projeté du *Lycée national*. Destiné à compléter l'éducation d'une jeunesse choisie par l'apprentissage raisonné de ce qu'on peut appeler l'art universel, cette école encyclopédique embrasse sommairement toutes les connaissances humaines; mais c'est surtout en allumant le flambeau qui les éclaire, en donnant à l'instrument qui les crée ou les perfectionne, toute la perfection que lui-même il peut atteindre.

La chaire de méthode en sera donc la base: les autres chaires s'y rapporteront comme à leur centre commun; elles lui resteront subordonnées, comme à leur régulateur; et leurs leçons développeront par des exemples variés et pratiques ce qu'elle aura renfermé dans des maximes plus abstraites, plus générales.

L'art de raisonner ou de conduire son esprit,

n'est autre chose que l'art de bien voir, de bien entendre, de sentir juste. Relativement aux objets de première nécessité, la nature nous apprend cet art, sans que nous y songions, et, pour ainsi dire, malgré nous. Le châtiment est si près de l'erreur, que l'erreur se corrige bientôt d'elle-même. Des sensations pénibles nous avertissent que nous avons mal jugé : des sensations agréables les remplacent, quand nous parvenons à juger mieux, et ne les remplacent qu'alors.

Il est aisé de voir pourquoi nous devons multiplier les essais jusqu'à ce que nous ayons atteint ce but. Mais, pour cela, nous suivons une route déterminée, nous employons des procédés constants. L'observation nous apprend que cette route, la seule bonne, est toujours la même, que ces procédés se ressemblent dans tous les cas : c'est ce que nous appelons *la méthode de la nature;* et la logique consiste à savoir l'imiter au moyen de certaines règles qu'on se trace, ou plutôt d'après la connaissance exacte de celles que nous avons suivies presque automatiquement dans les circonstances les plus simples où nous avons raisonné juste.

Dans les circonstances plus compliquées, dans celles surtout où les faux jugements n'entraînent pas avec eux leur punition, l'erreur devient d'autant plus facile, que des passions étrangères, et le besoin d'aller promptement aux résultats, nous portent à juger avec une précipitation funeste.

Cette disposition de l'esprit, singulièrement accrue par les habitudes sociales, doit être considérée comme la principale source de ses écarts, et de tous les maux qu'ils enfantent. Le but d'une bonne éducation sera donc toujours d'en corriger les effets, de l'étouffer, s'il est possible, dans son berceau, ou de lui substituer des dispositions toutes contraires, c'est-à-dire, de nous accoutumer à mettre dans tous nos jugements la même circonspection que la nature nous fait apporter dans ceux qui paraissent son ouvrage.

Les objets au milieu desquels nous sommes placés, ou plutôt avec qui nous pouvons avoir des rapports, sont les seuls qu'il nous importe de connaître; et l'arbitre suprême de notre destinée nous a donné tout ce qu'il faut pour acquérir cette connaissance.

Tout objet que nous voulons étudier est un problême à résoudre : tout problême à résoudre n'est qu'un objet qu'il s'agit d'étudier dans chacune de ses parties, dans son ensemble, et dans ses relations avec ceux qui nous sont déja connus. Pour cela, il faut, en quelque sorte, le démontrer pièce à pièce, le remonter de la même manière, et le mettre à côté de ce qui doit lui servir de terme de comparaison. Une idée s'analyse comme un corps physique se décompose et se recompose. Nous ne sommes les maîtres d'une idée, ou même elle n'existe véritablement, qu'après cette opération; mais alors aussi quand nous venons à l'énoncer, nous savons avec exactitude ce que nous voulons dire; et si la manière dont elle est exprimée reproduit fidèlement le travail qui s'est fait dans notre esprit pour nous en rendre compte, nous ne portons dans l'esprit des autres que des images nettes et précises.

Plusieurs objets placés à côté les uns des autres se ressemblent ou diffèrent; nous les classons par leurs analogies ou leurs dissemblances : les qualités communes qui les réunissent, ou les qualités distinctives qui les séparent, nous servent également à les enchaîner dans un ordre qui soulage la mémoire, rend leur rappel plus facile, et simplifie leur étude ultérieure, ou leur emploi, soit pour de nouvelles découvertes, soit pour l'étude de nouveaux objets. Cet acte de l'intelligence s'appelle *généralisation*. Les généralités sont bonnes, quand elles n'expriment véritablement que les qualités ou les faits communs aux objets qu'elles embrassent.

La marche est absolument la même pour les idées. Les idées particulières se rallient entre elles par des rapports communs. L'énoncé de ces rapports forme ce qu'on appelle une idée générale; et lorsqu'ils sont réels et bien déterminés, elle est exacte et précise.

Un objet connu nous sert de base et de moyen pour en étudier d'autres. Par gradations successives, nous marchons des objets les plus simples ou les plus faciles à connaître jusqu'aux plus complexes, ou dont l'étude offre le plus de difficultés. Si la chaîne qui les lie ne souffre aucune interruption, s'ils s'éclairent et se démontrent l'un par l'autre, s'ils vont tous se rallier à un chef ou à quelques chefs principaux, leur ensemble forme une série de connaissances incontestables, et leurs différents points de ralliement, des résultats aussi certains, et d'une application féconde.

Nous partons d'une ou de plusieurs idées bien déterminées et bien précises, pour arriver par degrés à d'autres qui ne le sont pas encore. Le connu nous sert d'instrument pour découvrir l'inconnu, et de point de comparaison, de modèle, de preuve pour l'apprécier. De ces idées particulières, nous tirons des axiomes qui, d'abord, n'en comprennent qu'un petit nombre; mais dont la sphère s'agrandit progressivement, ou qui plutôt vont se confondre dans d'autres axiomes moins circonscrits et moins bornés; lesquels, à leur tour, se rangent sous les plus étendus et les plus généraux.

Toutes les fois que cette échelle est formée de degrés continus, sans interruption, sans lacune; toutes les fois qu'on n'admet pour évident que ce qu'on a considéré sous toutes les faces, et qu'on n'enchaîne l'un à l'autre que les objets qui se rapportent évidemment, l'on peut être sûr d'avoir suivi la véritable marche analytique, ou la méthode de la nature.

Mais les opérations de l'esprit ont besoin d'être

représentées par des signes : sa route a besoin d'être marquée par des espèces de *pierres numéraires*. Le raisonnement ne se forme qu'au moment même où ses termes sont exprimés dans une langue quelconque; et nous ne sommes certains d'avoir bien raisonné, que lorsque nous avons, par ce moyen, conservé l'empreinte de tous nos pas; c'est-à-dire, lorsque chaque membre de nos idées, et les points de contact par lesquels elles s'enchaînent, ont été signalés avec la plus sévère exactitude.

Sous un autre aspect, l'art de raisonner et l'art de parler sont donc une seule et même chose (par art de parler, il faut entendre ici celui de fixer les idées par des signes) : la nature nous en inspire les procédés, non-seulement pour communiquer avec nos semblables, mais aussi pour nous aider à discuter avec nous-mêmes, pour nous servir de guides dans tous nos jugements. C'est bien encore là sa méthode, puisque c'est très-certainement celle de la raison.

Pour connaître les procédés de l'esprit, il faut donc suivre pas à pas la formation du langage; pour les rendre plus parfaits, il faut apprendre à le perfectionner lui-même, toujours d'après les lois que la nature lui trace, et selon la direction qu'elle lui imprime. Voilà ce qui faisait dire à l'abbé de Condillac, que les langues sont des méthodes analytiques, et toutes les méthodes analytiques de véritables langues. Cette vérité fondamentale, qu'il a développée le premier dans toute son étendue, ouvre une nouvelle route à l'étude de l'entendement humain, et jette un jour singulier sur l'organisation systématique de nos connaissances.

Il résulte donc, de tout ce qui précède, que la nature nous fait suivre une certaine marche dans dans nos jugements les plus faciles à rectifier, soit par la simplicité des objets sur lesquels ils se forment, soit par leur importance, qui nous y ramène jusqu'au moment de la conviction; que cette marche est nécessairement bonne, et la seule bonne ; que de sa connaissance dépend celle des principes du raisonnement; qu'en la prenant pour modèle et pour règle, on peut le ramener de tous ses écarts, lui donner toute la rectitude dont il est susceptible, et préparer à l'esprit de l'homme des triomphes qu'on ne soupçonne même pas ; qu'enfin tout cet artifice consiste dans la juste appréciation des signes de nos idées, dans leur parfaite exactitude, dans leur enchaînement naturel, ou dans la bonne organisation du langage et dans la précision des termes.

Cela posé, l'étude de la grammaire universelle doit être inséparable de celle de la méthode universelle; et même, à proprement parler, elles ne sont qu'une seule et même étude. Aussi, messieurs, vais-je vous proposer de confier leur enseignement aux mêmes professeurs, à qui vous indiquerez par-là le point de vue sous lequel vous considérez leurs travaux, l'esprit philosophique qui doit les animer, et le but où vous les faites tendre.

Mais il ne suffit pas, pour familiariser les élèves avec la bonne méthode, de leur en donner des notions théoriques et générales, il faut encore leur en montrer l'application pratique dans l'étude des sciences et des arts; il faut leur faire voir que les objets peuvent être très-divers, mais que c'est toujours le même instrument analytique, toujours la même manière de s'en servir. Par là, non-seulement ils le connaîtront mieux, mais ils apprendront à le manier avec plus de justesse et de facilité, dans tous les cas; et, chemin faisant, ils acquerront beaucoup d'idées nouvelles, qui ne peuvent que multiplier pour eux les données et les moyens d'instruction.

Car chaque science a son genre d'idées propres, chaque art, ses procédés et son mode d'action, soit sur la nature, soit sur l'homme lui-même. Tout individu bien organisé recueille donc dans leur étude, ou dans l'examen réfléchi de leurs travaux, une foule d'impressions d'où résultent, même pour une tête médiocrement active, des combinaisons sans nombre. Outre cela, tous les arts et toutes les sciences sont liés par des rapports plus ou moins sensibles: la même chaîne les embrasse, ou plutôt ils forment séparément des chaînes particulières, entre lesquelles il s'établit de fréquentes communications, et qui vont toutes s'attacher au même anneau principal. Totalement distincts, dans un sens, ils se rapprochent singulièrement dans l'autre; certaines lois les séparent, mais certaines lois les réunissent. Ils se donnent la main, ils s'éclairent mutuellement, ils ont des vues et des principes communs.

Et c'est sous ce dernier rapport que le Lycée national, pour remplir son objet, doit être une école encyclopédique. Ce n'est pas à dire qu'il faille y créer des chaires de tout ce qui peut être enseigné, y faire soutenir des thèses de tout ce qui peut être su, *de omni scibili*, comme dans les écoles du quinzième siècle ; mais les grandes inventions de l'intelligence et de l'industrie humaine doivent s'y démontrer sommairement, et dans leurs ramifications principales.

Ces procédés analytiques du raisonnement, auxquels je crois si nécessaire de ramener l'espèce humaine, déplaisent fort, je l'avoue, aux esprits superficiels que la moindre attention fatigue, et à ces dogmatiques si tranchants, qui, jugeant de tout sans avoir réfléchi sur rien, épouvantent à chaque pas l'homme sage de leurs intrépides certitudes. Les uns et les autres pensent avoir suffisamment réfuté les vues de ce genre qui leur sont offertes, en les traitant d'idées abstraites, ou métaphysiques : mais ils ne savent pas plus la valeur des mots dont ils se servent, que l'utilité du flambeau qu'ils rejettent; et comme ses premiers effets seraient de leur apprendre à n'employer aucune expression vague, c'est précisément parce qu'il leur est tout-à-fait étranger, qu'ils en parlent, comme de tout le reste, sans savoir ce qu'ils disent, ou même ce qu'ils veulent dire.

A proprement parler, la métaphysique est le seul guide de l'homme : sans elle, il n'éprouverait que des sensations isolées; il ne les comparerait jamais; il ne tirerait aucun résultat de leur comparaison. La métaphysique de Locke, d'Helvétius, de Bonnet, de Condillac, n'est que l'art de juger, dont la nature nous enseigne elle-même les éléments. Toutes les fois que nous comparons et concluons, nous faisons de la métaphysique: nous en faisons lorsque, de plusieurs faits épars, nous composons des notions générales; que de certaines observations individuelles, nous tirons des règles ou des principes : c'est de la métaphysique que l'art de cultiver un champ, d'élever un troupeau, de construire une chaumière, en un mot, de pourvoir au moindre de nos besoins, et c'est d'elle seule que le genre humain peut attendre l'agrandissement de son existence, sa perfection et son bonheur.

Vous ne l'ignorez pas, messieurs, vous dont les grands travaux ont été préparés par cette méthode créatrice ; vous qui faites recueillir au peuple français le fruit des lumières qu'elle a répandues; vous qui, tant de fois, avez pu remarquer, par des exemples frappants et pris dans vos délibérations mêmes, quelle marche ferme et sûre elle donne aux esprits qui savent se la rendre familière, comme, tour à tour, elle prête des ailes au génie pour s'élancer sur des mers inconnues, ou le fixe au rivage, telle qu'une ancre immobile et conservatrice; comme, au contraire, son oubli porte le désordre, la confusion, le vague, l'inconséquence, dans les discours les plus étudiés d'ailleurs; comme en nourrissant ce torrent de paroles, dont la facilité d'improviser inonde les assemblées délibérantes, il ne devient pas moins l'opprobre de l'éloquence, que le fléau de la raison.

D'autres personnes, partant de ce point que l'art de raisonner réduit à ses termes les plus simples ne fournit que des procédés dont la nature, sans aucun maître, leur a souvent inspiré l'usage, se récrient sur la puérile précaution d'enseigner à grands frais aux hommes ce qu'ils font sans peine et d'eux-mêmes, et de mettre tant d'appareil à cette méthode philosophique, qui n'est, au fond, que du bon sens. Quoi, disent-elles d'un air dédaigneux, n'est-ce donc que cela? Non vraiment: c'est du bon sens, et voilà tout. Mais que pourrait-il y avoir de plus dans une bonne direction de votre esprit? On se borne, j'en conviens, à vous montrer ce que vous avez fait, d'instinct, quand vous avez raisonné juste; mais on vous donne aussi les moyens d'éviter ce que vous avez fait plus d'une fois, sans doute, quand vous avez raisonné faux. Il ne vous suffit pas d'avoir jugé sainement de quelques objets, il faut apprendre à juger ainsi de tout : il faut vous tracer des règles pour atteindre sans cesse le degré de certitude que chaque matière comporte : il faut vous habituer à parcourir, le fil en main, les labyrinthes les plus embarrassés, pour en arracher de vive force, au grand jour, les fantômes monstrueux qui les peuplent ; c'est-à-dire, les erreurs qui s'y cachent, et qui, du fond de ces repaires, travaillent les imaginations.

Si cet art est si facile, pourquoi les fruits en sont-ils si rares ? Toutes les fois que l'homme embrasse des chimères, n'est-ce pas pour avoir dédaigné ce guide ? n'est-ce pas du moins pour l'avoir méconnu ? Or, qui pourrait entreprendre de nier les écarts absurdes, les préjugés ridicules, les déplorables folies où les esprits, même les plus sages, sont tombés dans tous les temps, et tombent encore chaque jour ? Ah ! pour trouver amplement de quoi gémir sur cette disproportion qui paraît exister entre l'exercice de nos facultés rationnelles et celui de nos autres facultés actives, on n'a pas besoin d'aller chercher les exemples loin de soi !

Un lycée, tel que je le projette, ne peut être exécuté que dans une grande ville. Là seulement se trouvent rassemblés tous les instruments et tous les objets de nos études : de riches bibliothèques, des collections de ce que la nature offre de plus curieux, et de ce que l'art a créé de plus

extraordinaire, de plus grand ou de plus utile;
à côté des excès effrénés du luxe, et comme pour
en expier le délire, une foule de précieux monuments des arts ; des théâtres perfectionnés par
le génie de quelques poètes sublimes, et par le
goût d'un public éclairé; la réunion des philosophes, des savants, des littérateurs, des artistes
les plus célèbres, qui sont venus eux-mêmes y
chercher tous les éléments de leur instruction,
et dans le commerce desquels l'on puise un grand
nombre d'idées et de connaissances, que la lecture seule des livres ne donne jamais.

Indépendamment de ces secours, dont il serait
très-superflu de vouloir faire remarquer l'importance, c'est dans les grandes villes que le concours de tous les peuples nous présente l'homme
sous toutes ses formes extérieures ; que le conflit
de tous les préjugés les détruit ou les mitige les
uns par les autres, et les force à se transformer
en une raison universelle; que la lutte de tous
les intérêts, de toutes les passions, développe
tous les talents, dévoile, dans le cœur humain,
de nouveaux replis, dont l'étude est indispensable
à quiconque veut le bien connaître, et suggère
de nouvelles combinaisons au moraliste qui le
peint, au penseur qui le calcule, à l'orateur, au
poète, à l'artiste qui cherche à l'émouvoir, ou
veut en reproduire les émotions, au législateur
qui doit en épier, en diriger les penchants, en
respecter les besoins, et fonder sur cette base le

système des lois et l'organisation des forces qui les maintiennent en activité.

C'est dans les grandes villes, qu'avec l'élite des étrangers, arrivent de toutes parts les richesses du commerce, de l'industrie, des lumières; que, depuis la misère la plus délaissée, jusqu'aux fortunes les plus choquantes, l'on peut observer tous les états et toutes les scènes de la vie; qu'enfin, s'il est permis de le dire, la corruption même, résultat nécessaire de ces circonstances réunies, fournit, au sage qui médite sur la nature de l'homme et sur l'art social, des observations et des vues utiles au bonheur de l'humanité. Sans les villes, les relations de peuple à peuple eussent été nulles; celles d'homme à homme, très-bornées. Sans les villes, l'espèce entière fût restée dans l'ignorance, dans l'abjection, dans la servitude; et son existence serait à jamais la proie de l'audace et du charlatanisme.

Laissons donc les moralistes superficiels insister, avec une complaisance pédantesque, sur la dépravation des grandes villes; et, s'il faut convenir qu'elles entraînent en effet avec elles certains inconvénients, osons dire, sans détour, que les lumières dont elles sont le foyer, et l'esprit de liberté qui s'y fomente, les absolvent dignement aux yeux du vrai philosophe, et qu'ils les ont déja bien acquittées avec les champs et les hameaux.

Parmi celles à qui je pourrais, au nom du

genre humain, payer un juste tribut d'éloge et de reconnaissance, ne me serait-il pas permis du moins de citer Paris? Paris, célèbre depuis tant de siècles par les mœurs aimables et hospitalières de ses habitants; Paris, qui, dans les chaînes du despotisme, conservait une indépendance d'esprit, que les tyrans étaient forcés de respecter; qui, par le règne des lettres et des arts, a préparé celui de la philosophie, et, par la philosophie, tous les triomphes de la morale publique; Paris, qui, après en avoir créé les principes, après avoir enseigné aux campagnes et leurs véritables besoins, et leurs droits impérissables, s'est armé le premier pour sceller de son sang le signal qu'il donnait à l'empire; Paris enfin, qui, depuis le commencement de cette révolution, déterminée par son courage, offre à l'Europe attentive le spectacle des plus persévérants et des plus généreux sacrifices. Eh bien! messieurs, cette ville, d'où sont parties tant de lumières, mérite d'en être toujours le foyer. Elle le mérite, non-seulement parce qu'elle leur a donné naissance, mais aussi parce qu'elle réunit dans son sein toutes les circonstances qui peuvent les accroître; parce qu'aux motifs de la gratitude que lui doit le peuple français, se joignent ceux de l'utilité publique, et de la perfection même de toute grande école, commune et nationale. La nation n'a pas reçu de Paris tous les services qu'il peut lui rendre : c'est en lui fournissant les moyens de la servir encore, qu'elle peut les reconnaître dignement.

Permettez-moi, messieurs, de rappeler ici l'une de vos maximes les plus invariables, et de l'appliquer au sujet dont j'ai l'honneur de vous entretenir. Vous regardez, et vous vous prescrivez comme un grand devoir de maitenir l'intégrité de l'empire, de multiplier les liens qui la garantissent, d'enchaîner les quatre-vingt-trois fragments au centre commun, par toute sorte de relations politiques. Le Lycée peut donner une nouvelle énergie à cette force centrale, qui les retient dans l'harmonie et dans l'unité. La noble émulation de tous les départements n'en sera pas le seul moyen : ils regarderont, sans doute, le droit d'envoyer à l'école de la nation leurs sujets distingués comme un droit précieux ; ils mettront dans le choix beaucoup de scrupule ; ils tourneront souvent les yeux vers elle, comme vers une source publique d'instruction. Mais ce n'est pas tout. Revenus dans leurs foyers, les jeunes élèves, c'est-à-dire l'élite des citoyens, y porteront des habitudes uniformes, des principes homogènes, des goûts peu dissemblables, l'esprit de la vraie fraternité sociale, fondée sur les grands principes qui la motivent, et cet établissement deviendra bientôt un puissant ressort politique.

Mais je me hâte de terminer ces observations préliminaires. Entraîné par mon sujet, je sens que j'abuse de votre attention ; et, sans la grandeur des objets que je viens de parcourir, je ne me pardonnerais pas l'étendue de ce discours.

J'ajoute seulement deux courtes réflexions. La première, c'est que le Lycée national n'est aucunement, comme je l'ai déja dit, contraire à mes principes généraux, touchant l'éducation gratuite, puisque les chaires des professeurs et les places des élèves n'y seront que des récompenses ou des encouragements mérités ; la seconde, qu'en fondant cent places pour les élèves, il s'en trouvera d'abord une pour chaque département, et, de plus, dix-sept à distribuer, chaque fois, entre ceux qui auront fourni les meilleurs sujets dans les élections précédentes : ce qui deviendra, pour la jeunesse, un nouveau principe d'émulation, et, pour les départements, un nouveau motif d'intégrité dans leurs choix.

Voici, messieurs, le décret que je vous propose.

On reprochera, peut-être, à quelques articles d'exposer trop en détail les motifs qui les dictent, et le but vers lequel ils se dirigent ; mais, si je ne me trompe, c'est ici l'un de ces cas particuliers, où le législateur doit faire lui-même le commentaire de la loi.

PROJET DE DÉCRET.

L'Assemblée nationale, considérant combien il importe de donner à l'éducation publique une grande activité; à la jeunesse studieuse des encouragements et des moyens d'instruction; à tous les départements la facilité de recueillir, par des sujets de leurs choix, et de faire répandre, jusque dans le sein des campagnes, les vérités utiles, et surtout l'esprit philosophique dont elles sont l'ouvrage; aux hommes les plus célèbres du siècle dans les sciences, dans les lettres, et dans les arts, un asyle honorable, un point de ralliement, où leurs lumières, accrues par cette réunion, et dirigées à la fois vers le même but, se transforment en propriété commune, entre les mains d'élèves choisis, dignes de tenir un jour eux-mêmes le flambeau sacré du savoir, et de lui donner plus d'éclat,

Décrète ce qui suit :

ARTICLE PREMIER.

Dans la ville de Paris, que toutes les circonstances appellent à rester toujours la patrie des talents et le théâtre de leurs progrès, il sera formé, sous le nom de *Lycée national*, une école encyclopédique, destinée à perfectionner l'éducation de cent jeunes hommes, choisis dans toutes les fractions de l'empire, et, par eux, l'esprit public, qui seul peut conserver aux lois toute leur puissance. Les professeurs et les élèves seront également entretenus aux frais de la nation.

II.

Le département et la municipalité de Paris seront chargés d'assigner, pour cet établissement, un local et des bâtiments convenables. Les bâtiments devront être propres à loger, avec décence, les cent élèves énoncés ci-dessus, et les professeurs qui le seront ci-après. Il faudra, de plus, qu'ils puissent fournir un nombre suffisant de vastes salles, soit pour l'enseignement, soit pour contenir la bibliothèque et les autres collections d'objets d'études, d'instruments des sciences, ou de modèles des arts.

III.

Les cent élèves seront envoyés, d'abord, un par chaque département; les dix-sept autres, par autant de départements, tirés au sort la première fois, et, dans la suite, par les dix-sept qui auront envoyé les meilleurs sujets à l'élection précédente.

Les élèves seront logés dans le Lycée même, et recevront une pension annuelle, chacun, de douze cents livres, tant pour l'ameublement que pour la table et l'entretien. Ils ne pourront être admis dans le Lycée avant l'âge de vingt ans, ni passé celui de trente.

La durée du séjour qu'ils y feront sera de trois ans. Les départements qui auront envoyé les dix-sept sujets les plus distingués du cours, et qui, par conséquent, auront le droit, au bout du terme, d'en envoyer chacun deux nouveaux, pourront autoriser les anciens à recommencer leur triennalité.

IV.

Les élèves seront choisis par les électeurs des départements, à la pluralité absolue des suffrages, sur une liste d'éligibles fournie par les communes.

V.

Les élèves pourront assister de droit aux leçons de tous les professeurs; mais il leur sera libre de choisir les études qui leur conviendront le mieux. Ils seront maîtres de les restreindre, autant qu'ils le jugeront convenable, au degré de force ou au genre de leur esprit; et l'on ne se servira jamais, à leur égard, d'autre mobile que de l'émulation.

VI.

Les premiers professeurs du Lycée seront choisis par six commissaires de l'Assemblée nationale, six du département, et six de la municipalité, lesquels s'adjoindront un certain nombre de gens de lettres, de savants et d'artistes. Les aspirants aux chaires s'inscriront ou se feront inscrire dans le lieu qui leur sera désigné par des avertissements publics; et c'est sur cette liste que les électeurs choisiront les sujets qui leur paraîtront les plus dignes. Dans la suite, le Lycée en corps fera ce choix, lorsqu'il s'agira de remplacer quelques professeurs.

VII.

Chaque professeur sera logé convenablement dans le Lycée, et recevra des appointements annuels de quatre mille livres, tant pour son ameublement que pour sa table et son entretien.

VIII.

La première chaire sera celle de méthode ou de l'art de diriger l'esprit dans tous les objets de nos études. Le professeur, ou les professeurs, à qui cette chaire sera confiée, enseigneront les procédés du raisonnement et le mécanisme du langage, ou la grammaire universelle, qu'on peut en regarder, à la fois, comme le principal instrument, et comme le premier modèle.

La seconde, sera celle d'économie publique et de morale.

La troisième, sera celle d'histoire universelle,

dont l'objet principal doit être la peinture des mœurs et des gouvernements de tous les peuples de la terre.

Ces trois chaires auront chacune deux professeurs.

Celles des sciences exactes et des sciences naturelles se réduiront aux suivantes :

> Une de géométrie et d'algèbre;
> Une de mécanique et d'hydraulique;
> Une de physique générale;
> Une d'histoire naturelle, dont les leçons embrasseront le tableau des trois règnes;
> Une de chimie, où se fera leur analyse;
> Une de physique expérimentale;
> Une de physiologie, ou de physique animale.

Les professeurs de ces trois dernières chaires auront chacun un adjoint; les deux premiers, pour les opérations qu'exigent les expériences, le dernier, pour le manuel des démonstrations anatomiques. Ces trois adjoints auront chacun douze cents livres d'appointements, et un logement dans le Lycée. Ils seront choisis par le professeur auquel ils seront attachés.

Les chaires de langues seront,
1° Trois de langues anciennes :

> Une d'hébreu et de ses dialectes;

Une de grec ;
Une de latin.

2° Trois de langues orientales :

Une de turc ;
Une d'arabe ;
Une de persan.

3° Quatre de langues d'Europe :

Une d'Italien ;
Une d'espagnol ;
Une d'anglais ;
Une d'allemand.

Les professeurs de toutes ces langues ne se contenteront pas d'en enseigner les mots et la grammaire ; ils mettront aussi dans les mains de leurs élèves les meilleurs ouvrages qu'elles ont produits, et ils s'en serviront comme du moyen le plus sûr de donner à leurs leçons de l'intérêt et du succès.

Il y aura deux chaires de littérature :

Une d'éloquence,
Et une de poésie.

Les professeurs de ces deux chaires développeront les procédés de l'art d'écrire. Leurs leçons offriront l'analyse raisonnée des chefs-d'œuvre de toutes les langues et de toutes les époques, desquels tous les passages les plus remarquables seront récités, avec un commentaire digne des modèles qui les auront fourni; et ces riches exemples, non-seulement viendront animer l'aridité des préceptes, mais aussi feront passer dans l'ame des auditeurs le sentiment et l'enthousiasme dont ils sont l'ouvrage.

Les chaires des arts seront au nombre de quatre; savoir :

>Une de peinture;
>Une de sculpture;
>Une d'architecture;
>Une de musique.

Les professeurs de ces quatre chaires s'attacheront surtout à la démonstration des principes généraux, ou de la métaphysique des arts qu'ils seront chargés d'enseigner.

Ceux de peinture et de sculpture donneront leurs leçons en présence même des chefs-d'œuvre dont elles doivent expliquer les secrets, et faire sentir les beautés sublimes.

Celui d'architecture, en exposant les règles de cet art, fera connaître les grands monuments anciens et modernes. Il comparera l'esprit et le goût des différents siècles. Il fixera les idées du beau, dans un genre dont les procédés et les effets ne paraissent pas tenir immédiatement à des sensations bien prononcées ou bien distinctes. Il expliquera les différents systèmes de fortification, et la pratique des ponts et chaussées.

Le professeur de musique en démontrera la formation, comme le professeur de méthode celle du langage. Il partira des lois physiques et des affections sensitives sur lesquelles cet art est fondé. Il le fera naître et se développer suivant d'autres lois, aussi simples en elles-mêmes qu'admirables par leurs produits. Il rendra compte de la manière dont on est parvenu à reproduire par des signes les sens modulés et harmoniques. Il indiquera ce qu'il y a d'étonnant et ce qu'il y a de vicieux dans cette écriture. Enfin, il enseignera la composition, ou plutôt la métaphysique en grand, d'un art trop dédaigné de nos jours, mais dont les anciens avaient senti l'importance, et qui jette des clartés nouvelles sur l'étude morale de l'homme.

IX.

Quand tous ces professeurs seront nommés, ils se rassembleront pour régler leur police intérieure. Le plan qui sera rédigé par eux, n'aura d'effet qu'après avoir été approuvé par l'Assemblée nationale, sur l'avis de son comité d'éducation. Il ne s'y fera de changement, à l'avenir, que d'après des délibérations du Lycée en corps.

X.

Les professeurs pourront admettre à leurs leçons toute sorte d'auditeurs, autres que les élèves du Lycée, et recevoir pour cela telle rétribution qu'il leur plaira d'exiger.

XI.

Les professeurs qui se retireront au bout de dix ans recevront la moitié de leur traitement en pension de retraite : la retraite de ceux qui se retireront après vingt ans révolus sera de la totalité de leur traitement. Ceux qui, pour cas d'infirmité, se retireront avant l'une ou l'autre de ces époques, recevront une pension qui sera fixée par le corps législatif, sur la demande du département et de la municipalité de Paris.

XII.

L'Assemblée charge le département et la municipalité de Paris de former sur-le-champ, dans le local du Lycée, une bibliothèque, un cabinet d'histoire naturelle, un laboratoire de chimie, un cabinet de physique expérimentale, une collection de machines et d'instruments des arts, un musée ou choix des chefs-d'œuvre de peinture, de sculpture, de gravure, et de modèles d'architecture. Les bibliothèques nationales, le cabinet du jardin des plantes, les statues, les tableaux ou gravures recueillis par l'ancien gouvernements, et autres objets de ce genre, appartenant à la nation, seront, de préférence, employés à cet effet. Les corps administratifs de Paris présenteront, dans trois semaines, au plus tard, à dater de ce jour, un plan pour l'exécution de toutes les parties du présent décret, qui les concernent; et le comité d'éducation auquel ce plan sera d'abord soumis, en rendra compte huit jours après à l'Assemblée nationale.

XIII.

Il y aura un garde de la bibliothèque, un du cabinet d'histoire naturelle et du laboratoire de chimie, un du cabinet de physique et de celui des machines et instruments, un du musée, ou des chefs-d'œuvre des arts. Il y aura de plus un concierge ou *garde général*. Le choix de tous ces sujets se fera de la même manière que celui des professeurs, c'est-à-dire, la première fois, par la commission électorale, désignée art. VI du présent décret, et, dans la suite, par le Lycée en corps.

XIV.

Le Lycée sera composé des professeurs, des élèves, des cinq gardes énoncés dans l'article ci-dessus, et des adjoints, lesquels auront le droit d'assister et de concourir aux délibérations.

XV.

Dans toutes les délibérations, les professeurs et les cinq gardes auront chacun deux voix; les élèves et les adjoints n'en auront qu'une.

XVI.

Les serviteurs quelconques, nécessaires au service public du Lycée national, seront alloués par les corps administratifs, sur les demandes des professeurs, lors de la rédaction du réglement de police, ou sur celle du Lycée en corps, aussi-tôt qu'il se trouvera formé.

L'objet et l'utilité de la plupart des chaires que je propose s'expliquent par la nature même des connaissances, dont elles sont destinées à répandre le goût et rendre l'enseignement plus parfait. Les motifs qui leur assignent une place dans le Lycée sont évidents et palpables. J'en ai dit assez sur la chaire de méthode; la plus légère réflexion suffit pour montrer son importance, et l'application presque indéfinie de l'art qui doit s'y trouver réduit en principes. La chaire d'économie publique et de morale n'a pas besoin d'apologie dans un moment où la renaissance de la liberté ramène tous les citoyens à l'étude de l'organisation sociale, et où de bonnes lois rétablissent l'ordre dans les relations politiques et civiles, et préparent, par toutes les habitudes nationales, la régénération de la morale privée.

L'on a beaucoup trop attendu de l'histoire. L'instruction véritable qu'on en retire est plus bornée qu'on ne pense. Indépendamment des fables qui la défigurent, du mauvais esprit dans lequel elle est écrite, de la monotonie des faits généraux qu'elle raconte, on y profite bien peu dans la seule connaissance qui pût lui donner un grand intérêt, celle de l'homme et des sociétés.

Cependant les révolutions du globe, et des différents peuples qui le couvrent, la peinture des gouvernements, des religions, des mœurs, des sciences, des arts, des penchants que les climats impriment, de ceux que les lois modifient; en un mot, la peinture du genre humain, dans tous les états physiques et sociaux, dans toutes les époques de la civilisation, dans tous les degrés d'ignorance et de lumières, sera toujours digne de la curiosité des savants, de l'examen des philosophes, de l'attention des citoyens courageux qui se vouent aux affaires publiques.

D'ailleurs, l'histoire peut être considérée sous des points de vue absolument neufs. Le génie en tirera sans doute encore de grandes leçons; et, ne fût-ce que pour éterniser quelques scènes dont le souvenir seul enflamme l'imagination, élève l'ame, inspire tous les nobles sentiments, et montre à quelle sublime hauteur l'humanité peut atteindre, les annales du monde devraient faire partie de la science.

Une chaire d'histoire entre donc nécessairement dans tout projet d'école encyclopédique : elle en est une partie essentielle. Au reste, l'on peut assurer que son utilité véritable étant plutôt exagérée que méconnue, l'opinion l'adopte, et la sanctionne d'avance avec empressement.

Dans mon plan général d'enseignement public, j'ai déja parlé des services que les sciences naturelles ont rendus à la raison. Vous savez, messieurs, qu'elles en rendent journèllement aux arts, enrichis par elles de nouveaux matériaux ou de procédés ingénieux; vous savez qu'elles embellissent la vie d'une foule de jouissances, fruits de leurs découvertes.

Les sciences exactes sont, pour ainsi dire, la mesure, le poids et la règle de toutes les autres. Elles portent la précision partout où leurs calculs sont admissibles. Leurs formules accélèrent des opérations difficiles et lentes; elles rendent exécutables plusieurs qui ne le seraient pas. Enfin, ces sciences habituent l'esprit à la méthode, et le raisonnement à l'exactitude. Elles n'apprennent pas à raisonner sur les objets auxquels leur langue est étrangère; elles ne font pas des esprits justes dans le sens général et rigoureux qu'il faut donner à ce mot: mais elles cultivent la justesse dans des matières qui la rendent sensibles; elles en font, en quelque sorte, un besoin, qui se manifeste dans l'étude de toutes les autres. C'est encore une chose reconnue.

Qui peut ignorer les obligations que nous avons aux langues anciennes? Ne sait-on pas que c'est par elles, ou par les écrits dont les beautés les font survivre à tant de révolutions, que nos jargons d'Europe sont devenus eux-mêmes des langues? Ne sait-on pas qu'elles nous ont fourni nos premiers modèles de poésie, d'éloquence, de philosophie, de politique, et que nous leur devons les premières idées, ou, si l'on veut, les premiers sentiments de liberté? Ces écrits ne sont-ils pas encore la base de nos collections classiques? Et quoique nous n'y cherchions plus des guides dans les sciences, ou des maîtres pour la recherche de la vérité, nous les admirons encore dans la morale; ils nous enthousiasment, ils nous émeuvent, ils nous passionnent.

L'utilité des langues modernes doit être considérée sous deux rapports très-divers, mais très-étendus l'un et l'autre. Le premier embrasse tout ce qu'elles ont de relatif à l'étude même de l'entendement humain, et des modifications que ses procédés ou leurs signes éprouvent de la part des circonstances locales et politiques. Sous ce rapport, les langues modernes entrent dans les éléments de la véritable métaphysique, mais uniquement comme les langues anciennes, dont elles ne diffèrent point en cela. Le second rapport est fondé sur les connaissances qui se puisent dans leurs écrits, sur les relations commerciales dont elles peuvent devenir le moyen, sur les voyages savants ou diplomatiques qu'on ne saurait entreprendre sans leur secours, sur les échanges de lumières et de richesses qui doivent en résulter : c'est le côté par lequel l'étude des langues vivantes est de l'application pratique la plus vaste, de l'utilité la plus immédiate et la plus sensible.

Je crois également superflu de montrer combien la culture de l'éloquence importe dans un pays où les formes populaires vont exiger de tous les citoyens l'habitude de la parole, et de presque tous les fonctionnaires publics le talent de mettre les passions humaines aux ordres de la raison. L'éloquence n'a pas toujours besoin de convaincre, pour produire de grands mouvements; et lorsqu'elle porte avec elle la conviction, ses effets sont incalculables : elle peut changer, pour ainsi dire, en un clin d'œil l'état du monde moral. Mais il faut la considérer encore sous d'autres faces. Quand on se sert de ce nom pour désigner ou la malheureuse facilité de trouver des paroles, ou l'emploi banal de certaines formules qui se prêtent à tout, ou le retour symétrique de ces phrases qui retentissent éternellement aux oreilles, et dont l'arrondissement harmonieux couvre le désordre et l'impuissance du raisonnement, ne fait-on pas alors un étrange abus des mots? La véritable éloquence est sans doute beaucoup moins (les grands modèles en sont la preuve) dans le choix industrieux des termes, et dans la cadence soignée des périodes, que dans l'enchaînement naturel, ou la bonne déduction des idées, dans la vérité des mouvements, dans la justesse de l'expression, qui, s'identifiant avec la pensée, doit en devenir comme inséparable, et ne faire que donner une apparence sensible à sa véritable forme intellectuelle. A cet égard, l'art oratoire rentre dans l'art de raisonner : il devient l'organe de la vérité, l'instrument de la sagesse; et ces nobles fonctions lui prêtent une dignité qu'il n'avait pas de lui-même.

Voilà, dis-je, ce que tout le monde sait, ou ce que personne ne conteste.

Mais il n'en est pas de même des arts de pur agrément. Leurs connexions avec le système entier des sciences sont beaucoup moins sensibles: leur influence sur le progrès des lumières et sur la prospérité publique est encore loin d'être généralement sentie. Malgré ce que j'en ai dit en passant, dans mon plan général, et ce que j'ai cru devoir ajouter dans le projet de loi que vous venez d'entendre, on peut être étonné du rôle que je leur attribue. Ma réponse serait cependant très-facile.

Les travaux de l'esprit doivent suivre un certain ordre, pour être portés au degré de perfection où nous pouvons les conduire. Pour arriver au dernier terme, il faut avoir fait le premier pas : pour exécuter un ouvrage, il faut en avoir d'abord trouvé les instruments. Si l'on n'avait pas suivi la marche de la nature, c'est-à-dire, si la première étude des hommes n'avait pas été celle des sensations; si l'art de les multiplier, de les varier, n'avait pas conduit à l'art de les retracer de toutes les manières et sous tous les aspects, de créer d'abord des signes qui rendent, en quelque sorte, plus vivantes les pensées du cœur, ou de l'imagination; jamais l'on n'aurait appris à poursuivre et saisir, par la méthode perfectionnée, les pensées, pour ainsi dire, moins corporelles du raisonnement: la nature voulait que l'homme commençât par sentir, et par s'occuper directement de ce qu'il avait senti. Ces premières images, étant les plus distinctes, étaient les plus faciles à retracer, les plus susceptibles de se revêtir de formes animées et correctes, les plus propres, en un mot, à façonner le langage, ce grand instrument de l'esprit humain.

Les arts d'agrément, qui sont la langue du sentiment et de l'imagination, devaient donc naître avant les sciences et la philosophie. La poésie surtout qui, peut-être, a seule formé toutes les langues, devait préparer le règne de la raison; et quiconque eût voulu tracer un ordre différent à leurs essais graduels, aurait montré sans doute une profonde ignorance de l'homme.

Mais ce n'est pas tout. Il ne suffit pas que les arts aient été cultivés une fois, pour assurer les triomphes de la philosophie qui leur succède. Quand des objets qui font partie d'un tout se trouvent réunis, on ne les sépare plus impunément: enchaînés l'un à l'autre par des liens qui deviennent de jour en jour plus visibles, ils se prêtent des secours mutuels, ils s'éclairent d'une lumière réciproque, ils ne se perfectionnent rapidement que par des efforts simultanés. Or, il est certain qu'aucun fragment des connaissances humaines n'est étranger à l'ensemble; que chacun d'eux est comme un chiffre de plus, qu'on ajoute à des résultats arithmétiques; que tout homme, pour s'instruire véritablement, doit, autant qu'il est possible, suivre en abrégé dans ses études la même marche que le genre humain; et que les objets qui tiennent immédiatement aux premières impressions seront à jamais une mine intarissable de nouveaux trésors.

Chaque science ajoute à la masse de nos idées, parce que chaque science repose sur des faits qui lui sont propres. De la comparaison de ces faits, ou de leur ordonnation systématique, résultent des idées générales qui s'appellent *principes*. De la comparaison de ces principes avec ceux des autres sciences, résultent des idées plus générales encore, qui non-seulement servent à ranger, sous un petit nombre de chefs communs, tous les travaux de l'entendement humain, mais qui, transportés avec précaution d'un objet à l'autre, deviennent la source d'un grand nombre de combinaisons inconnues. L'esprit se cultive en s'appliquant à des sujets de genres divers; ses facultés acquièrent de la souplesse, de l'agilité, de la rectitude; ses procédés, de la correction; et la méthode, par cet exercice constant et varié, s'agrandit, se simplifie et se transforme en habitude. D'ailleurs, dans cette succession de tableaux qui passent devant lui, l'esprit recueille beaucoup d'impressions nouvelles, qui sont autant de matériaux pour la recherche de nouveaux rapports. Ses collections s'augmentent: la nature s'offre à lui sous mille faces ; il s'accoutume à la considérer en grand, dans toutes les relations qu'elles peuvent avoir entre elles ; en un mot, il s'étend et s'enrichit.

Ces avantages sont communs à l'étude des sciences et à celle des arts. Mais les arts ont encore un autre moyen puissant d'influer sur l'éducation de l'homme. Chacun d'eux, fondé sur les sensations agréables qu'il peut produire, fournit par ces sensations mêmes les éléments d'une classe précieuse d'idées. De là naissent les jouissances les plus douces, les plus propres à resserrer les liens sociaux ; par là se développent plusieurs sentiments affectueux du cœur humain, et ces élans passionnés de l'ame que le législateur doit exciter avec soin, comme un instrument de bonheur, et comme le principe des grandes choses. Mais de ces émotions que les arts portent jusqu'au fond du cœur, de l'espèce de culture qu'ils donnent à la sensibilité, de cette observation plus délicate et plus active à laquelle ils nous habituent, résulte un nouvel accroissement de perfection dans l'être intellectuel. L'homme ne jouit de toute son existence que lorsqu'il reçoit toutes les sensations qui peuvent déployer ses facultés ; il n'est complet que lorsqu'il existe dans tous les points qui l'unissent à la nature et à ses semblables, c'est-à-dire, lorsqu'il sent tout ce qui peut augmenter ses connaissances, et connaît tout ce qui peut augmenter son bien-être. Or ses affections et ses notions quelconques, en prenant ces deux mots dans leur sens le plus général, sont étroitement liées les unes aux autres ; elles forment un système indivisible : rien n'est plus certain.

Ce n'est donc pas sans des motifs puissants et raisonnés, que faisant entrer les beaux-arts dans toute bonne éducation publique, je leur donne une place importante dans le projet du Lycée national.

Je me proposais de revenir sur les effets moraux et politiques de ce grand établissement, lesquels, je l'avoue, se présentent à moi dans le lointain, comme un des legs les plus précieux que nous puissions faire aux races futures : mais je me reproche même les détails que je crois ne pouvoir éviter, et j'évite tous ceux qui ne me paraissent pas indispensables.

Permettez-moi seulement, messieurs, de vous faire entrevoir d'avance, au milieu du progrès inévitable des lumières et de l'esprit public, au milieu de cette foule d'hommes que le Lycée peut faire éclore, presqu'en un moment, pour la gloire et la prospérité de leur patrie, une jeunesse avide de s'instruire, accourant sans cesse dans ces murs, de toutes les parties du monde ; les préjugés des différents peuples se détruisant par dégrés dans ce commerce studieux ; leurs liens se resserrant par le zèle et la recherche de la vérité ; tous les talents, tous les travaux, toutes les découvertes, les richesses de la nature, celles du génie, celles même du luxe, venant des climats les plus éloignés, par toutes les portes de l'empire, se réunir dans la ville de Paris; cette ville généreuse acquérant une splendeur qu'elle n'eut jamais, devenant la reine de l'univers par l'opinion, comme elle doit l'être par l'importance politique de la France libre, répandant partout, avec ses écrits et ses disciples, l'amour de la science, l'enthousiasme de la liberté, le respect de l'homme et l'art d'améliorer notre destinée fugitive.

Mais parmi tant d'heureux effets, dont ma grande confiance dans l'instruction bien dirigée, pourrait encore m'embellir la peinture, celui que je prise le plus, celui qu'il est le moins possible de révoquer en doute, c'est, je le répète, la propagation rapide de ces habitudes du bon sens, de cette raison publique, sans laquelle il ne saurait y avoir ni véritable vertu, ni véritable bonheur dans une nation.

L'ancien régime avait non-seulement dénaturé les lois dans leur essence même, corrompu tous les ressorts du gouvernement, anéanti presque jusqu'aux dernières idées de vertu, dans tout ce qui tenait à l'administration : il avait encore porté le désordre dans le sein des familles, altéré les rapports les plus intimes des individus, fait prendre à leurs intérêts une pente vicieuse, et substitué dans leur cœur aux passions douces et bienfaisantes, que la nature destinait à vivifier la société, d'autres passions factices, isolantes, cruelles, qui la déshonoraient par les scènes les plus hideuses, et faisaient regretter aux imaginations sensibles le creux des antres et le fond des bois, où vivaient nos premiers pères. La morale publique était nulle, son nom même n'existait pas; et la morale privée se retrouvait à peine dans quelques ames, assez fortes pour opposer constamment la raison à l'exemple, des sentiments droits aux habitudes générales, les jouissances intérieures d'une conscience pure aux jouissances théâtrales et fausses consacrées par l'opinion.

C'est à vous, messieurs, qu'il appartenait de réparer tant de maux. Les principes que vous avez posés ont fait prendre aux lois un nouvel esprit; vos lois ont changé la face du gouvernement. Déja l'ordre existe dans les parties importantes de l'organisation sociale; déja les rapports publics des citoyens se rapprochent du but de l'association, se conforment aux besoins de l'homme, sur lesquels elle se fonde. Mais, quoique les vices particuliers soient le produit inévitable d'une mauvaise législation, il ne s'ensuit pas que sa réforme les fasse disparaître immédiatement : peut-être même n'est-il pas impossible qu'ils subsistent long-temps, dans un état où les mouvements politiques seraient d'ailleurs bien ordonnés. Le sort des individus resterait donc encore très à plaindre, malgré les imposants fantômes de la prospérité nationale.

Vous ne devez pas attendre, messieurs, de l'influence tardive des lois générales la rectification des mœurs domestiques et des habitudes privées. Ouvrage des premières impressions de l'enfance, et des intérêts auxquels les préjugés la façonnent, c'est dans leur source même qu'il faut les attaquer, c'est par des habitudes contraires qu'il faut en effacer les vestiges. Sous l'empire des mauvaises lois, les mauvaises mœurs sont moins choquantes ; on sait à qui s'en prendre : sous des lois sages, et dans un gouvernement libre, elles flétriraient la pensée de l'ami des hommes ; elles calomnieraient la nature humaine. D'ailleurs, il faut oser le dire, les meilleures lois préparent le bonheur individuel, mais elles ne le font pas : sans elles, les nations ne peuvent être heureuses ; avec elles, les individus peuvent être encore très-infortunés. Le complément de l'existence de l'homme et de l'existence du citoyen ne peut être dû qu'à la simplification de l'une et de l'autre, à l'accord du bon sens des lois et du bon sens des mœurs, à l'union de la morale particulière et de la morale publique ; union précieuse dont l'exemple est encore inconnu sur la terre, et qui doit constituer un jour la vraie perfection sociale.

Après avoir jeté les fondements de l'édifice

public, allez donc plus loin, messieurs, servez-vous du grand instrument que l'éducation vous présente, pour ramener à la nature, c'est-à-dire, à l'ordre, les penchants égarés de tant d'hommes, qui se laissaient entraîner au torrent des erreurs communes, et dont toutes les circonstances avaient mutilé le cœur. Qu'ils apprennent, ou plutôt qu'ils sentent enfin cette vérité si consolante, inscrite dans chaque page de notre histoire la plus intime : que la raison n'est que la nature elle-même ; la vertu, que la raison mise en pratique; et l'art du bonheur, que celui de la vertu.

QUATRIÈME DISCOURS.

SUR L'ÉDUCATION

DE L'HÉRITIER PRÉSOMPTIF

DE LA COURONNE,

Et sur la nécessité d'organiser le pouvoir exécutif (1).

Messieurs,

Après vous avoir soumis mes vues sur l'éducation publique, et sur quelques objets que j'en regarde comme les principales dépendances, je

---

(1) Ce discours est écrit depuis plus de huit mois. On n'en a rien retranché, pas même ce qui peut paraître le plus hors de propos, dans la circonstance actuelle. (*Note de la première édition.*)

me croirais répréhensible de ne pas donner dans ce travail une place à l'éducation de l'héritier présomptif de la couronne : importante question sur laquelle je n'ai cependant qu'un petit nombre de considérations à vous offrir, et de mesures à vous proposer ; mais qui, nous ramenant à l'organisation constitutionnelle de l'autorité royale, restée encore imparfaite, ouvre un champ vaste aux discussions du philosophe législateur.

Je sollicite un instant votre attention : mais je réclame aussi votre indulgence. C'est une sorte de justice dont nous avons, peut-être, tous également besoin dans ce torrent des affaires, qui nous laisse à peine le temps de recueillir nos idées, et bien moins encore celui d'en perfectionner la rédaction. Pardonnez donc si tantôt je suis trop long, faute de temps pour me resserrer, et tantôt trop court ou trop incomplet, faute de certaines bases, qui ne sont pas encore dans vos lois, et que j'aurais besoin d'y trouver pour pouvoir embrasser mon sujet dans toute son étendue.

En consacrant le gouvernement monarchique, vous vous êtes imposé le devoir d'en contenir la force redoutable par des lois sévères et vigilantes, et d'en faire inspecter l'exercice par tous les pouvoirs populaires, dont vous avez décrété la formation. En plaçant sur la tête du prince une couronne héréditaire; en déclarant implicitement par là son héritier présomptif l'enfant de la nation ; en prenant, pour ainsi dire, possession de lui au nom du peuple français, vous vous êtes imposé le devoir de diriger son éducation conformément aux fonctions importantes que la volonté souveraine du peuple lui destine. C'est vous qui avez organisé toutes les magistratures, prescrit les conditions qui permettent d'y prétendre, réglé les formes d'après lesquelles on y parvient : sans doute c'est encore à vous non-seulement de tracer les devoirs de la magistrature suprême, mais encore, de suppléer, autant qu'il est possible, à l'égard de celui qui doit la remplir un jour, à la censure efficace d'une élection que le vœu national ne réclamait pas, et dont les avantages réels seraient d'ailleurs balancés par de graves inconvénients.

Ce devoir, si sacré pour tous les membres de cette Assemblée constituante, qui pourrait mieux en reconnaître l'importance que celui dont la voix a toujours proclamé la suprématie d'un seul comme l'unique moyen de conserver à la force d'exécution le degré d'activité nécessaire dans un grand empire ; qui, fidèle défenseur des droits du peuple, a pourtant regardé l'autorité royale comme un sûr rempart de la liberté ; qui, prévoyant les écarts possibles d'un corps législatif sans régulateur et sans contrepoids, a pensé que le délégué perpétuel de la nation pour le pouvoir exécutif devait intervenir dans la loi, non pour influer sur les délibérations qui la préparent, ou sur les décrets qui l'adoptent, mais pour en suspendre les effets dans les cas douteux, en attendant que la volonté générale s'énonçât d'une manière claire et formelle; en un mot, qui a pensé que le prince devait être partie intégrante, non du Corps législatif, mais de la représentation nationale, pour la promulgation des lois.

Quant à ceux qui le réduisent au rôle passif de simple exécuteur, peu leur importe peut-être qu'il arrive sur le trône avec des talents et des vertus. Les lois se forment sans lui; elles n'ont besoin ni de sa censure, ni de son approbation; elles ont sans lui reçu tous leurs caractères: leur exécution ne doit pas éprouver plus de résistance de la part de celui qui les dirige, que de la part des citoyens sur qui elles s'exercent: il n'a point de pensée à lui, il n'a point de volonté; il n'agit pas même pour son compte, puisque le plus indifférent de ses ordres doit porter le nom de quelqu'un de ses agents, lequel en répond formellement en son propre et privé nom; et si dans cette constitution, comme dans la vôtre, on dispense le prince de toute responsabilité, c'est pour éviter les désordres tumultueux que la discussion de ses fautes pourrait occasioner, ou pour prévenir de funestes suspensions de mouvement dans la machine politique: mais il en résulte aussi que ne pouvant plus ni penser, ni vouloir, ni exécuter ce qu'il a pensé et voulu, il se trouve, pour ainsi dire, hors de la nature humaine, réduit à la nullité morale la plus complète, et presque dispensé d'avoir des qualités dont il ne saurait faire aucun usage.

Ce n'est pas là, messieurs, l'idée que se sont faite du chef de la nation plusieurs de ceux qui sentaient le plus fortement la nécessité de resserrer son pouvoir dans des limites étroites. Ce n'est pas le caractère que vous avez voulu lui donner, vous qui regardez son approbation comme le complément nécessaire des lois, et qui, par cela seul, attachez à son existence politique la moralité la plus étendue, puisque vous l'investissez du droit d'interpréter et de prévoir le vœu de tout un peuple, contre les déterminations de ses organes temporaires.

Mais lorsqu'en même temps vous statuez que sa personne sera de tout point inviolable, vous le sortez par une fiction hardie de l'état social; vous détruisez presque tout rapport véritable entre lui et les membres de l'association; et s'il en résulte, comme dans l'autre hypothèse, plusieurs avantages pratiques en faveur desquels le philosophe doit à mon avis pardonner à l'oubli des principes, il en résulte bien plus encore la nécessité d'entourer dès le berceau cet être singulier qui ne peut devenir un dieu, et qui ne sera point un homme, d'images et de leçons qui le préparent à ses difficiles travaux, mais qui surtout le prémunissent contre les circonstances essentiellement dépravantes auxquelles il est condamné dans l'avenir.

Indépendamment de l'exécution des lois où la sagesse et les bonnes intentions du prince ne seront pas inutiles, la constitution le destine à balancer lui seul, par moments, toute l'autorité du Corps législatif. Ses vertus et ses talents auront une influence non moins illimitée que celle des lois. Il faut donc que son éducation soit analogue à sa destinée. C'est à la nation tout entière qu'elle importe. A qui pourrait-il appartenir d'en diriger l'esprit et d'en tracer les moyens généraux, si ce n'est aux premiers législateurs de cette même nation, chargés par elle d'organiser toutes les forces qu'elle veut établir dans son sein pour le gouvernement?

Mais en considérant cet objet sous ses différents points de vue, en jetant un coup d'œil sur toutes les discussions que son examen me paraît exiger, je m'arrête dès le premier pas. En effet, ne voyez-vous point, messieurs, que toutes les grandes questions de la monarchie viennent s'y confondre; qu'avant de les avoir discutées, éclaircies, résolues; avant d'avoir établi sur des bases solides et d'une manière invariable la correspondance mutuelle du pouvoir exécutif et des autres pouvoirs sociaux, ou du monarque en tant qu'individu, et de l'État en masse ou considéré comme l'agrégation de tous les citoyens, il est impossible de prévoir à quels évènements le monarque est appelé, quels dangers sa position lui prépare, quel genre d'idées, quelle trempe d'ame, quelles habitudes lui seront spécialement nécessaires? et ne serait-il pas absurde, par conséquent, de vouloir régler d'avance l'espèce de culture qui lui convient, c'est-à-dire, de vouloir déterminer comment la sagesse publique doit l'armer pour des combats si mal déterminés eux-mêmes?

Un philosophe célèbre, dont les écrits ont rendu les plus importants services à la raison, et dont les vertus ont donné les plus grands exemples à son siècle, Helvétius, disait qu'il n'y a que deux sortes de gouvernements : les bons, et les mauvais. Les autres différences par lesquelles on les distingue dans les ouvrages et dans les écoles d'économie publique lui paraissaient entièrement frivoles. En effet, elles n'ont guère de réalité que dans des accessoires insignifiants, ou dans des formes superficielles qui ne changent rien à l'essence des choses. Partout où la loi résulte de la volonté générale bien recueillie, partout où cette loi s'exécute sans résistance, partout où son action se fait sentir indistinctement à tous les membres de la société, là sans doute, quelles que soient d'ailleurs les formes législatives, administratives, judiciaires, la souveraineté part de sa véritable source, le droit des individus est respecté, la liberté publique repose sur des bases solides.

Partout, au contraire, où la loi n'est que la volonté d'un seul ou d'un petit nombre; partout où son application est arbitraire, partiale, sans règle fixe : en vain l'association présenterait-elle des apparences républicaines; en vain se donnerait-elle le nom même de démocratie, ce nom si doux à des oreilles libres, son gouvernement n'en serait pas moins injuste, tyrannique, odieux; c'est-à-dire qu'il rentrerait dans la classe des mauvais gouvernements, et qu'il ne différerait nullement des pires. En un mot, l'excès des formes populaires peut s'allier avec l'oppression la plus désolante; tandis que les formes monarchiques peuvent devenir un très-bon garant de la liberté sociale, et favoriser son exercice et son développement, par la plus surveillante protection. Je dis plus : le despotisme lui-même, s'il pouvait s'assujettir à ne porter jamais que des lois réclamées par le vœu public; s'il n'en refusait aucune de celles que ce vœu lui demanderait; si, placé comme une autre Providence, loin des objets de sa sollicitude, il oubliait toujours les personnes pour ne songer qu'à la règle, et pour l'appliquer dans toute son impassible rigueur; le despotisme cesserait presque d'être un mauvais gouvernement. Il continuerait à limiter injustement l'existence morale des individus; mais dans son sein, les hommes sans exercer les droits de la liberté en recueilleraient presque tous les avantages. Ce n'est pas qu'il soit possible de contenir un despote comme un monarque ; un monarque perpétuel, héréditaire, comme des magistrats électifs, et destinés à rentrer au bout d'un certain temps dans la classe commune des citoyens : ce n'est pas que pour quiconque a connu les hommes, le projet de faire servir à l'utilité publique les passions de celui qui peut tout ce qu'il veut ne soit une méprisable chimère ; que les passions de celui qui peut beaucoup ne doivent être resserrées en tous sens, si l'on veut prévenir de coupables attentats ; enfin, qu'une constitution, où les droits de chacun ne restent jamais oisifs, qui va recueillir la volonté publique là où elle réside, c'est-à-dire, dans le tout, ou dans les représentants les plus immédiats du tout ; une constitution qui fait nommer le magistrat par le même légitime souverain, duquel dérive la loi ; qui place à côté de chaque fonctionnaire public un autre fonctionnaire intéressé, par toute sorte de motifs, à le censurer sévèrement, ne soit le véritable et sans doute le seul moyen de maintenir l'ordre et l'égalité dans le corps politique : mais il n'est peut-être pas hors de propos de rassurer ici les défenseurs ardents des droits de l'homme sur la vaine dénomination, ou sur les frivoles apparences d'un pouvoir dont la source et l'essence sont éminemment populaires, et qu'on ne rendrait pas facilement plus populaire encore, sans risquer d'affaiblir sa nécessaire activité. Il convient également, d'autre part, de rappeler aux partisans plaintifs de l'autorité royale, qu'elle n'existe véritablement en France que depuis la constitution qui l'adopte; que votre voix, en la légitimant au nom de la nation, lui donne une stabilité qu'elle n'eut jamais; et que cette autorité, recevant de la loi des caractères augustes et touchants, promet à son digne possesseur des jouissances inconnues à tous les rois de l'univers.

Au milieu des orages précurseurs de la révolution, de ces orages redoutables, mais précieux, qui pouvaient, il est vrai, se terminer par la dissolution de l'empire, mais sans lesquels ne se fût jamais opérée la réforme complète et franche des abus; quand la confiance publique vous chargea de lui donner tout à la fois une constitution libre et un gouvernement énergique, des magistratures empreintes, pour ainsi dire, de toute la souveraineté du peuple, et cependant une police vigilante, capable de réprimer avec célérité tous les désordres, assez forte pour n'être jamais troublée dans ses rigoureuses fonctions, quel spectacle s'offrit à vos yeux? Quel était-il donc ce vœu général dont vous étiez tous les porteurs, et qui se trouvait encore exprimé dans les proclamations journalières de l'opinion publique?

D'une part, un vaste empire, une immense population, des ressorts multipliés à l'infini, compliqués en tout sens; une grande difficulté de faire mouvoir tous les membres de ce grand corps, et de les mettre en harmonie les uns avec les autres; des rapports extérieurs très-étendus, et dont l'influence ne pouvait être négligée dans le calcul des mesures intérieures possibles, ou des moyens convenables pour les rendre telles : d'autre part, un prince chéri, malgré les injustices et les tyrannies exercées en son nom, estimé malgré les déprédations commises sous ses yeux, malgré les coupables machinations adoptées par son conseil; un prince qualifié du titre glorieux d'*honnête homme*, et dont tant de ministres odieux n'ont pu rendre les intentions équivoques; un peuple qui sentait, comme par instinct, les inappréciables avantages d'une autorité centrale, unique, indivisible; qui reconnaissait avec les philosophes que rien n'est au fond plus démocratique que la royauté, contenue dans ses justes bornes, et rien de si monarchique que la véritable démocratie, qui semblait ne se réjouir d'avoir un trône à donner que pour y confirmer, par ses acclamations unanimes, le grand citoyen dont la conduite avait garanti le nom de roi de l'exécration universelle; un peuple enfin, qui peut-être, de tous les peuples de la terre, est celui dont le respect a le plus besoin de s'attacher aux personnes, et de confondre l'amour de la patrie avec celui du dépositaire suprême des lois.

Voilà, messieurs, ce qui frappait vos yeux et vos oreilles; voilà les pensées que l'intérêt ou le vœu public vous imposait, et les sentiments que n'ébranlèrent jamais ni le cours changeant des circonstances, ni les incertitudes d'un conseil étrangement inepte, ou profondément pervers.

Plus le territoire d'un empire est considérable et sa population nombreuse, plus son gouvernement exige de promptitude et d'activité. Dans les petits états, quelques lenteurs entraînent peu d'inconvéniens; dans les grands états, elles mettent tout en danger. Mais plus les magistratures sont multipliées, plus aussi les mouvements se compliquent, s'embarrassent, se ralentissent. L'activité des gouvernements est donc en raison inverse du nombre des magistrats. Vous n'ignoriez pas, messieurs, cette vérité démontrée par l'expérience de tous les siècles; elle fournissait la solution d'un problème important : et, tout autre motif à part, elle prescrivait à la France de rester une monarchie.

Mais d'ailleurs, comme on vient de le voir, en laissant l'exécution des lois dans les mains d'un seul, vous vous conformiez aux volontés toute-puissantes de la nation, dont vos décrets ne doivent être que l'expression fidèle. Vous aviez vu de près combien sa tendre vénération pour Louis XVI était fondée; et ce sentiment transforma pour chacun de nous, en jour de fête, le jour où l'Assemblée constituante proclama un roi des Français, et lui donna le titre de *Restaurateur de la liberté.*

Le peuple, dont la finesse peut étonner quelquefois les politiques les plus sagaces, a senti combien il était utile, combien il était convenable que la révolution se fît avec la participation libre et franche du roi. Le roi l'avait provoquée noblement : il lui restait à donner un spectacle plus noble encore ; celui d'un pouvoir qui se resserre lui-même, et qui fait concourir ses propres forces aux opérations par lesquelles la volonté publique en affaiblit l'excès.

Le peuple avait raison, mais ce qu'il n'apercevait pas, et même ce que les passions de tous les partis ne permettaient qu'à peu de gens de bien voir, c'est que les moyens qui paraissaient le plus contrarier l'établissement de la liberté, étaient ceux-là mêmes qui la servaient le mieux, et que les circonstances qui lui paraissaient les plus favorables au premier coup d'œil, l'attaquaient sourdement dans ses racines, ou du moins arrêtaient ses élans fructueux. Ses plus grandes victoires sont dues à la résistance opiniâtre de ses ennemis ; ses désastres, si toutefois il est vrai qu'elle en ait éprouvé de réels, ont été le produit de ce calme, de cette langueur où la certitude du succès fait retomber tous les hommes, et de cette faiblesse compatissante que des vaincus inspirent aux cœurs les moins généreux.

Le monarque n'a point individuellement trompé les espérances du peuple ; mais qu'elles aient toujours été secondées par les ministres et les autres agents subalternes, voilà ce que l'adulation la plus abjecte n'entreprendra jamais d'établir. Or il est arrivé relativement au trône précisément ce qui tant de fois avait eu lieu relativement au parti réfractaire. Quand le trône s'est montré ce qu'il devait être, sa grande influence s'est ranimée, les provocations audacieuses se sont ralenties ; le sentiment profond des utiles services qu'il pouvait rendre pour le rétablissement de l'ordre et l'organisation du nouveau régime, se mêlant à l'amour dont on était pénétré pour le monarque, a réveillé par moment ce vieil enthousiasme de la monarchie, qui, nous ne devons pas éviter d'en convenir, a souvent eu parmi nous tous les caractères de la superstition.

Quand le conseil, au contraire, vacillant dans ses vues, équivoque dans ses mesures, coupable, soit dans ses menées, soit dans ses omissions, ne s'est offert aux yeux du peuple que sous les traits d'un ennemi plus ou moins entreprenant ; quand il a paru vouloir servir de centre aux conspirateurs publics, tantôt se liant sourdement à leurs complots, tantôt leur donnant la main plus ouvertement, répandant sur eux les graces dont il était le dispensateur, et n'aspirant à rien moins qu'à faire regarder le roi comme leur chef : alors le génie de la révolution s'est agité de nouveau d'une manière terrible, la turbulence et le vrai courage se sont ralliés pour opposer une contenance menaçante à ces odieux attentats ; les nœuds étroits qui unissaient le trône à la nation se sont relâchés ; et s'il a jamais existé des projets qui tendissent à les relâcher encore, c'est dès lors seulement qu'ils ont pu cesser d'être le comble du délire.

Je le dis avec douleur, messieurs, parce que je suis fortement convaincu que la monarchie peut seule, surtout dans le moment présent, réunir au même degré le maintien de la liberté politique avec une administration ferme, et celui de la liberté personnelle avec une police active : je le dis avec douleur, de perfides conseillers ont de jour en jour avili l'autorité royale : depuis long-temps ils la rendaient suspecte ; bientôt peut-être ils en eussent fait oublier, ils en eussent fait méconnaître les inestimables avantages, en continuant à lui donner ainsi l'attitude de la révolte contre les volontés souveraines du corps social.

Il faut trancher le mot : l'existence de l'autorité royale est intimement liée à celle de la constitution. La constitution ne peut être ébranlée sans entraîner dans une ruine inévitable et la dynastie régnante, et peut-être la monarchie elle-même. Les véritables amis, les véritables ennemis du roi sont donc ceux de la révolution, ceux du Code immortel où vous avez consacré l'existence du prince, en réhabilitant celle du peuple : et si la séditieuse impéritie des dépositaires du pouvoir, si les fureurs prétendues royalistes de cette minorité rebelle qui ne peut renoncer au droit de dévorer la majorité comme autrefois, si son affectation hypocrite et ridicule à couvrir ses révoltes d'un nom sacré qu'elle abhorre au fond du cœur, avaient fini par associer d'une manière inséparable dans l'opinion publique l'idée de la monarchie avec celle d'une conspiration perpétuelle contre la liberté : législateurs, c'eût été sans doute à vous seuls, à vous que ces messieurs accusent si lâchement de vouloir renverser le trône, à rassembler religieusement ses débris, à les réorganiser, vos propres lois à la main, à faire refleurir d'une vie nouvelle cet arbre desséché dans ses racines les plus déliées et les plus précieuses.

Mais, toujours prêts à faire tête à l'orage, il vous convient surtout de le prévenir. En vous chargeant de détruire ou de contenir toutes les autorités oppressives et dangereuses, la nation vous a chargés également d'en ériger d'autres plus régulières, et de maintenir dans leur juste degré d'énergie celles dont votre sagesse vous montrerait l'utilité. Il ne vous appartient pas moins de consolider les magistratures rendues légitimes par le vœu national, que d'anéantir les magistratures usurpées, que ce vœu flétrit de la proscription souveraine; et, s'il était nécessaire d'abattre le bras dévastateur du despotisme, il ne l'est pas moins de douer d'une force suffisante le bras conservateur de la constitution.

Ce bras, je le sais, peut être organisé de plusieurs manières différentes. Les circonstances locales ne sont pas, à beaucoup près, les mêmes partout : les hommes et les affaires varient encore davantage. Les lieux, les temps, les dispositions politiques tracent son devoir, indiquent ses moyens au législateur; et son habileté, sa vertu même, consistent à recueillir et consacrer les résultats de toutes ces considérations réunies.

Mais je répète, messieurs, que l'autorité royale peut, dans une constitution sage, être avantageusement employée à la conservation de la liberté sociale.

Je dis que, de long-temps encore, elle ne pourrait être remplacée dans cet empire par aucun mode d'exécution capable de la suppléer : j'ajoute qu'elle est d'autant plus nécessaire à l'établissement du nouvel ordre de choses, qu'on n'a pu briser les chaînes de la tyrannie, sans relâcher les liens du pouvoir, et que l'installation des formes de la liberté exige, à cause de leur nouveauté même, à cause des résistances ouvertes ou cachées de leurs ennemis, une vigueur, une activité, une vigilance extraordinaires dans le moteur central du gouvernement.

Mais comment consolider un pouvoir qui ne peut plus se maintenir que par la confiance publique, et dont toutes les expériences de l'histoire ont tant appris à se défier, si ce n'est en le constituant de manière à ne laisser aucune place aux défiances; en le rendant tout-puissant pour l'exécution de la loi, nul pour sa violation : en ne lui laissant que le degré de mouvement spontané, sans lequel il cesserait d'être utile, et le faisant encore surveiller, sous ce point de vue, par des regards intéressés à dévoiler ses fautes et ses délits? Vous devez, en un mot, identifier sa prospérité particulière avec la prospérité publique, lui rendre les routes vertueuses si douces, si faciles, et les routes criminelles si pénibles, si périlleuses, qu'il ne soit jamais tenté de balancer entre les unes et les autres.

Je vous propose donc, messieurs, de constituer au plus tôt le pouvoir exécutif; de le constituer, non-seulement en lui-même, mais dans tous ses rapports et avec tous ses accessoires. Ce n'est pas ici le lieu d'indiquer l'ordre et les chefs principaux de ce travail; mais je crois pouvoir dire, en passant, que nulle partie de la constitution n'a besoin d'être mise dans une harmonie aussi parfaite avec son ensemble et avec l'esprit que la révolution fait éclore. Vous ne devez pas vous contenter d'établir dans vos principes un accord apparent ou d'approximation; il faut en former un tout homogène, un système indivisible: il ne suffirait pas même d'y suivre les progrès actuels de l'opinion; il faut encore y préparer d'avance tous les changements que ses progrès ultérieurs doivent commander un jour.

Or, messieurs, vous voyez avec quelle étonnante rapidité cette opinion, protectrice de la morale et des lois, se développe ! comme ses plus faibles germes croissent et fructifient ! comme, pour elle, toutes les idées deviennent bientôt triviales, et par elle toutes les mesures faciles ! Ce que les philosophes rêvaient encore, il y a quelques mois, est déja classique et familier parmi le peuple. Après avoir adopté des dogmes généraux, qui, rappelés dans toutes les discussions, et présentés sous mille formes diverses, lui sont devenus évidents et palpables, il tire de lui-même, ou du moins il admet leurs conséquences nécessaires ; il marche rapidement à leurs conséquences éloignées; et cette progression des lumières publiques ne peut avoir d'autre terme que celui du possible, du vrai, de l'utile.

Tel est aussi le terme que vous vous efforcez d'atteindre dans toutes vos lois, ou vers lequel vous les dirigez, en attendant leur amélioration progressive de celle de l'esprit national : mais surtout telles sont les considérations majeures qui s'offriront d'abord à vos regards, relativement à l'organisation du pouvoir exécutif; pouvoir qui, de sa nature, devant agir sans cesse avec une égale activité, a besoin d'être stable et fixe ; qui, par conséquent, exclut toute réticence dans les formules de sa consécration, et, pour être soustrait aux variations continuelles que le temps peut amener dans les idées, exige plus que tout autre, de votre part, l'application la plus sévère, la plus étendue des principes, et le calcul de toutes les chances de l'avenir.

Bien loin que votre respect pour le caractère de Louis XVI, et votre reconnaissance pour sa conduite personnelle, doivent vous arrêter dans l'accomplissement d'un semblable devoir, j'invoque ici ces mêmes sentiments dont vous êtes pénétrés, à l'appui de votre civisme, de votre dévouement aux intérêts de la patrie, et de votre soumission profonde aux lois éternelles de la raison, de la vérité, de la justice, c'est-à-dire de l'utilité publique. En établissant le trône sur ces fondements respectables, vous rallierez autour de lui tous les intérêts; vous en écarterez tous les orages : en le rendant vertueux et pur, vous le rendrez enfin digne du citoyen qui l'occupe. Vous devez aux sentiments que son cœur vous a manifestés tant de fois, de rapprocher son existence des principes fondamentaux qui maintiennent les rapports mutuels des hommes dans toute leur intégrité, en maintenant celle de leurs droits respectifs, et qui deviennent la base de leur bonheur en devenant celle de leur morale : je veux dire des principes de l'égalité naturelle, que la société doit faire sentir, même dans ses créations qui s'en éloignent le plus; principes dont la violation sera toujours bien moins funeste encore à l'homme contre qui elle s'exerce, qu'à celui pour qui elle paraît faite. Sans cela, messieurs, à mesure que la félicité publique prendrait un nouvel accroissement, le sort du chef de l'empire serait de jour en jour plus déplorable; et cela dans la proportion même que ses lumières et son ame se rapprocheraient davantage de la hauteur de son ministère. Pour une dignité factice, vous l'auriez privé de sa dignité véritable, de sa dignité d'homme : pour une vaine fumée d'orgueil, vous l'auriez rendu tout-à-fait étranger aux biens les plus doux de la vie, les communications fraternelles et les tendres relations de l'amitié : vous l'auriez comme transporté hors de la sphère de la morale ; ce serait lui faire payer trop cher, même le droit de se dévouer au bien public.

Me demandera-t-on pourquoi, devant parler sur l'éducation de l'héritier présomptif de la couronne, je semble ne vouloir vous entretenir que de l'autorité royale, des services qu'elle peut rendre, des dangers qu'elle court? pourquoi je vous arrête si long-temps sur la nécessité de coordonner cette force redoutable, mais tutélaire, avec l'ensemble du nouvel ordre des choses et l'esprit de la révolution? Messieurs, c'est que prétendre élever des citoyens sans de bonnes lois, est une absurdité manifeste, et que les lois particulières aux fonctions, aux places, peuvent seules assurer l'éducation de ceux que ces places ou ces fonctions attendent : c'est que les enfants des rois, ainsi que les enfants des autres hommes, sont principalement les disciples de leurs circonstances les plus invariables : c'est que l'on ne peut apporter de remèdes efficaces à la position la plus corruptrice de sa nature, qu'en la modifiant sur un plan nouveau, non dans quelques accessoires, mais dans ses intimes éléments.

Une bonne organisation du pouvoir exécutif est donc l'indispensable préliminaire du système d'éducation des rois; elle en fera la base; elle agira puissamment, sans l'intervention d'aucun autre instituteur : et d'autre part, indiquant le mode pratique le plus convenable, elle en dirigera jusqu'aux moindres mesures.

Mais il est ici, comme dans les autres grandes questions analogues, quelques points principaux indépendants des localités, et tenant à la nature même de la chose. Ces points, vraiment constitutionnels, sont les seuls qu'il vous appartienne de régler maintenant : le reste doit en résulter, comme une série de conséquences, soit dans le cours même de cette session, soit dans celui des législatures ordinaires.

Messieurs, pour vous fixer sur la loi que je provoque, il suffit, je crois, d'un petit nombre de réflexions; elles vous en retraceront les motifs; elles me paraissent aussi devoir servir de guides dans le choix des vues à remplir et des moyens à mettre en usage.

Les rois ont cru long-temps que les nations

étaient faites pour eux, que les royaumes leur appartenaient comme des métairies, et que les peuples en étaient les troupeaux. Cette croyance est au fond un peu singulière; mais tant qu'elle a le bonheur de n'être pas contrariée par ceux qui en sont les objets, elle semble très-naturelle à leurs maîtres dont elle flatte l'orgueil, et aux valets qui la cultivent pour en recueillir les fruits. Ce qui est moins naturel, et beaucoup plus remarquable, c'est que les peuples l'aient eux-mêmes, pour ainsi dire, sanctionnée par leur servilité coupable; qu'ils aient employé leur propre force à resserrer leurs chaînes; que leur délire superstitieux ait fait une divinité de l'ouvrage de leurs mains, et laissé violenter leurs respects, par une force qui était leur ouvrage, et que leur tolérance seule rendait respectable.

Ces temps sont passés pour nous. Les véritables sources de la souveraineté sont reconnues; les droits des hommes sont consacrés; et la déclaration de ces droits n'est plus une vaine théorie.

Quand on dit que les rois appartiennent aux nations, et non les nations aux rois; que les couronnes sont des créations sociales, dont le but est l'utilité publique; que la société reste toujours en droit de faire, de révoquer, de renouveler, de changer, à son gré, toutes les lois relatives à l'accomplissement de ce but: on dit une vérité, qui pouvait passer pour hardie, même dans la bouche des sages, avant notre heureuse révolution, mais qui n'est plus maintenant qu'une simple trivialité. Il est donc inutile d'insister là-dessus. Il est donc inutile aussi, de vouloir prouver, que la même constitution qui place un magistrat suprême à la tête du gouvernement, peut régler les conditions auxquelles il est agréé; qu'en permettant que sa magistrature passe à son héritier naturel, par voie de succession, ne pas statuer quel genre de culture doit le préparer à ses fonctions importantes, ce serait négliger un des plus grands intérêts publics.

Or, le devoir que cet intérêt impose aux représentants du peuple se divise comme en deux parties, dont l'une comprend tout ce qu'il y a de fixe et d'invariable dans l'éducation des rois; celle-là vous regarde exclusivement: à l'autre se rapporte tout ce que le cours des évènements, où les circonstances accessoires des hommes et des choses peuvent faire varier de prince à prince, d'époque à époque; cette dernière pourra bien également être remplie par vous, pendant la durée de votre suprême ministère; mais, dans la suite, elle sera confiée au Corps législatif, toutefois suivant les règles, et dans l'esprit déterminé par la constitution. Ainsi, je le répète, c'est toujours dans la constitution que doivent se trouver des règles sur cet objet, comme sur tous les autres de la même importance; c'est là que la volonté nationale doit placer les moyens généraux d'en assurer l'exécution.

Descendant maintenant à des considérations particulières ; je demande qu'est-ce qu'un roi parmi nous ? Un roi des Français n'est-il pas d'abord le premier organe ou le premier agent de la loi ? Sous un autre point de vue, n'est-il pas le juge de cette même loi, qui ne peut devenir telle sans son aveu ? Mais quel est le principe sur lequel est fondée la Constitution française, et dont toutes les lois, sans exception, ne doivent être que le commentaire pratique ? N'est-ce pas l'égalité des hommes ? égalité dans le droit de concourir à former la volonté publique, d'après les formes qui rendent cette volonté plus pure ; égalité dans le partage des bienfaits que la société promet à tous ; égalité dans les sacrifices qu'elle commande à tous, et dans la soumission aux règles par lesquelles le droit de chacun se trouvant protégé sans cesse, cette soumission devient le complément le plus parfait de la liberté naturelle.

Mais poursuivons. La royauté n'a-t-elle pas en général des écueils particuliers presque inévitables ? Les infortunés quel e sort y dévoue n'ont-ils pas besoin d'être soigneusement prémunis contre des séductions, que leurs fatales circonstances les empêchent de pouvoir ou de vouloir combattre ? Dans la Constitution française elle-même (qui cependant les préserve d'une grande partie des maux attachés à la toute-puissance, et qui corrige le malheur de leur destinée, autant peut-être que l'imperfection des choses le permet), le trône n'est-il pas encore environné de graves dangers? Les qualités qu'il exige ne sont-elles pas infiniment difficiles à conserver, au milieu d'un genre de conjonctures et d'une classe d'hommes également conjurés pour leur ruine?

Enfin les lumières d'un roi des Français ne sont-elles pas aussi nécessaires au maintien de leur liberté, que ses vertus mêmes? Et n'est-il pas indispensable que les unes et les autres soient appropriées à ses fonctions particulières?

Toutes ces questions portent avec elles leur réponse.

Un roi, comme exécuteur de la loi, doit être rempli de respect pour elle. C'est d'elle seule qu'il tient son pouvoir; il ne peut légitimement employer ce pouvoir qu'à la faire régner sans obstacle.

Toutes les impressions de son enfance, toutes les habitudes de sa jeunesse, toutes les réflexions que l'âge amène à sa suite, doivent graver dans son ame la soumission la plus profonde à cette autorité suprême, qui devient, à la fois, son juge et sa sauvegarde. S'il pouvait un moment croire sa violation possible, il ne serait plus digne d'en être l'organe.

En qualité de coopérateur, ou d'appréciateur des lois, un roi doit être pénétré des maximes générales qui leur servent de base. Il ne suffit pas que sa raison les admette comme des oracles; il faut que son cœur les chérisse comme l'aliment de ses plus douces émotions; il faut que tous les objets les lui retracent, et que sa vie entière en soit l'application vivante.

Mais si rien n'est plus propre à lui faire perdre de vue l'égalité morale des hommes que ce pouvoir où sa naissance l'appelle, et ces flatteries dont les choses mêmes l'assiégent dès le berceau, combien n'est-il pas nécessaire d'effacer, par tous les moyens que l'éducation peut mettre en usage, les préjugés funestes auxquels tant de circonstances l'exposent! Ces moyens sont tous négatifs : ils consistent à l'empêcher d'être élevé différemment que les autres citoyens. La difficulté de former des rois gît uniquement dans celle d'en faire des hommes. Qu'ils vivent donc avec leurs semblables; que non-seulement ils les croient, mais qu'ils les trouvent tels; qu'ils deviennent dignes de leur commander au nom des lois, en s'habituant à traiter avec eux en frères, au nom de la nature, et à ne voir dans leur propre destinée que des devoirs de plus à remplir.

Pour apprécier les personnes dont ils s'entourent, les rois ont besoin de se connaître en hommes : c'est leur premier talent; c'est peut-être le seul dont aucun secours étranger ne puisse leur tenir lieu.

Mais pour apprécier les lois, ils ont besoin de grandes lumières sur les choses. S'ils ne sont au niveau, s'ils ne sont du moins au fait de toutes les lumières de leur siècle, comment seront-ils en état de recueillir l'opinion publique, dont leur censure et leur approbation, à l'égard des décrets du corps législatif, ne doit être que le résultat fidèle? Le législateur rassemble, comme dans un foyer, les rayons de toutes les connaissances humaines : rien, en quelque sorte, de tout ce que les hommes savent ou pensent ne doit lui rester étranger. Le magistrat, à qui la constitution donne le droit d'approuver, d'arrêter, ou de suspendre la loi, peut-il être assez éclairé lui-même? Tout ce que la raison démontre, et tout ce que les circonstances admettent, les théories et les faits auxquels il les faut appliquer, ne lui doivent-ils pas être également connus? Sans cela, comment pourrait-il juger la loi qu'on lui présente? Sans cela, quel poids lui donnerait-il par sa sanction? ou de quel motif raisonnable pourrait-il appuyer son refus? Un roi sans instruction serait certainement un véritable fléau public.

Prenez donc, messieurs, de sages mesures, non-seulement pour qu'on élève, mais encore pour qu'on instruise convenablement à l'avenir l'héritier présomptif de la couronne.

D'après les considérations dont je viens de rendre un compte sommaire, et qu'il serait superflu de suivre dans toutes leurs conséquences, je vous propose, messieurs, de décréter sur-le-champ ce qui suit, et d'ajourner, à époque fixe, l'organisation du pouvoir exécutif.

PROJET DE DÉCRET.

ARTICLE PREMIER.

L'Assemblée nationale, considérant que l'héritier présomptif de la couronne est l'enfant de l'État, décrète constitutionnellement, qu'aux seuls représentants du peuple appartient le droit de régler tout ce qui concerne son éducation.

II.

L'académie nationale sera chargée de dresser un plan pour l'éducation du prince futur, lequel plan, après avoir été adopté par le corps législatif, sera présenté à l'acceptation royale. Il n'y pourra être fait aucun changement, que suivant les mêmes formes, c'est-à-dire, qu'en vertu d'un décret du corps législatif, et avec l'agrément du roi.

III.

Le roi choisira tous les instituteurs du prince futur, sur la présentation faite par l'académie nationale, et par le comité d'éducation du corps législatif, de trois sujets pour chaque place; et ce choix, pour avoir son entier effet, aura besoin d'être confirmé par un décret du corps législatif.

IV.

L'éducation du prince futur doit avoir surtout pour objet de nourrir en lui tous les sentiments et toutes les idées de l'égalité, de lui en donner toutes les habitudes, et de n'offrir à ses regards que des images qui lui retracent cette égalité précieuse, l'attribut le plus respectable de la nature humaine. Elle doit aussi le pénétrer d'un respect religieux pour les lois, et lui rendre si familiers les principes qui leur servent de base, que non-seulement il devienne leur plus zélé défenseur, mais leur juge le plus éclairé.

V.

Aussitôt que le prince futur sera sorti de la première enfance, il suivra régulièrement les cours d'une école publique désignée par le corps législatif. Là, traité sans aucune distinction, comme les enfants des autres citoyens, c'est d'eux-mêmes qu'il recevra les leçons les plus importantes, celles de la morale et de l'art de vivre avec les hommes.

Quand ses premières études seront terminées, et que des progrès véritables le rendront digne de figurer parmi l'élite de la jeunesse française, il prendra place au milieu d'elle, dans le Lycée national, où son éducation s'achèvera dans le même espace de temps, suivant les mêmes formalités, et aux frais du public, comme celle des autres élèves.

VI.

Le chef du pouvoir exécutif ne pouvant plus abandonner son poste, ni même quitter le centre d'où la force que la constitution met dans ses mains imprime le mouvement à toutes les parties de la machine politique, on profitera du temps où l'héritier présomptif de la couronne ne sera pas encore sorti de la classe des simples citoyens, pour le faire voyager avec fruit, soit dans le pays qu'il doit gouverner, soit dans les États voisins, sur lesquels il lui sera, sans doute, avantageux d'avoir des connaissances précises, et dont la vue peut lui fournir d'utiles objets de comparaison.

FIN.

NOTE

SUR UN GENRE PARTICULIER

D'APOPLEXIE.

Le mauvais succès des vomitifs dans quelques apoplexies humorales, ou qu'on prend pour telles, est toujours attribué à l'insuffisance de ce moyen, ou à la gravité de l'accident. Nous pouvons cependant affirmer que c'est souvent à tort.

Il n'est pas rare de rencontrer, dans la pratique de la médecine, un cas particulier d'apoplexie sanguine mal caractérisée, qui ne se trouve décrit par aucun observateur, et dont les signes incertains occasionent une foule de méprises funestes. La véritable maladie s'y trouve masquée par les apparences d'un état syncopal; le visage est pâle, le pouls faible, ou même tout-à-fait insensible : et, pour peu qu'il se joigne à ces premiers symptômes des indices de sabure dans les premières voies, le médecin se croit suffisamment autorisé à prescrire les émétiques à hautes doses; et, souvent même, il choisit les plus violents. Or, on n'a pas de peine à sentir combien ces remèdes sont alors mal indiqués. Ils ne peuvent, en effet, que compléter la maladie : ils la rendent grave, lorsqu'elle est légère, et mortelle, lorsqu'elle est grave. Car, bien qu'on ait porté beaucoup trop loin l'idée que les vomitifs poussent avec violence le sang vers la tête, et qu'ils sont toujours nuisibles dans les affections du cerveau, cependant, lorsque le sang a une véritable et forte tendance vers cet organe, ils peuvent l'augmenter encore; et les secousses qu'ils occasionent dans toute la machine suivent pour l'ordinaire la direction des mouvements antérieurement imprimés.

Ainsi, lorsqu'on est appelé pour un homme frappé d'apoplexie, si les signes de la maladie sont équivoques, surtout si le malade est d'une habitude de corps pléthorique, ou qu'il ait été sujet à des évacuations sanguines, avant d'employer des remèdes aussi décisifs que le sont, dans ce cas, les émétiques, il est absolument indispensable de faire expliquer plus clairement la nature, par l'application préliminaire de quelques excitants sans danger. Les lavements âcres et fortement purgatifs remplissent d'autant mieux cette indication, qu'en sollicitant la vive contraction et les mouvements expulsifs du tube intestinal, et chassant au-dehors les matières corrompues qui peuvent s'y rencontrer, ils opèrent une forte révulsion du sang vers tout le système de l'aorte inférieure. A peine leur impression se fait-elle ressentir dans les intestins, que le pouls renaît, se développe, et prend le caractère rebondissant propre à la maladie; les carotides commencent à battre avec violence; le visage devient haut en couleur; la respiration, plus élevée en même temps que plus rare : il ne peut plus alors rester de doute sur le traitement indiqué.

Quand l'état du malade est mixte, ce qui me paraît être le cas le plus commun, la conduite du médecin doit être encore absolument la même : c'est ainsi qu'on force le symptôme dominant à se montrer avec plus d'évidence, et à tracer la marche qu'il convient de tenir.

Mais, il se présente assez souvent dans l'apoplexie une complication qui mérite l'attention la plus sérieuse, parce qu'elle demande des remèdes particuliers, ou, du moins, des modifications de traitement. Je veux parler de l'état spasmodique, qui vient s'associer si fréquemment à toutes les affections dans lesquelles le système nerveux est intéressé. Cullen a très-bien vu que l'apoplexie peut dépendre uniquement du spasme du cerveau; il semble même porté à croire que la véritable apoplexie ne reconnaît pas d'autre cause directe. Cependant, cet état du cerveau, quoique réellement existant, ne doit pas être toujours considéré comme cause. Il paraît être souvent le résultat du spasme des extrémités et des viscères du bas-ventre, ou celui de l'irruption, soit du fluide artériel, soit des autres humeurs : il est même produit quelquefois par des irritations immédiates, que différentes causes étrangères peuvent occasioner dans l'organe cérébral. Aussi, les observateurs attentifs ont-ils reconnu que les vésicatoires, moyen si puissant, quand il est prudemment employé, pour résoudre les concentrations des efforts vitaux, très-souvent ne réussissent pas au début de la maladie, lorsque ces efforts ne la constituent pas encore, et qu'ils ne sont que les effets de causes étrangères au cerveau lui-même. Quelquefois aussi, comme ces causes sont permanentes, et que les révulsions ne peuvent ni les enlever, ni les empêcher d'agir, les vésicatoires y sont tout-à-fait impuissants. Mais, dans d'autres cas où la cause étrangère est moins fixe, et dans lesquels il ne s'agit que de remédier à ses effets, ce moyen agit presque toujours de la manière la plus heureuse, surtout si l'on n'a pas négligé d'employer préalablement ceux qui peuvent assurer son opération.

Tous les médecins savent qu'il n'est pas rare d'observer un état de spasme dans une moitié du cerveau, déterminé par l'atonie de la moitié opposée : genre d'apoplexie particulier, capable de produire l'hémiplégie, ou la paralysie de la moitié du corps correspondante à celle du cerveau qui est en convulsion ; mais cette atonie peut être primitive, et peut avoir agi comme cause, ou n'être qu'un résultat de l'impulsion des humeurs vers la tête, comme le spasme général du cerveau dont parle Cullen.

Les apoplexies causées par un spasme universel

des extrémités ou des viscères du bas-ventre, sont ce que Bordeu appelait énergiquement *des conspirations de tous les organes contre la tête.* En effet, tous y prennent part, soit au début même de la maladie, soit lorsqu'elle est parvenue à son dernier degré d'exacerbation. Cet état est ordinairement bien caractérisé par celui du pouls, qu'on trouve tout à la fois inquiet et rébondissant; et qui, selon que le spasme ou la pléthore prédomine, présente l'une et l'autre de ces deux modifications, à des degrés et dans des rapports très-différents. On emploie alors avec succès les antispasmodiques; quelquefois même le spasme est tellement prédominant, que, malgré l'affection de la tête et l'état comateux, on peut hasarder de légères doses de narcotiques mitigés : du moins si des observateurs d'ailleurs attentifs ne se sont pas laissé tromper par les apparences de l'apoplexie, car les attaques nerveuses sont quelquefois si violentes, qu'on peut facilement les prendre pour cette maladie elle-même; et, quant aux affections comateuses, elles dépendent très-souvent de causes entièrement étrangères à l'état du système nerveux et cérébral.

Les fièvres intermittentes malignes sont quelquefois caractérisées par un assoupissement apoplectique. Il est vraisemblable que le cas dont parle Rivière, et dans lequel il employa l'opium avec tant de succès pour dissiper une affection comateuse profonde, était de ce genre. On sait que, dans certaines fièvres d'accès très-rebelles, les narcotiques ont produit les effets les plus heureux; et, depuis qu'on a reconnu dans ces remèdes une vertu tonique excitante unie à la vertu sédative, il est facile d'en sentir la vraie raison. Cependant, malgré quelques expériences non moins heureuses, faites sur différents remèdes dans le traitement des fièvres intermittentes malignes, il n'en reste pas moins démontré que le seul sur lequel on y puisse toujours compter avec assurance est le quinquina : seulement, il devient indispensable, dans une infinité de cas, de l'associer avec d'autres médicaments, soit pour favoriser, soit pour compléter, soit pour modifier son action; et l'on peut dire que l'opium est alors fréquemment indiqué.

Les personnes les plus exposées aux apoplexies spasmodiques sont les femmes vaporeuses, les hommes hypocondriaques ou mélancoliques, les sujets attaqués de douleurs goutteuses ou rhumatismales, surtout lorsque ces douleurs sont vagues, irrégulières, et qu'elles ne se terminent point par des mouvements critiques bien dirigés. L'attaque peut survenir dans un moment où les premières voies sont surchargées d'aliments ou d'humeurs étrangères. Ses effets peuvent aussi être compliqués avec un état humoral et pléthorique, qui, pour l'ordinaire, les aggrave considérablement. Dans l'une et dans l'autre de ces deux circonstances, le traitement exige quelques modifications. La dose des évacuants et le moment de les placer ne peuvent être les mêmes pour des cas si différents ; mais l'art de déterminer ces modifications dépend exclusivement de la sagacité du médecin.

Le très-estimable auteur de l'ouvrage intitulé *de l'Homme malade* (1) avait rencontré, dans la pratique, des apoplexies où l'état pléthorique sanguin et la plénitude des premières voies se trouvaient compliqués. Il donnait alors un émétique, et faisait ouvrir la veine à la première nausée qui soulevait l'estomac. Les violentes indigestions des hommes vigoureux présentent souvent un cas très-analogue ; et le moyen indiqué par Leclerc semble ici le seul dont on puisse attendre un plein succès. Mais cette double observation, d'ailleurs si précieuse, n'a point de rapport avec celle qui fait le sujet de cette note.

Dès long-temps on a remarqué dans les cadavres des apoplectiques et des paralytiques un engorgement général des sinus du cerveau et de tous les vaisseaux veineux. Cet engorgement avait été regardé comme la suite de l'apoplexie, ou comme un des phénomènes qui l'accompagnent

---

(1) Le nom de Leclerc reçoit encore un nouvel éclat par les travaux d'un professeur distingué de l'École de Paris, qui joint un esprit très-philosophique à toutes les lumières de son art, et à tous les talents nécessaires pour en embellir les leçons.

toujours. Des observations cadavériques plus attentives ont fait retrouver le même état chez presque tous les vieillards, de quelque maladie qu'ils soient morts. Cela tient à la marche générale de la circulation dans les différents âges. Pendant l'enfance et pendant la jeunesse, c'est la pléthore artérielle qui prédomine; après l'âge consistant, et dans la vieillesse, la pléthore veineuse prend à son tour le dessus. Or, ce changement est bien plus marqué dans la cavité cérébrale que partout ailleurs. En effet, les tuniques des vaisseaux veineux du cerveau sont très-faibles et très-lâches; elles ne sont point soutenues, et le cours du sang n'y est point favorisé par l'action des muscles, comme dans la plupart des autres parties du corps. Le cours du sang artériel ne souffre jamais le même retardement dans l'intérieur de la tête : la direction des carotides rend leur tube toujours libre; les vertébrales sont, dans une grande partie de leur trajet, à l'abri de toute compression; la tête est, de plus, très-voisine du cœur, dont les contractions, qui survivent à presque tous les mouvements vitaux, y poussent sans relâche le sang du ventricule gauche à plein jet.

FIN DU SECOND VOLUME.

TABLE

DES OUVRAGES CONTENUS DANS LE SECOND VOLUME.

JOURNAL DE LA MALADIE ET DE LA MORT DE MIRABEAU.................Page   1

OBSERVATIONS SUR LES AFFECTIONS CATARRHALES........................ 75
Avertissement................................ 77

NOTE SUR LE SUPPLICE DE LA GUILLOTINE.......................... 161

QUELQUES PRINCIPES ET QUELQUES VUES SUR LES SECOURS PUBLICS........... 185
Avertissement................................ 187
    Chapitre premier...................... 189
    Chap. II.............................. 218
    Chap. III. Des ateliers de charité, ou des secours en travail....................... 228
    Chap. IV. Des prisons.................. 249
    Chap. V. Des enfants trouvés............ 255
    Chap. VI. Des secours à donner aux pauvres malades......................... 268
    Chap. VII. Des maisons publiques et charitables de fous.......................... 275
    Conclusion............................. 299

OBSERVATIONS SUR LES HOPITAUX...Page 307
Avertissement............................. 309

TRAVAIL SUR L'ÉDUCATION PUBLIQUE.... 363
Avertissement............................. 365
   Premier discours. De l'instruction publique,
     ou de l'organisation du corps enseignant.... 367
   Second discours. Sur les fêtes publiques, ci-
     viles et militaires........................ 442
   Troisième discours. Sur l'établissement d'un
     Lycée national........................... 478
   Quatrième discours. Sur l'éducation de l'héri-
     tier présomptif de la couronne, et sur la
     nécessité d'organiser le pouvoir exécutif.... 551

NOTE sur un genre particulier d'apoplexie...... 583

FIN DE LA TABLE.

www.ingramcontent.com/pod-product-compliance
Lightning Source LLC
Chambersburg PA
CBHW060309230426
43663CB00009B/1636